AF799703

Online-Material auf psychotherapie.tools

Mit dem untenstehenden Freischalt-Code erhalten Sie die digitalen Arbeitsmaterialien aus diesem Buch. Hierfür ist eine Registrierung auf psychotherapie.tools notwendig:

1. psychotherapie.tools/online-material öffnen.
2. Freischalt-Code eingeben.
3. Auf »Freischalt-Code einlösen« klicken. Der Code ist einmal gültig.
4. Im Warenkorb auf »Credits einlösen« klicken und Vorgang nach Login abschließen.
5. Arbeitsmaterialien nutzen.

Die Arbeitsmaterialien stehen Ihnen in Ihrem Kundenkonto unter »Mein Material« dauerhaft zur Verfügung. Sie sind für Ihren persönlichen Gebrauch bestimmt.
Als Institution mit mehreren Nutzer:innen wenden Sie sich bitte an vertrieb-psychotherapie.tools@beltz.de

BT72WL8PYC

Jaite • Salbach • Jacobi

Anorexia und Bulimia nervosa im Jugendalter

Charlotte Jaite • Harriet Salbach • Corinna Jacobi

Anorexia und Bulimia nervosa im Jugendalter

Kognitiv-verhaltenstherapeutisches Behandlungsmanual

Mit Online-Material

3., neu ausgestatte Auflage

BELTZ

Dr. Dipl.-Psych. Charlotte Jaite
Charité-Universitätsmedizin Berlin
Campus Virchow-Klinikum
Klinik für Psychiatrie, Psychosomatik und Psychotherapie des Kindes- und Jugendalters
Augustenburger Platz 1
13353 Berlin
E-Mail: charlotte.jaite@charite.de

Apl.-Prof. Dr. Harriet Salbach
start: Psychotherapie & Coaching GmbH
Clayallee 177
14195 Berlin
h.salbach@start-psychotherapie.de

Prof. Dr. Corinna Jacobi
Professur »Klinische Psychologie und E-Mental-Health«
Institut für Klinische Psychologie
Technische Universität Dresden
Chemnitzer Str. 46
01187 Dresden
E-Mail: corinna.jacobi@tu-dresden.de

MIX
Papier | Fördert gute Waldnutzung
FSC® C089473
www.fsc.org

Dieses Buch ist erhältlich als:
ISBN 978-3-621-29198-9 Print
ISBN 978-3-621-29199-6 E-Book (PDF)

3., neu ausgestatte Auflage 2024

Lektorat: Dagmar Kühnle Zerpa
Coverbild: © getty images / Eekhoff Picture Lab

Herstellung und Satz: Lelia Rehm
Gesamtherstellung: Beltz Grafische Betriebe, Bad Langensalza
Printed in Germany

Weitere Informationen zu unseren Autor_innen und Titeln finden Sie unter: www.beltz.de

Inhaltsübersicht

Verzeichnis der Arbeits- und Informationsblätter		10
Vorwort zur 2. Auflage		13
I	**Störungsbild**	15
1	Symptomatik	17
2	Epidemiologie und Komorbidität	22
3	Klassifikation und Diagnostik im Jugendalter	27
4	Ätiologie	36
5	Stand der Therapieforschung	45
II	**Therapie**	51
6	Aufbau des praktischen Teils	53
7	Beginn der Behandlung	56
8	Bausteine der Psychotherapie	65
9	Medizinische Maßnahmen	136
10	Manual für eine Einzel- und/oder Gruppentherapie	148
11	Therapie in verschiedenen Settings	171
12	Fallbeispiele	179
Anhang		207
Literatur		209
Hinweise zum Online-Material		222
Sachwortverzeichnis		223

Inhalt

Verzeichnis der Arbeits- und Informationsblätter 10

Vorwort zur 2. Auflage 13

I Störungsbild 15

1 Symptomatik 17
1.1 Anorexia nervosa im Jugendalter 17
1.2 Bulimia nervosa im Jugendalter 19

2 Epidemiologie und Komorbidität 22
2.1 Verbreitung und Verlauf 22
2.2 Psychische Komorbiditäten 24

3 Klassifikation und Diagnostik im Jugendalter 27
3.1 Diagnosekriterien der Anorexia nervosa 27
3.2 Diagnosekriterien der Bulimia nervosa 29
3.3 Differentialdiagnosen 31
3.4 Standardisierte diagnostische Instrumente 32

4 Ätiologie 36
4.1 Prädisponierende Faktoren 36
4.2 Auslösende Faktoren 40
4.3 Aufrechterhaltende Faktoren 40
4.4 Risikofaktoren 42

5 Stand der Therapieforschung 45
5.1 Anorexia nervosa 45
5.2 Bulimia nervosa 47
5.3 Prognostische Faktoren 48

II Therapie 51

6 Aufbau des praktischen Teils 53

7 Beginn der Behandlung 56

7.1 Motivationsklärung 56
7.2 Vorbereitende Phase 61

8 Bausteine der Psychotherapie 65

8.1 Spezifische Bausteine der Verhaltenstherapie im Jugendalter 65
8.1.1 Informationsvermittlung 65
8.1.2 Erarbeitung eines individuellen Störungsbildes und Formulierung von Therapiezielen 69
8.1.3 Normalisierung des Essverhaltens und Gewichts: Besprechung des Zielgewichts, Gewichtskontrolle, Therapievertrag 74
8.1.4 Veränderung von Problembereichen und dysfunktionalen Kognitionen 92
8.1.5 Behandlung der Körperbildstörung 99
8.1.6 Stabilisierung, Bilanzierung und Rückfallprophylaxe 101
8.2 Einbeziehung der Familie 103
8.2.1 Allgemeine Hinweise 103
8.2.2 Informationsvermittlung 105
8.2.3 Erarbeitung eines individuellen Störungsmodells und Formulierung von Therapiezielen 106
8.2.4 Normalisierung des Essverhaltens 110
8.2.5 Bearbeitung familiärer Probleme 124
8.2.6 Typische Situationen und Fallstricke 128
8.3 Telefoncoaching 129
8.3.1 Telefoncoaching mit der Patientin 129
8.3.2 Telefoncoaching mit den Eltern 132

9 Medizinische Maßnahmen 136

Ulrich Hagenah

9.1 Somatische Rehabilitation 136
9.1.1 Körperliche Symptomatik 137
9.1.2 Somatische Differentialdiagnostik 140
9.1.3 Somatische Behandlung 142
9.1.4 Sondenernährung 142
9.2 Medikamentöse Behandlung 143
9.2.1 Behandlung der Kernsymptomatik bei Anorexia nervosa 143
9.2.2 Behandlung der Kernsymptomatik bei Bulimia nervosa 146

10 Manual für eine Einzel- und/oder Gruppentherapie 148

11 Therapie in verschiedenen Settings 171
11.1 Ambulante Therapie 171
11.2 Teilstationäre Behandlung 174
11.3 Stationäre Behandlung 176

12 Fallbeispiele 179
12.1 Kasuistik 1: 16-jährige Patientin mit Bulimia nervosa 179
12.1.1 Kasuistik 1: 1. Sitzung 179
12.1.2 Kasuistik 1: 2. bis 4. Sitzung 180
12.1.3 Kasuistik 1: 5. und 6. Sitzung 183
12.1.4 Kasuistik 1: 7. und 8. Sitzung 185
12.1.5 Kasuistik 1: 9. bis 13. Sitzung 188
12.1.6 Kasuistik 1: 14. bis 19. Sitzung 190
12.1.7 Kasuistik 1: 20. bis 30. Sitzung 191
12.1.8 Kasuistik 1: 31. bis 40. Sitzung 192
12.1.9 Kasuistik 1: 41. bis 45. Sitzung 194
12.1.10 Kasuistik 1: 46. und 47. Sitzung (Auffrischungssitzungen) 194
12.2 Kasuistik 2: 15-jährige Patientin mit Anorexia nervosa 195
12.2.1 Kasuistik 2: 1. Sitzung 195
12.2.2 Kasuistik 2: 2. bis 4. Sitzung 196
12.2.3 Kasuistik 2: 5. und 6. Sitzung 198
12.2.4 Kasuistik 2: 7. bis 10. Sitzung 199
12.2.5 Kasuistik 2: 11. bis 20. Sitzung 200
12.2.6 Kasuistik 2: 21. bis 33. Sitzung 202
12.2.7 Kasuistik 2: 34. bis 50. Sitzung 203
12.2.8 Kasuistik 2: 51. Sitzung 205

Anhang 207

Literatur 209
Hinweise zum Arbeitsmaterial 222
Sachwortverzeichnis 223

Verzeichnis der Arbeits- und Informationsblätter

INFO 1 Merkmale der Magersucht und Bulimie. Das Infoblatt richtet sich an Therapeutinnen, Patientinnen und deren Angehörige, es beschreibt kompakt die Merkmale der Magersucht und Bulimie.

INFO 2 BMI-Altersperzentilen (Mädchen). Das Infoblatt richtet sich an Patientinnen (Mädchen unter 18 Jahren) und beinhaltet eine Abbildung der BMI-Altersperzentilkurven. Anhand dieser Darstellung können diese Kurven erläutert und individuell beschriftet werden.

INFO 3 BMI-Altersperzentilen (Jungen). Das Infoblatt richtet sich an Patienten (Jungen unter 18 Jahren) und beinhaltet eine Abbildung der BMI-Altersperzentilkurven. Anhand dieser Darstellung können diese Kurven erläutert und individuell beschriftet werden.

AB 1 Zwei Briefe an die Essstörung. Das Arbeitsblatt richtet sich an Patientinnen. In Form zweier Briefe können die persönlich wahrgenommenen Vor- und Nachteile der Essstörung formuliert werden.

AB 2 Folgeschäden. Das Arbeitsblatt richtet sich an Patientinnen und dient der Auseinandersetzung mit körperlichen und psychischen Folgeschäden der Essstörung.

INFO 4 Folgeschäden von Magersucht und Bulimie. Das Infoblatt richtet sich an Patientinnen und Therapeutinnen im Rahmen der Psychoedukation. Es gibt einen Überblick über die verschiedenen körperlichen und psychischen Folgeschäden von Anorexie und Bulimie.

INFO 5 Regulation des Körpergewichts (Set-Point-Theorie). Das Infoblatt richtet sich an Patientinnen und Therapeutinnen im Rahmen der Psychoedukation. Es erläutert die Regulation des Körpergewichts anhand der Set-Point-Theorie.

AB 3 Therapievertrag (Anorexia nervosa). Das Arbeitsblatt richtet sich an Therapeutinnen. Es bietet eine Vorlage für einen Therapievertrag bei einer Behandlung von Anorexia nervosa.

AB 4 Therapievertrag (Bulimia nervosa). Das Arbeitsblatt richtet sich an Therapeutinnen. Es bietet eine Vorlage für einen Therapievertrag bei einer Behandlung von Bulimia nervosa.

INFO 6 Grundlage einer gesunden Ernährung (13-14J.). Das Infoblatt richtet sich an Therapeutinnen und Patientinnen. Es beschreibt Bestandteile und nennt empfohlene Mengen für eine gesunde Ernährung bei Mädchen und Jungen im Alter von 13–14 Jahren.

INFO 7 Grundlage einer gesunden Ernährung (15-18J.). Das Infoblatt richtet sich an Therapeutinnen und Patientinnen. Es beschreibt Bestandteile und nennt empfohlene Mengen für eine gesunde Ernährung bei Mädchen und Jungen im Altern von 15–18 Jahren.

AB 5 Individuelles Störungsmodell. Das Arbeitsblatt richtet sich an Patientinnen und dient der Entwicklung eines individuellen Störungsmodells. Eingetragen werden die Faktoren, die für die Patientin Einfluss auf die Entstehung und Aufrechterhaltung ihrer Essstörung haben.

AB 6 Familiäre Beziehungen. Das Arbeitsblatt richtet sich an Patientinnen. Im Rahmen der Erarbeitung eines individuellen Störungsmodells werden die familiären Beziehungen betrachtet und die Intensität der Beziehungen sowie der Einfluss der Familienmitglieder auf die Familie erfasst.

AB 7 Problem- und Zielliste. Das Arbeitsblatt richtet sich an Patientinnen. Nach der Erarbeitung eines individuellen Störungsmodells werden Therapieziele formuliert. Die Problem- und Zielliste dient der Erfassung von essstörungsspezifischen und -unspezifischen Problemen und den daraus abgeleiteten Therapiezielen.

AB 8 Anamnestische Gewichtskurve. Das Arbeitsblatt richtet sich an Patientinnen. Es dient am Therapiebeginn dazu, mit der Patientin eine anamnestische Gewichtskurve zu erstellen, in der das Gewicht kurz vor Beginn der Erkrankung bis zum aktuellen Zeitpunkt dargestellt ist.

AB 9 Selbstbeobachtungsprotokoll. Das Arbeitsblatt richtet sich an Patientinnen. Es ist während der gesamten Therapie einsetzbar und ermöglicht die fortlaufende Beobachtung einzelner Aspekte bezogen auf die Essstörung. Selbstbeobachtungsprotokolle dienen als Basis dafür, auslösende Bedingungen für das gestörte Essverhalten zu eruieren, die dann mithilfe von Verhaltensanalysen untersucht werden können.

AB 10 Verhaltensanalyse. Das Arbeitsblatt richtet sich an Patientinnen. Verhaltensanalysen ermöglichen eine detaillierte Exploration der durch das Selbstbeobachtungsprotokoll herausgearbeiteten Auslösebedingungen für gestörtes Essverhalten. Betrachtet werden u. a. problematisches Verhalten, Anfälligkeitsfaktoren, Konsequenzen, Präventionsstrategien.

INFO 8 Regelmäßige Nahrungsaufnahme. Das Infoblatt richtet sich an Patientinnen. Es gibt Hinweise, worauf bei einer regelmäßigen Nahrungsaufnahme zu achten ist.

AB 11 Verbotene Nahrungsmittel. Das Arbeitsblatt richtet sich an Patientinnen. In der Tabelle werden als »verboten« deklarierte Nahrungsmittel sowie die Begründungen für das Verbot eingetragen.

AB 12 Nahrungsmittelkonfrontation bei Anorexia nervosa. Das Arbeitsblatt richtet sich an Patientinnen mit Anorexia nervosa. Es begleitet Expositionsübungen zur Konfrontation mit abgelehnten Nahrungsmitteln und erfasst die Entwicklung von Angst-, Ekel- und Völlegefühlen zu verschiedenen Zeitpunkten.

AB 13 Nahrungsmittelkonfrontation bei Bulimia nervosa. Das Arbeitsblatt richtet sich an Patientinnen mit Bulimia nervosa. Es begleitet Expositionsübungen zur Konfrontation mit verbotenen Nahrungsmitteln und erfasst die Entwicklung des Verlangens, diese zu essen, zu verschiedenen Zeitpunkten.

AB 14 Protokoll automatischer Gedanken. Das Arbeitsblatt richtet sich an Patientinnen. Es dient der Identifikation und Modifikation automatischer Gedanken sowie der Folgen, die sich aus einer Neubewertung ergeben können.

AB 15 Tief verwurzelte Überzeugung. Das Arbeitsblatt richtet sich an Patientinnen. Es dient der Identifikation irrationaler bzw. dysfunktionaler Überzeugungen, der Betrachtung ihrer Vor- und Nachteile sowie der Modifikation dieser Überzeugungen.

AB 16 Was ich an meinem Körper mag. Das Arbeitsblatt richtet sich an Patientinnen und wird als Hausaufgabe mitgegeben. Es begleitet eine Expositionsübung, in der der Körper detailliert im Spiegel betrachtet und einzelne Körperteile bewertet werden (Spiegelkonfrontation). Der Fokus liegt dabei auf einer positiven Bewertung der Körperteile.

AB 17 Bilanz ziehen. Das Arbeitsblatt richtet sich an Patientinnen. Die Bilanzierung der Therapie dient dazu, den Therapieprozess zu reflektieren, Fortschritte der Patientin während des Therapieverlaufs herauszuarbeiten und dadurch ihre Selbstwirksamkeitserwartung zu fördern.

AB 18 Analyse von »kritischen« Situationen. Das Arbeitsblatt richtet sich an Patientinnen. Es dient im Rahmen der Rückfallprophylaxe dazu, kritische Situationen zu erkennen und Strategien für den Umgang damit zu entwickeln.

INFO 9 Rückfallverhinderungsplan. Das Infoblatt richtet sich an Patientinnen. Es bietet eine Zusammenstellung verschiedener Strategien zur Normalisierung des Essverhaltens, zur Vermeidung von Rückfällen und zur Bewältigung kritischer Situationen.

AB 19 Analyse problematischer familiärer Interaktion. Das Arbeitsblatt richtet sich an Patientinnen und deren Familienmitglieder. Es dient der genauen Betrachtung familiärer Konfliktsituationen, wer in welcher Art und Weise daran beteiligt ist, welche Anfälligkeitsfaktoren es gibt und welche Konsequenzen sich daraus ergeben. Abschließend erfolgt eine Lösungsanalyse und die Entwicklung von Präventionsstrategien.

Vorwort zur 2. Auflage

Seit der ersten Auflage unseres Buches sind inzwischen zehn Jahre vergangen. Neue wissenschaftliche Erkenntnisse und klinische Erfahrungen haben zu einem verbesserten Verständnis der Anorexia und Bulimia nervosa im Jugendalter beigetragen. Die Neuauflage dieses Therapiemanuals umfasst neben aktuellen Studienergebnissen auch die Veränderungen des DSM-5 und die neue S3-Leitlinie Diagnostik und Therapie der Essstörungen (2019). Der Text und die Arbeitsmaterialien wurden vollständig überarbeitet und stellenweise erweitert.

Das vorliegende kognitiv-verhaltenstherapeutische Behandlungsprogramm gliedert sich in einen theoretischen (Teil I: Störungsbild) und einen praktischen Teil (Teil II: Therapie). Teil I liefert ausführliche Informationen zur Symptomatik, Diagnostik, Epidemiologie, Komorbidität und Ätiologie von Anorexia und Bulimia nervosa im Jugendalter. Der sich anschließende zweite Teil beschreibt die einzelnen Bausteine der kognitiven Verhaltenstherapie. Analog zum Therapiemanual von Jacobi et al. (2016) versteht sich dieses Buch nicht als Lehrbuch der Verhaltenstherapie, sondern als Therapiemanual zur Behandlung von Jugendlichen mit Anorexia und Bulimia nervosa unter Einbeziehung der Eltern/Familie. Wir halten das Einbeziehen der Eltern bzw. der Familie in die Therapie essenziell für den Behandlungserfolg, daher haben wir diesem Thema im Manual viel Raum gewidmet. Das Manual bietet konkrete Hinweise und Hilfen für die psychotherapeutische Praxis. Die zahlreichen Arbeits- und Informationsblätter vereinfachen die Durchführung der verschiedenen Interventionen. Dieses Buch versteht sich als Ergänzung zum Manual von Jacobi et al. (2016), welches sich auf die Behandlung von erwachsenen Patientinnen mit Anorexia und Bulimia nervosa fokussiert.

Im Therapiemanual verwenden wir für Patienten und Therapeuten in den meisten Fällen die weibliche Form. Natürlich sind hier gleichermaßen männliche Patienten und Therapeuten berücksichtigt.

Berlin und Dresden, im Januar 2021

Charlotte Jaite
Harriet Salbach
Corinna Jacobi

I Störungsbild

1 Symptomatik
2 Epidemiologie und Komorbidität
3 Klassifikation und Diagnostik im Jugendalter
4 Ätiologie
5 Stand der Therapieforschung

1 Symptomatik

1.1 Anorexia nervosa im Jugendalter

Bei der Anorexia nervosa kommt es durch Nahrungsrestriktion oder unzureichende Steigerung der Nahrungsaufnahme (z. B. bei Wachstum oder intensivem Sport) zu Untergewicht. Die eingeschränkte Nahrungsaufnahme kann bei Betroffenen sowohl zu kurzfristigen als auch langfristigen psychischen und körperlichen Folgeerscheinungen führen (vgl. Kap. 9).

Psychische Symptome

Pathologisches Essverhalten. Charakteristisch für Jugendliche mit einer Anorexia nervosa ist eine extensive Beschäftigung mit den Themen Ernährung und Figur (vgl. Abschn. 3.1). Die Betroffenen entwerfen z. B. für sich Diätvorschriften mit vergleichsweise hohen Eiweiß-, aber niedrigen Fett- und Kohlehydratanteilen. Sie kategorisieren in erlaubte (z. B. fettarmer Joghurt, Obst) und verbotene Nahrungsmittel (z. B. Schokolade, Pizza) und vermeiden zunehmend hochkalorische, kohlenhydratreiche und fetthaltige Nahrungsmittel bis hin zu einer andauernden Nahrungsverweigerung. Patientinnen im Kindesalter befürchten oftmals, durch Flüssigkeitsaufnahme an Gewicht zuzunehmen und stellen daher das Trinken ein (Lowinger et al., 1999). Viele der betroffenen Jugendlichen entwickeln im Verlauf der Anorexia nervosa ein wählerisches, zwanghaft ritualisiertes Essverhalten, das sich meist in einem sehr langsamen Essen, dem Kleinschneiden von Nahrungsmitteln und einer hochselektiven Nahrungsmittelauswahl äußert (Herpertz-Dahlmann & Hebebrand, 2008). Bei einigen Patientinnen kommt es außerdem immer wieder zu Essanfällen (»Binge Eating«) mit anschließendem selbstinduziertem Erbrechen oder anderen Maßnahmen zur Gewichtsreduktion (»Purging«; z. B. Missbrauch von Abführmitteln, Entwässerungsmitteln oder Appetitzüglern). »Binge-Purge-Verhalten« ist bei Jugendlichen weniger verbreitet als bei erwachsenen Patientinnen, was u. a. auf die geringere Autonomie im Alltag und eine stärkere Kontrolle durch das soziale Umfeld in Familie und Schule bei dieser Altersgruppe zurückzuführen ist (Herpertz-Dahlmann & Hebebrand, 2008).

Verzehrte Nahrungsmenge einer jugendlichen Patientin mit Anorexia nervosa im Verlauf des Tages

8:00 Uhr	½ trockenes Brötchen und Tee
12:00 Uhr	1 kleiner Teller Salat ohne Dressing und 10 Nudeln
15:30 Uhr	1 Glas Cola light
18:00 Uhr	1 Scheibe Brot mit Marmelade und Tee

Körperbildstörung (Body-Image-Störung). Aus dem gestörten Essverhalten der jugendlichen Patientinnen mit Anorexia nervosa resultieren auch Veränderungen in der Wahrnehmung des eigenen Körperbildes. Damit verbunden sind Verzerrungen der kognitiven Wahrnehmung von Figur und Körperumfang. Als Folge sehen magersüchtige Patientinnen beispielsweise ihren Brust-, Hüft- und Bauchumfang deutlich überproportioniert. Durch diese Überschätzung des eigenen Körperbildes entpathologisieren magersüchtige Patientinnen ihre Figur und ihr Gewicht. Sie nehmen ihr objektiv bestehendes Untergewicht nicht wahr bzw. verleugnen es (Cash et al., 1997). Aber auch auf emotionaler Ebene verändert sich bei den Betroffenen die Wahrnehmung des eigenen Körperbildes. Sie erleben sich als unattraktiv, unförmig, hässlich und zu dick. Um diese negativen Emotionen zu kompensieren, entwickeln Betroffene oftmals Vermeidungs- und Kontrollverhalten und vernachlässigen körperbezogene positive Aktivitäten. Das auf den eigenen Körper bezogene Vermeidungs- und Kontrollverhalten bezieht sich beispielsweise auf Aktivitäten (z. B. Sport oder Sexualität) oder Orte, an denen es üblich ist, sich leicht bekleidet zu zeigen (z. B. im Schwimmbad oder in der Sauna). Die Vernachlässigung körperbezogener positiver Aktivitäten kann sich in den Bereichen »Gesundheit und Fitness« (z. B. Entspannungsübungen machen), »Sinnliche Erfahrungen« (z. B. eine Massage erhalten) und »Körperpflege und Aussehen« (z. B. ein Vollbad nehmen) äußern (Cash et al., 1997). Eine ausführliche Darstellung der Körperbildstörung liefert das Manual von Vocks et al. (2018).

Selbstwertprobleme. Ein weiteres Kennzeichen magersüchtiger Patientinnen ist eine ausgeprägte Selbstwertproblematik (Jacobi, 2000; Jacobi et al., 2003), die sich in Selbstunsicherheit und in Gefühlen von Wertlosigkeit äußert. Diese Selbstunsicherheit vieler Jugendlicher mit Anorexia nervosa betrifft nicht nur die eigene Rolle in Familie und Gesellschaft, sondern bezieht sich auch auf die Bedeutung der eigenen Person, die mit Gedanken der eigenen Wertlosigkeit assoziiert wird. Selvini Palazzoli spricht im Zusammenhang der Selbstwertproblematik der Anorexia-nervosa-Patientinnen von »ein[em] Gefühl von Isolierung und eine[r] dunkle[n] Ahnung von Hilflosigkeit und Nutzlosigkeit« (Selvini Palazzoli, 1982, S. 110).

Jugendliche mit Anorexia nervosa machen ihr Selbstwertgefühl übermäßig von Figur und Gewicht abhängig. Das Körpergewicht kontrollieren zu können, bedeutet für Betroffene auch eine wiedererlangte Autonomie über das eigene Leben. Darüber hinaus setzen magersüchtige Jugendliche häufig eine ausgeprägte Leistungsorientierung in Schule und Beruf als Kompensationsmittel des negativen Selbstwertgefühls ein.

Psychosoziale und sexuelle Probleme. Das Untergewicht von Patientinnen mit Anorexia nervosa führt auch zu Schwierigkeiten in Familie und Peergroups. Das von außen sichtbare geringe Körpergewicht magersüchtiger Patientinnen löst bei Eltern, Geschwistern und Freunden Besorgnis aus. Die Betroffenen selber leugnen jedoch oftmals die Schwere ihrer Essstörung, sodass es verstärkt zu familiären Konflikten kommen kann. Häufig entwickeln Jugendliche auch Probleme in interpersonellen Beziehungen in Schule und Peergroups und schränken soziale Kontakte zu Mitschülern und Freunden zunehmend ein. Außerdem kommt es oft bei den Jugendlichen zu Leistungseinbrüchen in Schule und Beruf. Als sensibler Bereich zwischenmenschlicher

Beziehungen ist die Sexualität besonders betroffen. Magersüchtige Patientinnen haben zumeist keine sexuellen Kontakte. Durch ihre Erkrankung versäumen sie es, wichtige soziale und sexuelle Erfahrungen in Pubertät und Adoleszenz zu machen.

Depression. Bei Anorexia-nervosa-Patientinnen kommt es während des akuten Krankheitszustandes häufig zu depressiven Verstimmungen (vgl. Abschn. 2.2). Jugendliche berichten oft von einer gedrückten Stimmungslage, Schuldgefühlen und Hoffnungslosigkeit und sind leicht irritierbar. Die klinische Ausprägung der Depression reicht von leichter depressiver Stimmungslage bis hin zu schweren depressiven Episoden. Bei den Patientinnen zeigen sich besonders in Folge des Starvationszustandes vermehrt depressive Symptome (Herpertz-Dahlmann et al., 1995), die sich oftmals durch eine Normalisierung des Gewichts und des Essverhaltens reduzieren (Meehan et al., 2006; Woodside et al., 2006).

Perfektionismus. Charakteristisch für Anorexia-nervosa-Patientinnen sind weiterhin ein starkes Streben nach Perfektionismus und eine damit einhergehende ausgeprägte Leistungsorientierung. Perfektionismus ist insbesondere mit dem Störungsbild der Anorexia nervosa assoziiert und bleibt oftmals auch nach Rückgang der Essstörungssymptomatik bestehen. Obwohl die Konzentrationsfähigkeit und die allgemeine Leistungsfähigkeit im Verlauf der Anorexia nervosa starvationsbedingt abnehmen, setzen Jugendliche sich dennoch hohe Leistungsstandards. Einige jugendliche Patientinnen berichten sogar von einer regelrechten Arbeitssucht (Herpertz-Dahlmann, 2008). Bei magersüchtigen Patientinnen stehen im Mittelpunkt der Bemühungen um Perfektion oftmals hohe Anforderungen an sich selbst, bezogen auf die Themen Essen, Figur und Gewicht. Darüber hinaus streben sie auch sehr gute Leistungen in Schule bzw. Beruf oder bei sportlichen Aktivitäten an. Oftmals versuchen Betroffene, durch ihre perfektionistischen Ansprüche ihr niedriges Selbstwertgefühl zu stärken. Aufgrund ihrer selbstkritischen Haltung herrscht jedoch eine ständige Unzufriedenheit in der Bewertung der eigenen Person vor.

1.2 Bulimia nervosa im Jugendalter

Aufgrund vieler symptomspezifischer Übereinstimmungen der der Anorexia und Bulimia nervosa zeigen sich deutliche Parallelen in den körperlichen (vgl. Kap. 9) und psychischen Veränderungen der davon betroffenen jugendlichen Patientinnen.

Psychische Symptome

Pathologisches Essverhalten. Wie Jugendliche mit Anorexia nervosa weisen auch jugendliche Patientinnen mit Bulimia nervosa ein pathologisches Essverhalten auf, das einem extremen Schlankheitsideal folgt. Im Unterschied zu Betroffenen mit Anorexia nervosa sind bulimische Patientinnen meist normalgewichtig. Sie ernähren sich zumeist restriktiv wie magersüchtige Patientinnen, zählen Kalorien und bevorzugen Nahrungsmittel mit einem geringen Energiewert. Patientinnen mit Bulimia nervosa können jedoch dieses gezügelte Essverhalten nicht aufrechterhalten und es kommt zu regelmäßig auftretenden Essanfällen. Sie nehmen bei Essanfällen in kurzer Zeit eine große Nahrungsmenge, zumeist Lebensmittel mit einem hohen Energiewert (z. B. Schokolade oder Chips), mit etwa 3000 bis 4000 kcal zu sich und missachten damit ihre selbst gesetzten Essregeln. Die Patientinnen erleben dabei einen Kontrollverlust, d. h., sie haben das Gefühl, weder mit dem Essen aufhören zu können noch Kontrolle über Art und Menge der Nahrung zu haben. Objektive Essanfälle sind von subjektiven Essanfällen abzugrenzen. Von subjektiven Essanfällen spricht man, wenn die verzehrte Nahrungsmenge nicht übermäßig groß ist, von der Patientin jedoch so wahrgenommen und ein Kontrollverlust über die Nahrungsaufnahme erlebt wird.

Um einer Gewichtszunahme entgegenzuwirken, setzen bulimische Patientinnen gegensteuernde Maßnahmen ein, wie selbstinduziertes Erbrechen, Laxanzien oder Diuretika. Gewichtsregulierende Maßnahmen haben für Betroffene auch eine »selbstreinigende« Funktion, um Schuldgefühle, die durch die Missachtung der selbstdefinierten Essregeln entstanden sind, zu kompensieren.

Körperbildstörung (Body-Image-Störung). Jugendliche bulimische Patientinnen zeigen wie Patientinnen mit Anorexia nervosa eine gestörte Wahrnehmung des eigenen Körperbildes und der Körperproportionen. Auch sie nehmen ihre Figur verzerrt wahr und meinen, unattraktiv, unförmig und zu dick zu sein. Sie glauben, damit ihrem selbstdefinierten Schlankheitsideal nicht gerecht zu werden. Patientinnen mit Anorexia oder Bulimia nervosa scheinen sich in der verzerrten Wahrnehmung des eigenen Körpers nicht zu unterscheiden. Die zumeist normalgewichtigen Bulimia-nervosa-Patientinnen pathologisieren jedoch durch Überschätzung der eigenen Körperproportionen ihre Figur im Vergleich zu Patientinnen mit Anorexia nervosa, die ihr abgemagertes Erscheinungsbild entpathologisieren (Cash et al., 1997). Bulimische Patientinnen erleben ihren eigenen Körper überwiegend negativ. Analog zu magersüchtigen Patientinnen versuchen sie, negative Emotionen in Bezug auf ihren Körper durch Vermeidungs- und Kontrollverhalten zu reduzieren und vernachlässigen oftmals körperbezogene positive Aktivitäten. Ausführliche Informationen zur Körperbildstörung enthält das Manual von Vocks et al. (2018).

Selbstwertprobleme. Auch bulimische Patientinnen weisen häufig Beeinträchtigungen in ihrem Selbstwertgefühl auf (Jacobi, 2000; Jacobi et al., 2003). Das Selbstwertgefühl von jugendlichen Patientinnen mit Bulimia nervosa steht – analog zu Jugendlichen mit Anorexia nervosa – in Abhängigkeit zu subjektiv wahrgenommenen Merkmalen ihrer Figur und ihres Gewichtes und der Wichtigkeit, ihre Nahrungsaufnahme zu kontrollieren. Bei vielen bulimischen Patientinnen geht die negative Selbstbewertung über essensbezogene Themen hinaus und wird als Teil der eigenen Identität erlebt (Fairburn et al., 2003). Die Abhängigkeit des Selbstwertgefühls ausschließlich von Figur und Gewicht führt bei Betroffenen zu einem strikten Diäthalten, das nicht dauerhaft durchgehalten werden kann. Dadurch werden Essanfälle begünstigt, die kompensatorische Verhaltensweisen, wie selbstinduziertes Erbrechen oder den Missbrauch von Laxanzien oder Diuretika, zur Folge haben. Diese Problematik beschreibt Fairburn in seinem Teufelskreismodell der Bulimia nervosa (Fairburn et al., 2003).

Psychosoziale und sexuelle Probleme. Jugendliche bulimische Patientinnen zeigen mehrheitlich als Folge der beschriebenen Selbstwertproblematik und der veränderten Rollenerwartungen in Schule und Beruf eine defizitäre Entwicklung ihrer sozialen Kompetenzen. Auch sie ziehen sich wie Anorexia-nervosa-Patientinnen im Verlauf der Essstörung oftmals aus Peergroups zurück und berichten von konfliktreichen familiären Interaktionsmustern. Es wird angenommen, dass sich Jugendliche mit Bulimia nervosa durch ein geringes Selbstwertgefühl und defizitäre soziale Kompetenzen in zwischenmenschlichen Beziehungen bzw. in Konfliktsituationen übermäßig belastet fühlen (Fairburn, 1993). Im Unterschied zu jugendlichen Patientinnen mit Anorexia nervosa berichten jugendliche bulimische Patientinnen häufiger von sexuellen Kontakten, allerdings bewerten sie Sexualität nur eingeschränkt positiv.

Depression. Depressive Verstimmungen, wie eine gedrückte Stimmung, Schuldgefühle oder Schlafprobleme, sind typische Begleitsymptome einer Bulimia nervosa (vgl. Abschn. 2.2). Die klinische Ausprägung der Depression kann von einer leichten depressiven Stimmung bis hin zu schweren depressiven Episoden reichen. Ferner kommt es bei bulimischen Patientinnen verstärkt nach Essanfällen mit selbstinduziertem Erbrechen zu Selbstkritik, Schuldgefühlen und einer depressiven Stimmungslage.

Es wird angenommen, dass durch restriktives Essverhalten bei bulimischen Patientinnen auch ohne Untergewicht die Entwicklung von depressiven Symptomen begünstigt wird (Jacobi et al., 2008).

Impulsivität. Im Gegensatz zu magersüchtigen Patientinnen zeigen bulimische Patientinnen ein ausgeprägtes Neugierverhalten und sind weniger kontrolliert und frustrationsintoleranter (Fassino et al., 2002; Hueg et al., 2006; Rosval et al., 2006). Störungen der Impulskontrolle (z. B. Promiskuität und Ladendiebstahl) sowie selbstverletzende Verhaltensweisen sind bei der Bulimia nervosa häufig zu beobachten (Stein et al., 2004).

Psychische Symptome bei Jugendlichen mit Anorexia nervosa und Bulimia nervosa

- Pathologisches Essverhalten
- Körperbildstörung
- Selbstwertprobleme
- Psychosoziale und sexuelle Probleme
- Depression
- Perfektionismus, insbesondere bei magersüchtigen Patientinnen
- Impulsivität, vor allem bei bulimischen Patientinnen

2 Epidemiologie und Komorbidität

2.1 Verbreitung und Verlauf

Verbreitung. Für die Anorexia nervosa werden Lebenszeitprävalenzen für Mädchen und Frauen im Alter von 15 bis 24 Jahren von 0,3 bis 1 % berichtet (Hoek et al., 2003; Hoek, 2006).

Die Bulimia nervosa ist häufiger zu beobachten als die Anorexia nervosa. Für das Vollbild der Bulimia nervosa wird von einer Lebenszeitprävalenz für Mädchen bzw. Frauen zwischen 1 und 4 % berichtet (Hoek et al., 2003). Prävalenzangaben, die sich auf weibliche Jugendliche beziehen, liegen bei 1,3 %, für das männliche Geschlecht bei 0,5 % (Swanson et al., 2011). Partielle Essstörungen, die nicht alle diagnostischen Kriterien erfüllen, sind deutlich weiterverbreitet, etwa 10 bis 15 % der Jugendlichen sind betroffen (Neumark-Sztainer et al., 2000).

Das Vollbild der Anorexia nervosa ist in der Allgemeinbevölkerung mit einer Inzidenz von etwa acht Neuerkrankungen jährlich pro 100.000 Personen zu beobachten (Hoek et al., 2003; Hoek, 2006). Die Inzidenz der Bulimia nervosa liegt mit etwa 13 Neuerkrankungen auf 100.000 Personen pro Jahr etwas höher (Hoek, 2006).

Aufgrund erheblicher Schwankungen der epidemiologischen Daten kann nur schwer beurteilt werden, ob die Häufigkeit der beschriebenen Essstörungen in den letzten Jahrzehnten gestiegen ist. Insgesamt sprechen empirische Studien mehrheitlich gegen einen Anstieg der Inzidenz der Anorexia nervosa, sie weisen vielmehr darauf hin, dass sich seit den 1970er-Jahren die Inzidenzraten stabilisiert haben (Smink et al., 2016). Allerdings gibt es Hinweise, dass die kindliche Anorexia nervosa (Erkrankungsalter unter 14 Jahren) zunimmt, so ist ein Anstieg stationärer Behandlungen von Kindern mit Anorexia nervosa zu beobachten (Herpertz-Dahlmann & Dahmen, 2019). Dagegen scheint in den letzten drei Jahrzehnten in Westeuropa die Inzidenz der Bulimia nervosa eher abgenommen zu haben (Hoek, 2016).

Die Anorexia und die Bulimia nervosa entwickeln sich in aller Regel in der Jugend oder im jungen Erwachsenenalter, vereinzelt treten sie vor der Pubertät auf. Die Anorexia nervosa manifestiert sich im Allgemeinen früher als die Bulimia nervosa. In epidemiologischen Studien wird auf eine Verteilung der Anorexia nervosa mit zwei Erkrankungsgipfeln im Alter von 14 und 18 Jahren hingewiesen (APA, 2000). Die Bulimia nervosa entwickelt sich bei der Mehrzahl der Betroffenen zwischen dem 16. und 19. Lebensjahr. Bulimische Essstörungen im Kindesalter (< 14. Lebensjahr) sind sehr selten und entsprechen der Symptomatik in der Adoleszenz (Bryant-Waugh et al., 1995).

Bei jungen Frauen im Alter von 12 bis 35 Jahren sind Anorexia und Bulimia nervosa weiterverbreitet als bei jungen Männern, sie sind mindestens zwölfmal häufiger betroffen (Fichter, 2019).

In bestimmten adoleszenten »Risikogruppen« zeigen sich höhere Prävalenzraten essstörungsrelevanter Symptome, die Prävalenz von vollsyndromaler Anorexia und Bulimia nervosa liegen jedoch nicht über denen von Kontrollpersonen. Hierzu zählen Berufsgruppen, die in besonderer Weise mit dem gesellschaftlichen Schlankheitsideal konfrontiert werden (z. B. Models), aber auch junge Leistungssportlerinnen ästhetischer Sportarten, z. B. Balletttänzerinnen und Turnerinnen. In Studien mit jugendlichen rhythmischen Sportgymnastinnen konnte ein erhöhtes Auftreten von Essstörungssymptomen festgestellt werden (Byrne & McLean, 2002; Klentrou & Plyley, 2003; Sundgot-Borgen & Torstveit, 2004).

Verlauf. Kennzeichnend für den Verlauf der Anorexia nervosa ist eine hohe Persistenz und Chronifizierungsrate. Selten kommt es zu einer Heilung in den ersten zwei Jahren. Nach einer Studie von Herzog et al. (1996) sind die Betroffenen durchschnittlich sechs Jahre erkrankt, bis eine Heilung eintritt.

In einer Übersichtsarbeit von Steinhausen (2002) zum Verlauf der Anorexia nervosa bei jugendlichen und erwachsenen Patientinnen wird von Heilungsraten um 50 % berichtet, bei 30 % der Patientinnen schien die Essstörungssymptomatik verbessert und 20 % verliefen chronisch. In Studien mit mittleren oder langfristigen Katamnesezeiträumen zeigen sich bei adoleszenten Betroffenen Heilungsraten von 70 und 80 % (Herpertz-Dahlmann et al., 2001; Steinhausen et al., 2000). Die Verlaufsforschung der letzten Jahrzehnte hat zeigen können, dass sich die Heilungsprognose für adoleszente Anorexia nervosa-Patientinnen verbessert hat und günstiger auszufallen scheint als bei erwachsenen Patientinnen (Herpertz-Dahlmann, 2015). Allerdings ist das Störungsbild der Anorexia nervosa mit einer deutlich erhöhten Mortalitätsrate assoziiert. Die standardisierte Sterblichkeitsrate liegt einer Metaanalyse zufolge bei 5,9 % (Arcelus et al., 2011). Damit ist die Anorexia nervosa die psychische Störung mit der höchsten Mortalitätsrate. In den meisten Fällen sind medizinische Komplikationen aufgrund des andauernden Starvationszustandes, aktiver Suizid bzw. Suizid durch Nahrungsverweigerung Todesursachen. Auch für die Bulimia nervosa zeigt sich eine erhöhte Mortalitätsrate im Vergleich zur Normalbevölkerung, sie ist allerdings niedriger als die der Anorexia nervosa. In einer Metaanalyse (Arcelus et al., 2011) wird eine standardisierte Mortalitätsrate der Bulimia nervosa von 1,9 % berichtet. Bei 15–19-jährigen weiblichen Jugendlichen zählen die Anorexia und Bulimia nervosa weltweit zu der zwölft häufigsten Ursache (unter mehr als 300 körperlichen und psychischen Erkrankungen) für den krankheits- und mortalitätsbedingten Verlust von Lebensjahren (DALYs, disability adjusted life years) (Erskine et al., 2016).

Untersuchungen an unbehandelten bulimischen Patientinnen machen deutlich, dass viele Betroffene einen fluktuierenden Spontanverlauf aufweisen. In einer prospektiven populationsbasierten Studie (Allen et al., 2013) über einen Zeitraum von sechs Jahren (14. bis 20. Lebensjahr) wiesen im Alter von 20 Jahren 56,2 % der Adoleszenten mit Bulimia nervosa eine vollständige Remission auf, während bei 37,6 % eine subklinische Essstörung oder das Vollbild einer Bulimia nervosa vorlag.

Im Vergleich zu erwachsenen Patientinnen ist der Verlauf der Bulimia nervosa nach Therapie bei Betroffenen im Jugendalter deutlich unklarer.

Befunde aus Therapiestudien zum Verlauf behandelter jugendlicher Patientinnen mit einem 6-Monats- bis zu einem 1-Jahres-Follow-up berichten von Abstinenzraten für Essanfälle und gegensteuernde Maßnahmen von 29 % bis 41 % (Le Grange et al., 2007; Schmidt et al., 2007).

In einer dänischen Studie, die den Therapieverlauf nach ambulanter Behandlung bei Jugendlichen mit Bulimia nervosa in einer Essstörungsspezialambulanz evaluierte, ergab sich eine durchschnittliche Behandlungsdauer bis zur Teilremission von 16 Monaten und bis zu einer vollständigen Remission von 26 Monaten (Helverskov et al., 2010).

Viele Patientinnen mit Bulimia nervosa erleiden jedoch nach erfolgreicher Behandlung wieder Rückfälle. Die Zahlen hierzu sind allerdings nicht einheitlich und schwanken zwischen 30 und 85 % innerhalb eines Zeitraumes von sechs Monaten bis sechs Jahren (Keel et al., 1997).

In einer 12-Jahres-Katamnesestudie kam es bei 70 % der Bulimia-nervosa-Patientinnen im Erwachsenenalter zu einer Remission, 13 % hatten eine unspezifische Essstörung und 10 % erfüllten noch die Kriterien für eine Bulimia nervosa (Fichter et al., 2008). Der Übergang von einer Bulimia nervosa in eine Anorexia nervosa oder Binge-Eating-Störung scheint selten zu sein (Fichter et al., 2008).

2.2 Psychische Komorbiditäten

Anorexia nervosa. Patientinnen mit Anorexia nervosa zeigen ein breites Spektrum psychischer Komorbiditäten. Zu den häufigsten komorbiden Störungen zählen depressive Störungen sowie Angst- und Zwangserkrankungen (O'Brian et al., 2003). Studien zur psychischen Komorbidität bei adoleszenten Patientinnen liegen nur vereinzelt vor, sie berichten aber von ähnlich hohen Komorbiditätsraten (Bühren et al., 2014; Salbach-Andrae et al., 2008).

Die Prävalenzraten zu komorbiden depressiven Störungen variieren mit Angaben zwischen 31 und 89 % (Godart et al., 2007). In vielen Fällen ist die depressive Symptomatik Folge des Starvationszustandes und reduziert sich mit der Normalisierung des Gewichts.

Bei Patientinnen mit Anorexia nervosa liegen zudem oft auch komorbide Zwangssymptome oder -störungen vor. 10 bis 70 % der Betroffenen erfüllen im Laufe ihres Lebens die Kriterien einer Zwangsstörung nach DSM-III-R oder DSM-IV (Godart et al., 2000; Kaye et al., 2004a). Nach Ergebnissen einer großen schwedischen Register-Studie scheint das Risiko für komorbide Zwangsstörungen bei männlichen Betroffenen (37-fach erhöht) im Vergleich zu weiblichen Personen (16-fach erhöht) besonders hoch zu sein (Cederlöf et al., 2015).

Im Zusammenhang mit einer Anorexia nervosa sind weiterhin häufig ausgeprägte Ängste zu beobachten. An einer komorbiden Angststörung leiden 20 bis 60 % aller Patientinnen. Bei adoleszenten Betroffenen treten die Soziale Phobie, die Spezifische

Phobie und die Panikstörung mit und ohne Agoraphobie gehäuft auf (Godart et al., 2000; Godart, 2006).

Die genannten Diagnosen sollten allerdings nur dann neben einer Anorexia nervosa vergeben werden, wenn sich die Befürchtungen der Patientinnen im Rahmen dieser Störungsbilder nicht ausschließlich auf das Thema Essen, die Figur und das Gewicht fokussieren (Schweiger, 2008). Mit zunehmendem Alter der Jugendlichen sind zudem beginnende komorbide Persönlichkeitsstörungen zu beobachten. Es wird vermutet, dass eine Anorexia nervosa vermehrt mit beginnenden vermeidenden, abhängigen und anankastischen Persönlichkeitsstörungen assoziiert ist (Lilenfeld et al., 2006; Serpell, 2002).

Psychische Komorbiditäten bei Jugendlichen mit Anorexia nervosa

- Depressionen
- Zwangssymptome oder -störungen
- Angststörungen
- Beginnende Persönlichkeitsstörungen, insbesondere vermeidende, abhängige und anankastische Persönlichkeitsstörungen

Bulimia nervosa. Auch bei Jugendlichen mit Bulimia nervosa treten neben der Kernsymptomatik häufig komorbide psychische Störungen auf. Nach einer repräsentativen amerikanischen Studie weisen 88 % der Jugendlichen mit Bulimia nervosa mindestens eine komorbide Störung auf. Die Prävalenz psychischer Komorbiditäten bei adoleszenten Betroffenen ist somit vergleichbar mit der bei erwachsenen Patientinnen (Swanson et al., 2011). Hohe Komorbiditätsraten finden sich auch in einer deutschen Stichprobe von jugendlichen ambulanten Patientinnen. Zu den häufigsten komorbiden Störungen im Jugendalter zählen Depressionen und Angststörungen (Jaite et al., 2013). Die Prävalenz für depressive Störungen liegt bei 20 bis 70 % (Herpertz-Dahlmann, 2002). Die Befundlage hinsichtlich der Reihenfolge des Auftretens der depressiven Störung und der Bulimia nervosa ist – analog zur Anorexia nervosa – nicht eindeutig. Entwicklungsperspektivisch geht die Bulimia nervosa der depressiven Störung meist voraus. Komorbide Angststörungen sind bei 30 bis 70 % der Betroffenen zu beobachten (Godart et al., 2000). Dabei handelt es sich vorwiegend um die Soziale Phobie, die Generalisierte Angststörung und die Posttraumatische Belastungsstörung.

Komorbide Zwangsstörungen sind bei Bulimia nervosa im Vergleich zu Anorexia nervosa weniger bedeutsam. Die Zahlen zur Lebenszeitprävalenz von Zwangsstörungen schwanken zwischen 3 und 43 % (Pearlstein, 2002).

Häufig berichten Patientinnen mit Bulimia nervosa von einem vermehrten Alkohol- und Drogenkonsum, um soziale Ängste zu unterdrücken und negative Gefühle zu kompensieren. Auch andere Störungen der Impulskontrolle (z. B. Promiskuität und Ladendiebstahl) sowie selbstverletzende Verhaltensweisen sind bei der Bulimia nervosa häufig (Stein et al., 2004). Darüber hinaus weisen Jugendliche mit Bulimia nervosa eine erhöhte Suizidalität auf im Vergleich zu anderen Essstörungsformen. Etwa 50 % der Betroffenen im Jugendalter berichten von Suizidgedanken und etwa 30 % von Suizidversuchen (Swanson et al., 2011).

Zudem tritt eine einfache Aktivitäts- und Aufmerksamkeitsstörung (ADHS) vermehrt komorbid bei einer Bulimia nervosa auf (Herpertz- Dahlmann, 2009).

Psychische Komorbiditäten bei Jugendlichen mit Bulimia nervosa

- Depressionen
- Zwangssymptome oder -störungen
- Angststörungen
- Alkohol- und Drogenmissbrauch
- Störungen der Impulskontrolle
- Einfache Aktivitäts- und Aufmerksamkeitsstörung (ADHS)
- Beginnende Persönlichkeitsstörungen, insbesondere die Borderline- und die ängstlich vermeidende Persönlichkeitsstörung

Persönlichkeitsstörungen sind bei jugendlichen im Vergleich zu erwachsenen Patientinnen mit Bulimia nervosa seltener vorzufinden. Bei etwa der Hälfte der Jugendlichen liegt eine komorbide Persönlichkeitsstörung vor, wobei die Borderline- und die ängstlich vermeidende Persönlichkeitsstörung am häufigsten auftreten (Bottin et al., 2010; Magallon-Neri et al., 2014).

3 Klassifikation und Diagnostik im Jugendalter

3.1 Diagnosekriterien der Anorexia nervosa

Die diagnostischen Kriterien nach der Internationalen Klassifikation psychischer Störungen (ICD-10) der Weltgesundheitsorganisation (Remschmidt et al., 2006) umfassen für die Anorexia nervosa ein Körpergewicht, das mindestens 15 % unter dem erwarteten Gewicht liegt oder einen Body-Mass-Index ≤ 17,5, einen selbstherbeigeführten Gewichtsverlust, eine Körperschemastörung und ausgeprägte Ängste vor einer Gewichtszunahme sowie eine weitreichende endokrine Störung, die bei Patientinnen im Kindesalter zu einem Stillstand oder einer Verzögerung der pubertären Entwicklung mit einem Ausbleiben der Menarche und bei Frauen zu einer Amenorrhoe führen kann (vgl. Abschn. 9.1.1).

Die Anwendung des BMI als Gewichtskriterium ist jedoch nicht auf das Kindes- und Jugendalter und beide Geschlechter übertragbar, ohne dass es zu systematischen Fehlern kommt. Um eine genauere Aussage über die pathologische Abweichung des Körpergewichts von der Altersnorm machen zu können, wird als Alternative zu dem genannten Gewichtskriterium die Anwendung von altersbezogenen BMI-Perzentilkurven empfohlen, sodass der BMI sowohl zur Beurteilung des für die Körperhöhe adjustierten Gewichts als auch für die Entwicklungsabhängigkeit dieses Index Berücksichtigung findet (Hebebrand et al., 2004). Für das Kindes- und Jugendalter wird daher als Gewichtskriterium das Unterschreiten der 10. BMI-Altersperzentile vorgeschlagen (Hebebrand et al., 2004). Entsprechende altersbezogene BMI-Perzentilkurven für Deutschland liegen von Kromeyer-Hauschild et al. (2001) vor (s. a. INFO 2 und 3).

INFO 2, 3

Tabelle 3.1 Kriterien der Anorexia nervosa nach ICD-10

ICD-10: F50.0	
(1)	Körpergewicht mindestens 15 % unter dem erwarteten Gewicht oder Body-Mass-Index ≤ 17,5.
(2)	Der Gewichtsverlust ist selbst herbeigeführt durch: ▶ Vermeidung hochkalorischer Speisen und/oder ▶ selbstinduziertes Erbrechen ▶ selbstinduziertes Abführen ▶ übertriebene körperliche Aktivität ▶ Gebrauch von Appetitzüglern, Diuretika u. a.
(3)	Körperschemastörung mit der Angst, zu dick zu werden.
(4)	Endokrine Störung (Hypothalamus-Hypophysen-Gonaden-Achse), bei Frauen mit Amenorrhoe, bei Männern mit Libido- und Potenzverlust.
(5)	Bei Beginn vor der Pubertät ist die pubertäre Entwicklung verzögert.

ICD-10: F50.0

F50.00
Anorexia nervosa ohne aktive Maßnahmen zur Gewichtsabnahme:
- kein Erbrechen, keine Abführmittel oder Diuretikamissbrauch.

F50.01
Anorexia nervosa mit aktiven Maßnahmen zur Gewichtsabnahme:
- selbstinduziertes Erbrechen, Abführmittelmissbrauch o. Ä., evtl. treten auch Essanfälle auf.

Im DSM-5 (American Psychiatric Association, 2013; 2015) wird Untergewicht als »signifikant niedriges Gewicht« definiert, d. h. ein Gewicht, das unterhalb des Minimums des normalen Gewichts liegt (Kriterium A). Darüber hinaus muss eine ausgeprägte Angst vor einer Gewichtszunahme vorliegen oder die Furcht davor, »dick« zu werden. Das Kriterium gilt auch dann als erfüllt, wenn Verhaltensweisen beobachtbar sind, die einer Gewichtszunahme entgegenwirken, obwohl Untergewicht besteht (Kriterium B). Das bedeutet, die Angst vor einer Gewichtszunahme muss nicht explizit von den Betroffenen geäußert werden. Als weiteres diagnostisches Kriterium definiert das DSM-5 eine Körperschemastörung und einen übertriebenen Einfluss des Körpergewichts oder der Figur auf die Selbstbewertung (Kriterium C).

Das Kriterium einer endokrinen Störung ist im DSM-5, anders als in der ICD-10 und dem DSM-IV, nicht mehr enthalten, da es bei jungen Patientinnen vor der Menarche, bei Männern und bei der Einnahme von Kontrazeptiva schwer anwendbar ist.

Das DSM-5 ermöglicht eine Schweregradeinteilung anhand des Ausmaßes an Untergewicht (leicht: BMI ≥ 17,0 kg/m2; mittel: BMI 16,0–16,9 kg/m2; schwer: BMI 15,0–15,9 kg/m2; extrem: BMI < 15,0 kg/m2).

In beiden Klassifikationssystemen, ICD-10 und DSM-5, findet die Differenzierung in zwei Subtypen der Anorexia nervosa Berücksichtigung. In der ICD-10 erfolgt diese Spezifizierung der Diagnose über die Kodierung in der fünften Stelle (F50.00 bzw. F50.01). Das DSM-5 unterscheidet den »restriktiven Typus« und den »Binge-Eating-/Purging-Typus« und definiert zusätzlich noch ein Zeitkriterium, d. h. das jeweilige Verhalten muss während der letzten drei Monate aufgetreten sein. Patientinnen mit einem »restriktiven Typus« der Anorexia nervosa zeigen durchgängig einen eingeschränkten und kalorienreduzierten Essstil und setzen keine aktiven Maßnahmen zur Gewichtsreduktion ein. Bei Jugendlichen mit einem »Binge-Eating-/Purging-Typus« der Anorexia nervosa kommt es immer wieder zu Essanfällen, auf die sie mit kompensatorischen Maßnahmen reagieren. »Binge-Purge-Verhalten« ist im Kindes- und Jugendalter weniger verbreitet als bei erwachsenen Patientinnen, was u. a. auf eine geringere Autonomie im Alltag und eine stärkere Kontrolle durch das soziale Umfeld in diesem Alter zurückzuführen ist. Die beiden Subtypen der Anorexia nervosa lassen sich empirisch anhand unterschiedlicher Merkmale voneinander abgrenzen. So scheinen neben impulsiven Verhaltensweisen wie Eigentumsdelikten, Alkohol- und Drogenmissbrauch auch prämorbide Übergewichtsprobleme und Persönlichkeitsstörungen insbesondere mit der bulimischen Form der Anorexia nervosa assoziiert zu sein (DaCosta et al., 1992; Garfinkel et al., 1995).

Entwicklungsperspektivisch geht der »restriktive Typus« in der Regel dem »Binge-Eating/Purging-Typus« voraus, es bleibt jedoch ungeklärt, warum einige Patientinnen die restriktive Form beibehalten, während andere in aktive Episoden wechseln (Herpertz-Dahlmann & Hebebrand, 2008).

Die Validität dieser beiden Subtypen der Anorexia nervosa ist bisher noch nicht vollständig gesichert, da es sich durchaus auch um zwei unterschiedliche Schweregrade handeln kann. Dennoch ist für die klinische Praxis bedeutsam, dass mit dieser Unterteilung in die Subtypen der Anorexia nervosa auch unterschiedliche Implikationen für Diagnostik und Therapie verbunden sind (Steinhausen, 2005).

Die 11. Revision der ICD (ICD-11) wurde im Mai 2019 von der 72. World Health Assembly verabschiedet und wird im Januar 2022 in Kraft treten. Für die Anorexia nervosa sind in der ICD-11 gegenüber der ICD-10 Veränderungen der diagnostischen Kriterien vorgesehen. Das Gewichtskriterium wird bei Erwachsenen über einen BMI $< 18{,}5\,kg/m^2$ und bei Kindern und Jugendlichen über ein Unterschreiten der 5. BMI-Altersperzentile definiert werden (http://www.who.int/classifications/icd/revision/en/). Für das Kindes- und Jugendalter ist das Gewichtskriterium jedoch kritisch zu bewerten, da die Gewichtsgrenze für Kinder und Jugendliche niedriger angesetzt ist als für das Erwachsenenalter. Dabei wird jedoch nicht berücksichtigt, dass die Konsequenzen einer chronischen Mangelernährung bei Kindern und Jugendlichen noch gravierender sind als bei Erwachsenen (Zeeck et al., 2019).

Des Weiteren wird das Kriterium der weitreichenden endokrinen Störung – analog zum DSM-5 – nicht mehr berücksichtigt sein.

Für die ICD-11 ist aufgrund der prognostischen Relevanz eine Differenzierung in zwei Typen anhand des Ausmaßes an Untergewicht vorgesehen und zwar »Anorexia nervosa mit deutlichem Untergewicht« (BMI $< 18{,}5\,kg/m^2$ und $> 14{,}0\,kg/m^2$ bzw. zwischen der 5. und der 3. Altersperzentile) vs. »Anorexia nervosa mit gefährlich niedrigem Körpergewicht« (BMI $< 14\,kg/m^2$ bzw. < 3. BMI-Altersperzentile). Für beide Formen kann eine Unterscheidung in den »restriktiven« und den »Binge-Purge«-Typus vorgenommen werden.

3.2 Diagnosekriterien der Bulimia nervosa

Die Bulimia nervosa wird nach ICD-10 (F50.2) definiert durch wiederkehrende Essanfälle (Kriterium 1), den Einsatz kompensatorischer Maßnahmen (Kriterium 2), um einer Gewichtszunahme entgegenzuwirken (z. B. selbstinduziertes Erbrechen, Missbrauch von Laxanzien, Diuretika bzw. anderen Medikamenten oder übermäßige körperliche Bewegung) sowie der Selbstwahrnehmung als »zu fett« mit einer aufdrängenden Furcht, zu dick zu werden. Zudem legen Betroffene für sich Gewichtsgrenzen fest, die deutlich unter dem prämorbiden Gewicht und vom Arzt als gesund eingestuftes Gewicht liegen (Kriterium 3).

Tabelle 3.2 Kriterien der Bulimia nervosa nach ICD-10

ICD-10: F50.2	
(1)	Andauernde Beschäftigung mit Essen, eine unwiderstehliche Gier nach Nahrungsmitteln und Essanfälle, bei denen große Mengen Nahrung in sehr kurzer Zeit konsumiert werden.
(2)	Versuch, dem dickmachenden Effekt der Nahrung durch verschiedene Verhaltensweisen entgegenzusteuern: ▶ selbstinduziertes Erbrechen ▶ Abführmittelmissbrauch ▶ Hungern ▶ Gebrauch von Appetitzüglern, Schilddrüsenhormonen oder Diuretika Bei Diabetikerinnen kann es zu einer Vernachlässigung der Insulinbehandlung kommen.
(3)	Selbstwahrnehmung als »zu fett« mit einer krankhaften Furcht davor, dick zu werden. Die selbstgesetzte Gewichtsgrenze liegt deutlich unterhalb des prämorbiden, vom Arzt als optimal oder »gesund« betrachteten Gewichts.
(4)	Häufig findet sich in der Vorgeschichte eine frühere Episode einer Anorexia nervosa.

Für die Diagnose einer Bulimia nervosa nach DSM-5 (307.51) stellen ebenfalls wiederkehrende Essanfälle ein wichtiges diagnostisches Kriterium dar (Kriterium A). Nach DSM-5 wird ein Essanfall durch den Verzehr einer allgemein als groß anzusehenden Nahrungsmenge in einem bestimmten Zeitraum (z. B. zwei Stunden, Kriterium A1) sowie dem subjektiven Gefühl, die Kontrolle über die Nahrungsaufnahme zu verlieren (Kriterium A2), definiert. Um einer drohenden Gewichtszunahme entgegenzusteuern, werden unangemessene kompensatorische Maßnahmen wiederholt eingesetzt (Kriterium B). Im Unterschied zur ICD-10 gibt das DSM-5 operationale Kriterien zu Häufigkeit und Zeitdauer von Essanfällen und kompensatorischen Maßnahmen vor. Demnach gilt die Diagnose einer Bulimia nervosa nur als erfüllt, wenn Essanfälle und unangemessene kompensatorische Maßnahmen durchschnittlich mindestens einmal pro Woche über einen Zeitraum von drei Monaten auftreten (Kriterium C). Weiterhin muss ein übermäßiger Einfluss von Figur und Körpergewicht auf die Selbstbewertung der Betroffenen (Kriterium D) vorliegen und ausgeschlossen werden, dass die Störung nicht ausschließlich im Rahmen einer Anorexia nervosa auftritt (Kriterium E).

Anders als die ICD-10 ermöglicht das DSM-5 den Schweregrad der Bulimia nervosa anhand der durchschnittlichen Häufigkeit unangemessener kompensatorischer Maßnahmen einzuordnen (leicht: 1–3 Episoden pro Woche; mittel: 4–7 Episoden pro Woche; schwer: 8–13 Episoden pro Woche; extrem: > 13 Episoden pro Woche).

In der ICD-11 sind auch für die Bulimia nervosa Veränderungen der diagnostischen Kriterien vorgesehen. Anders als in der ICD-10 soll es in der ICD-11 operationale Kriterien für die Häufigkeit und den Zeitraum von Essanfällen geben. Das Kriterium gilt als erfüllt, wenn Essanfälle mindestens einmal pro Woche über einen Zeitraum von mindestens einem Monat bestehen. Ein Essanfall liegt vor, wenn ein subjektiver Kontrollverlust über die Nahrungsaufnahme erlebt wird und deutlich mehr oder andere

Nahrungsmittel konsumiert werden als gewöhnlich. Somit ist es nicht notwendig, eine objektiv große Menge an Nahrung während eines Essanfalls zu sich zu nehmen. Eine subjektiv große Menge oder das Konsumieren anderer Nahrungsmittel als gewöhnlich in Kombination mit einem subjektiv erlebten Kontrollverlust würde demnach ausreichen, um das Kriterium zu erfüllen (Al-Adawi et al., 2013).

3.3 Differentialdiagnosen

Die Differentialdiagnostik bei Anorexia und Bulimia nervosa erfordert eine Abgrenzung zu somatischen und psychischen Erkrankungen. Außerdem ist aufgrund der notwendigen medizinischen Untersuchungen zur Abgrenzung gegenüber endokrinologischen und gastrointestinalen Erkrankungen eine enge Zusammenarbeit von Ärzten und Psychotherapeuten unabdingbar. Eine ausführliche Darstellung der somatischen Differentialdiagnostik findet sich in Kapitel 9.

Zum Ausschluss anderer psychischer Störungen ist eine ausführliche psychopathologische Befunderhebung erforderlich.

Einzelne Symptome psychogener Essstörungen, beispielsweise Appetitmangel, Gewichtsverlust oder Erbrechen, können auch im Rahmen anderer psychischer Störungen auftreten, es fehlt bei diesen Störungsbildern jedoch die für Essstörungen charakteristische dysfunktionale Einstellung gegenüber der eigenen Figur und dem eigenen Gewicht und die Bedeutsamkeit für das Selbstwertgefühl der Jugendlichen. Zudem liegt nicht wie bei der Anorexia und Bulimia nervosa eine ausgeprägte Furcht vor einer Gewichtszunahme vor. Bei den differentialdiagnostisch bedeutsamen psychischen Störungen handelt es sich also eher um einen ungewollten Gewichtsverlust, der durch Übelkeit wie bei somatoformen Störungen oder Appetitlosigkeit als Folge depressiver Störungen oder Anpassungsstörungen verursacht wird. Bei vorliegendem Kokain-, Amphetamin- oder Opiatmissbrauch kann es ebenfalls zu einem restriktiven Essverhalten kommen, dagegen verursacht ein Cannabismissbrauch häufig Essanfälle. Ferner können Symptome einer Anorexia oder Bulimia nervosa, z. B. ungewöhnliche Essgewohnheiten, auch bei schizophrenen Störungen auftreten. So geht nahrungsbezogener Wahn, etwa der Vergiftungswahn, oftmals mit einer deutlichen Gewichtsreduktion einher. Die Anorexia nervosa ist zudem von der Sozialen Phobie, von Zwangsstörungen und körperdysmorphen Störungen differentialdiagnostisch abzugrenzen. Auch die genannten Störungsbilder können das Ernährungsverhalten und damit das Körpergewicht der Betroffenen beeinflussen. So kann z. B. eine Patientin mit einer Sozialen Phobie die Nahrungeinnahme einstellen aus Sorge, sich in einer für sie als unangenehm empfundenen Situation übergeben zu müssen.

Psychische Differentialdiagnosen bei Anorexia und Bulimia nervosa

- Belastungs- und Anpassungsstörungen
- Somatoforme Störungen

- Dissoziative Störungen
- Borderline-Persönlichkeitsstörungen
- Zwangsstörungen
- Soziale Phobie
- Depressive Störungen (z. B. depressive Episode)
- Körperdysmorphe Störungen
- Schizophrene Psychosen oder andere wahnhafte Störungen

3.4 Standardisierte diagnostische Instrumente

Zur Optimierung des Behandlungserfolgs bei Jugendlichen mit Anorexia und Bulimia nervosa ist eine frühzeitige Erkennung der Essstörung wichtig. Für die spezifische Diagnostik von Essstörungen und zur Kontrolle von Therapieeffekten sind diagnostische Instrumente wie standardisierte Fragebögen und strukturierte Interviews verfügbar, die unterschiedliche Aspekte psychogener Essstörungen erfassen. Im Folgenden werden die diagnostischen Instrumente dargestellt, die bei Kindern und Jugendlichen eingesetzt werden können. Eine ausführliche Darstellung standardisierter diagnostischer Instrumente für Anorexia und Bulimia nervosa im Erwachsenenalter liefert das Manual von Jacobi et al. (2016).

Standardisierte Interviews

Eating Disorder Examination für Kinder (ChEDE). Das *Eating Disorder Examination für Kinder* (ChEDE; dt. Hilbert, 2016a; Hilbert et al., 2013; engl. Bryant-Waugh et al., 1996; Fairburn & Cooper, 1993) ist ein strukturiertes Experteninterview zur Erfassung der spezifischen Psychopathologie von Essstörungen und stellt eine für das Kindes- und Jugendalter adaptierte Version des Essstörungsinterviews *Eating Disorder Examination* (EDE; dt. Hilbert & Tuschen-Caffier, 2006a) dar. Das ChEDE erfasst die spezifische Essstörungspsychopathologie in kindgerechter Sprache mit vier Subskalen, und zwar zum gezügelten Essverhalten, zu Sorgen über das Essen, das Gewicht und die Figur. Die Diagnosestellung von Essstörungen ist nach DSM-5 möglich.

In einer nicht-klinischen Teilstichprobe von 120 Kindern im Alter von 8 bis 13 Jahren zeigten Items und Kennwerte des ChEDE hohe Interrater-Reliabilitäten. Die Subskalen wiesen adäquate interne Konsistenzen und Stabilitäten auf. Belege für die konvergente und diskriminative Validität sind verfügbar. Erste Ergebnisse zeigen, dass die deutschsprachige Version des ChEDE eine reliable und valide Diagnostik der Psychopathologie von Essstörungen bei Patientinnen im Kindesalter ermöglicht. Das ChEDE-Manual ist mit Interviewleitfaden, Kodierungs- und Auswertungsbogen sowie Diagnosebogen in elektronischer Form unter folgendem Link frei verfügbar: http://www.dgvt-verlag.de/e-books/3_Hilbert_ChEDE_2016.pdf.

Strukturiertes Inventar für Anorektische und Bulimische Essstörungen zur Expertenbeurteilung (SIAB-EX). Das *Strukturierte Inventar für Anorektische und Bulimische Essstörungen zur Expertenbeurteilung* (Fichter & Quadflieg, 1999; Fichter & Quadflieg, 2001; Fichter et al., 1998) stellt ein deutschsprachiges Instrument für die Untersuchung von Patientinnen mit psychogenen Essstörungen ab einem Alter von 14 Jahren dar. Es liegt damit ein Experteninterview zur Erfassung essstörungsspezifischer Symptome vor, das zudem die Erhebung von häufig mit Essstörungen assoziierten Symptomen (z. B. Ängste, Zwänge und Depressionen) ermöglicht. Das SIAB-EX basiert auf den Diagnosekriterien des DSM-IV und der ICD-10 und umfasst 87 Items, von denen 65 den Subskalen »Körperschema und Schlankheitsideal«, »Allgemeine Psychopathologie«, »Sexualität und Soziale Integration«, »Bulimische Symptome«, »Gegensteuernde Maßnahmen« und »Atypische Essanfälle« zugeordnet sind. Mit 22 weiteren Items können differentialdiagnostisch bedeutsame Informationen, zusätzliche psychische und körperliche Erkrankungen und psychotrope Medikation erhoben werden.

Das SIAB-EX weist insgesamt gute Interrater-Reliabilitäten zwischen mehreren unabhängigen Ratings auf. Die internen Konsistenzen der Subskalen nach Cronbachs Alpha deuten auf relativ homogene Subskalen hin. Die Konstruktvaliditát des SIAB-EX ist aufgrund einer hauptkomponentenanalytisch ermittelten Subskalenstruktur gegeben, auch die konvergente Validität der Subskalen konnte durch Korrelationen mit konzeptverwandten Selbstbeurteilungsskalen nachgewiesen werden. Die diskriminative Validität des Verfahrens ist aufgrund von Summenwerten, die zwischen verschiedenen Essstörungen, aber auch zwischen Patientinnen mit einer Essstörung und gesunden Personen differenzieren, gegeben (Fichter et al., 1999; Fichter & Quadflieg, 2001).

Standardisierte Fragebögen

Eating Disorder Examination-Questionnaire für Kinder (ChEDE-Q). Der *Eating Disorder Examination-Questionnaire für Kinder* (ChEDE-Q; dt. Hilbert, 2016b; Hilbert et al., 2008; engl. TODAY Study Group, 2007) basiert auf dem Essstörungsinterview *Eating Disorder Examination für Kinder* (ChEDE; dt. Hilbert, 2016a; engl. Bryant-Waugh et al., 1996; Fairburn & Cooper, 1993) und macht eine für das Kindes- und Jugendalter adaptierte Version des Essstörungsfragebogens *Eating Disorder Examination-Questionnaire* (dt. Hilbert & Tuschen-Caffier, 2006b; engl. Fairburn & Beglin, 1994) verfügbar. So wie der ChEDE erfasst der ChEDE-Q in einer für Kinder angemessenen Sprache die spezifische Psychopathologie von Essstörungen mit vier Subskalen, und zwar zum gezügelten Essverhalten, zu Sorgen über das Essen und zu Gewicht und Figur. Die jeweiligen Items geben Aufschluss über die Ausprägung diagnostischer Leitsymptome von Essstörungen, z. B. Essanfälle oder selbstinduziertes Erbrechen. Die deutschsprachige Version des ChEDE-Q wurde in einer bevölkerungsbasierten Stichprobe an Kindern im Alter von 8 bis 13 Jahren und an Teilstichproben von Kindern mit und ohne Kontrollverlust über das Essverhalten teststatistisch überprüft (Hilbert et al., 2008). Der ChEDE-Q erwies sich überwiegend als intern konsistent und stabil. Es ergaben sich signifikante Korrelationen zwischen den Kennwerten des ChEDE-Q mit denen des ChEDE und konzeptverwandten Fragebögen. Der ChEDE-Q wies darüber hinaus in der Differenzierung von Kindern mit versus ohne Kontrollverlust über das Essverhalten eine gute diskriminative Validität aus. Die deutschsprachige Version des ChEDE-Q ermöglicht eine reliable und valide dimensionale Diagnostik der Psychopathologie von Essstörungen im Kindesalter. Der ChEDE-Q ist elektronisch frei verfügbar unter folgendem Link: http://www.dgvt-verlag.de/e-books/4_Hilbert_ChEDE-Q_2016.pdf.

Eating Disorder Inventory-2. Die kanadische Arbeitsgruppe um Garner entwickelte die erste Version des *Eating Disorder Inventory* (EDI; Garner et al., 1983; deutsche Version von Thiel & Paul, 1988). Neben dem EDI ist ebenfalls die neuere Version (EDI-2; Garner, 1991) für den deutschen Sprachraum in standardisierter Form verfügbar (Paul & Thiel, 2005). Salbach-Andrae et al. (2010) konnten zeigen, dass der EDI-2 auch bei Jugendlichen hinreichend reliabel und valide ist und durchaus in dieser Altersgruppe eingesetzt werden kann. Normwerte für das Kindes- und Jugendalter sind Kappel et al. (2012) zu entnehmen.

Dieser Selbsteinschätzungsfragebogen erfasst die bei Patientinnen mit Anorexia und Bulimia nervosa charakteristischen psychopathologischen Auffälligkeiten. Die elf Subskalen des EDI-2 lauten »Schlankheitsstreben«, »Bulimie«, »Körperliche Unzufriedenheit«, »Ineffektivität«, »Perfektionismus«, »Zwischenmenschliches Misstrauen«, »Interozeption«, »Angst vor dem Erwachsenwerden«, »Askese«, »Impulsregulation« und »Soziale Unsicherheit«. Zu den zentralen Einsatzbereichen zählen neben der Erfassung der Schwere der Essstörungssymptomatik auch die Selektion und Deskription therapeutischer Zielbereiche sowie die Qualitäts- und Prozesskontrolle therapeutischer Interventionen.

Die psychometrischen Gütekriterien des EDI-2 (Paul & Thiel, 2004) wurden von Salbach-Andrae et al. (2010) an Jugendlichen überprüft. Die inneren Konsistenzen sind für die Patientinnengruppe als hoch, für die weiblichen und männlichen Kontrollgruppen als befriedigend bis ausreichend einzuordnen. Mittelwertvergleiche der Skalen des EDI-2 zwischen Patientinnen mit einer Essstörung und Kontrollprobandinnen weisen darauf hin, dass der Selbsteinschätzungsfragebogen gut zwischen Jugendlichen mit und ohne Essstörung differenzieren kann.

Anorectic Behavior Observation Scale (ABOS). Die *Anorectic Behavior Observation Scale* (ABOS; Vandereycken & Meermann, 2003) ist ein mehrdimensionaler psychometrischer Fragebogen zur Erhebung von Essstörungssymptomen bei Kindern und Jugendlichen durch die Einschätzung von Eltern bzw. Bezugspersonen. Die Items der ABOS erfassen aus Sicht der Eltern bzw. von Bezugspersonen das Essverhalten, die Beschäftigung mit Figur und Gewicht, das Vorliegen einer bulimischen Symptomatik sowie einer Hyperaktivität der Kinder oder Jugendlichen. Der Fragebogen ermöglicht eine schnelle Erfassung von Fremdbeurteilungen der spezifischen Essstörungspsychopathologie, die insbesondere im Kindes- und Jugendalter bedeutsam sind (Salbach-Andrae et al., 2009b). Wesentliche diagnostische Einsatzbereiche der ABOS beziehen sich auf die Beschreibung von therapeutischen Zielbereichen, der Beschreibung des Behandlungsverlaufs und der Beurteilung des Therapieerfolges.

Die inhaltliche Validität der ABOS wird aufgrund des Vorgehens bei der Konstruktion als gegeben beurteilt. Die mittlere interne Konsistenz (Cronbachs α) der Gesamtskala sowie der drei Subskalen lag über die gesamte deutsche Stichprobe hinweg zwischen $\alpha = .75–.95$. Angaben zur Split-Half Reliabilität sowie zur Test-Retest-Reliabilität sind bislang an einer deutschen Stichprobe nicht verfügbar. Salbach-Andrae et al. (2009b) konnten an einer deutschen Stichprobe mittels konfirmatorischer Faktorenanalyse die Drei-Faktorenstruktur von Vandereycken und Meermann (2003) bestätigen. Untersuchungen an einer deutschen Stichprobe zur konvergenten Validität des Verfahrens stehen noch aus.

4 Ätiologie

Bei der Entstehung von Essstörungen handelt es sich um ein komplexes Zusammenwirken von prädisponierenden Faktoren wie soziokulturellen, familiären, individuellen und biologischen Faktoren. Entsprechend anderer psychischer Störungen ist anzunehmen, dass die Entstehung von Essstörungen auch nur in einem multifaktoriellen Modell angemessen erklärt werden kann. Allerdings liegen kaum gesicherte Befunde zur ätiologischen Bedeutsamkeit und zur Wechselwirkung einzelner Risikofaktoren vor (Herpertz-Dahlmann & Hebebrand, 2008).

In Erklärungsansätzen zur Entstehung von Essstörungen wird von prädisponierenden, auslösenden und aufrechterhaltenden Faktoren ausgegangen. Auch wenn für die genannten Faktoren nur eingeschränkt empirisch gestützte Daten vorliegen und sie damit nicht in einem primären Kausalzusammenhang zur Entstehung von Essstörungen zu stehen scheinen, sind sie dennoch in der therapeutischen Praxis bedeutsam.

Die folgenden Erläuterungen zur Ätiologie von Anorexia und Bulimia nervosa nehmen daher sowohl auf prädisponierende, auslösende und aufrechterhaltende Faktoren als auch auf den sog. Risikofaktoransatz, der von empirisch gestützten Risikofaktoren und retrospektiven Korrelaten ausgeht, Bezug (Jacobi et al., 2004; Jacobi, 2005; Jacobi & Fittig, 2008).

4.1 Prädisponierende Faktoren

Prädisponierende Faktoren beinhalten personen- oder umweltspezifische Merkmale, die die Wahrscheinlichkeit für das Auftreten einer Essstörung erhöhen.

Soziokulturelle Faktoren. Soziokulturelle Erklärungsansätze gehen in der Entstehung der Anorexia oder Bulimia nervosa von einem Zusammenhang mit dem in westlichen Industriegesellschaften vermittelten Schlankheitsideal aus (Wertheim et al., 2004; eine Übersicht ist bei Culbert et al., 2015 zu finden). In der westlichen Welt ist die Prävalenz von Essstörungen deutlich höher als in asiatischen und afroamerikanischen Kulturkreisen und im Vergleich zu Schwellen- und Entwicklungsländern (Hoek, 2016). In der Mittel- und Oberschicht sowie bei bestimmten Risikogruppen, insbesondere bei Sportlerinnen und Models, ist die Prävalenz von Essstörungssymptomen ebenfalls auffällig erhöht. Daher wurde im Kontext der Genese von Essstörungen die Hypothese aufgestellt, dass Auslöser auffälligen Essverhaltens in spezifischen Merkmalen der westlichen Industriegesellschaften zu begründen sind. Ursache scheint in erster Linie ein weit verbreitetes extrem schlankes Schönheitsideal junger Frauen zu sein. So wird bspw. durch Fernsehformate wie Germany's Next Topmodel ein schlankes Körperideal an die Öffentlichkeit transportiert. Die Bedeutsamkeit von Models als Vorbild in den Medien konnte für Jugendliche als Motiv für die Sorge um die eigene Figur bestätigt werden (Shisslak et al., 1998).

Adoleszente Mädchen scheinen einem stärkeren Gruppendruck in Hinblick auf ein schlankes Erscheinungsbild zu unterliegen als ihre männlichen Altersgenossen, sodass der Einfluss der Peergroup für die Genese einer Essstörung bedeutsam ist (Paxton et al., 1999). In Peergroups werden Normen für Figur und Gewicht vorgegeben und gegebenenfalls bei nicht erreichter Gruppennorm negativ bewertet. Dies kann bei weiblichen Jugendlichen gerade in der Phase der Pubertät zu dysfunktionalen Kognitionen bezogen auf die eigene Figur und das Gewicht führen und zu der Entwicklung eines negativen Körperbildes beitragen (Wertheim et al., 2004). Die Intensität des Strebens von Jugendlichen nach dem gesellschaftlich vermittelten Schlankheits- und Modelideal hängt jedoch von der individuell unterschiedlichen Internalisierung dieser Schlankheitsnorm ab (Stice, 1994).

Ergebnisse von prospektiven Untersuchungen sprechen für einen signifikanten Zusammenhang zwischen der Inzidenz von Essstörungen und Diätverhalten sowie der übermäßigen Beschäftigung mit Figur und Gewicht (Killen et al., 1994; Patton et al., 1990), allerdings ist nicht eindeutig geklärt, welcher Personenkreis eine hohe Vulnerabilität für die Entwicklung einer Essstörung nach Durchführung einer Diät aufweist. Eine Vielzahl von Studien unterstreicht, dass Jugendliche, die Diät machen, häufig psychopathologisch auffällig sind. Diese Jugendlichen zeigen vor allem ein niedriges Selbstwertgefühl, depressive Verstimmungen und Angstsymptome (Hill et al., 1998).

Familiäre Faktoren. Auf der Grundlage systemtheoretischer Überlegungen wurden von Selvini-Palazzoni (1978) spezifische familiäre Interaktionsmuster und Konflikte für die Genese einer Essstörung bei Jugendlichen angenommen. Als typische familiäre Beziehungsmuster von jugendlichen Patientinnen mit Anorexia nervosa wurden u. a. eine rigide Norm- und Leistungsorientierung, Überbehütung, Konfliktvermeidung und ein defizitäres Konfliktmanagement angenommen. Familiäre Beziehungsmuster von jugendlichen Patientinnen mit Bulimia nervosa sollten dagegen von einer konflikthaften familiären Interaktion, der fehlenden elterlichen Zuwendung und Anerkennung sowie impulsivem, unkontrolliertem Verhalten dominiert sein (Minuchin et al., 1978). Diese postulierten familiären Interaktionsmuster konnten jedoch nur in wenigen Familien empirisch nachgewiesen werden (Kog et al., 1987; Kog & Vandereyken, 1988). Die Mehrzahl der vorliegenden Untersuchungen zu familiären Faktoren erlauben keine Differenzierung, inwieweit bestimmte familiäre Strukturen und Interaktionsmuster ein Risiko für die Entstehung einer Anorexia bzw. Bulimia nervosa darstellen oder aber Folge der Essstörung sind (Attie & Brooks-Gunn, 1989; Button et al., 1996; Calam & Waller, 1998; Cierpka & Reich, 2001). Querschnittstudien legen nahe, dass dysfunktionale familiäre Strukturen und Funktionen eher mit der Schwere der Essstörung assoziiert und ätiologisch weniger relevant sind (Jacobi et al., 2004). Die Bedeutsamkeit familiärer Faktoren für die Ätiologie von Essstörungen wurde durch diese Befunde deutlich relativiert.

Für die Therapie bei jugendlichen Patientinnen mit Anorexia und Bulimia nervosa ist dennoch notwendig, familiäre Interaktionsmuster umfassend zu analysieren und in der therapeutischen Arbeit zu nutzen, da familiäre Beziehungsmuster entscheidend das Selbstwertgefühl, das Autonomiestreben und die Identitätsbildung im Jugendalter beeinflussen. Eine Einbeziehung von Familienmitgliedern in den therapeutischen Prozess erscheint aus den genannten Gründen und wegen des jungen Alters der Patientinnen unabdingbar (Fairburn, 2005; Salbach et al., 2006).

Individuelle Faktoren. Die dargestellten soziokulturellen und familiären Faktoren, die auf die Genese einer Anorexia und Bulimia nervosa Einfluss haben können, stehen auch in Abhängigkeit von individuellen Merkmalen wie einem niedrigen Selbstwertgefühl, perfektionistischen Persönlichkeitszügen, Missbrauchs- und Misshandlungserfahrungen und entwicklungspsychologischen Prozessen.

Ein niedriger Selbstwert scheint ein relevanter Faktor für die Genese von Essstörungen zu sein. Nach Fairburn et al. (1986) stellt ein negatives Selbstwertgefühl einen primären prädisponierenden Faktor dar. Studien unter Laborbedingungen konnten diese Annahme bestätigen. Sie zeigten einen Zusammenhang zwischen einem niedrigen Selbstwertgefühl und der verzehrten Nahrungsmenge. Probanden mit einem niedrigen Selbstwertgefühl nahmen eine geringere Menge an Nahrungsmitteln zu sich (Jansen et al., 1998). Es konnte bisher jedoch nicht hinreichend belegt werden, ob ein niedriges Selbstwertgefühl der Essstörung vorausgeht und einen Risikofaktor für die Entwicklung einer Essstörung darstellt (Button et al., 1996).

Außerdem werden ein ängstlich-vermeidender oder zwanghafter Persönlichkeitsstil (Anderluh et al., 2003; Dufresne et al., 2019; Lilenfeld et al., 2006), Perfektionismus (Pike et al., 2008; Shafran et al., 2002) sowie ein unsicherer Bindungsstil (Jewell et al., 2016) als potenzielle Risikofaktoren für die Entwicklung der Anorexia nervosa angenommen.

Ein gestörtes Essverhalten (z. B. Fütterstörung) sowie gastrointestinale Probleme im Säuglings- und Kleinkindalter gehen ebenfalls mit einem erhöhten Risiko für die Entstehung einer Anorexia nervosa einher (Kotler et al., 2001; Marchi & Cohen, 1990; RåStam, 1992).

Des Weiteren scheinen individuelle Belastungen wie Missbrauchs- und Misshandlungserfahrungen bei der Genese von Essstörungen bedeutsam zu sein. Sexuelle und physische Traumatisierungen in der Kindheit stellen einen signifikanten, aber unspezifischen Risikofaktor für die Entstehung einer Essstörung dar (Brewerton, 2007; Fairburn et al., 1999a; Pike et al., 2008). Studien konnten zeigen, dass Personen mit einer Essstörung häufiger angaben, Opfer sexuellen Missbrauchs und/oder physischer Misshandlung zu sein als gesunde Kontrollprobanden, jedoch nicht häufiger als Personen mit anderen psychischen Störungen (Pike et al., 2008).

Aus entwicklungspsychopathologischer Perspektive wird diskutiert, dass weibliche Adoleszente, die eine Anorexia nervosa entwickeln, möglicherweise Schwierigkeiten in der Bewältigung individueller Entwicklungs- und Reifungsprozesse in der Pubertät haben, wodurch sich auch das Hauptmanifestationsalter von Essstörungen in der Pubertät begründen lässt. Bedeutsam in dieser Entwicklungsphase sind u. a. die Auseinandersetzung mit der körperlichen Reifung und der damit einhergehenden Veränderung des Körperbildes sowie die Rollendefinition als Frau. Als Reaktion auf die sexuelle Reifung bei weiblichen Adoleszenten stellten DeCastro und Goldstein (1995) einen Zusammenhang von verändertem Körperbild und Essverhalten fest. Es konnte ermittelt werden, dass eine ausgeprägte Unzufriedenheit angesichts eines veränderten körperlichen Erscheinungsbildes durch pubertäre physische Veränderungen ein erhöhtes Risiko für die Manifestation einer Essstörung darstellt (DeCastro & Goldstein, 1995; Killen et al., 1996).

Biologische Faktoren. Bei der Entstehung von Essstörungen wird auch von biologischen Faktoren ausgegangen, die im Zusammenwirken mit anderen prädisponierenden Faktoren die Entstehung von Anorexia und Bulimia nervosa beeinflussen (Kaye et al., 2004b). Neben Studien zum Zusammenhang von Depressionen, Serotonin und Essstörungen weisen auch molekulargenetische Befunde darauf hin, dass biologische und genetische Faktoren bei der Entstehung von Anorexia und Bulimia nervosa im Jugendalter von Bedeutung sind (Strober et al., 2000; Hebebrand et al., 2003; Fairburn & Harrison, 2003).

Als biologischem Erklärungsansatz bei der Entstehung und Aufrechterhaltung der Anorexia und Bulimia nervosa scheint dem Neurotransmitter Serotonin eine besondere Funktion zuzukommen. Diskussionsgegenstand ist, ob Depressionen und Essstörungen durch einen gemeinsamen biologischen Faktor determiniert werden. So könnte ein Serotoninmangel bei der Ätiologie von Depressionen und Essstörungen wesentlich sein. Studien bestätigen, dass sowohl bei Anorexia als auch bei Bulimia nervosa häufig im akuten Krankheitszustand eine depressive Symptomatik auftritt (Godart, 2006; Herpertz-Dahlmann, 2002). Zudem konnten einzelne Studien zeigen, dass bei Bulimia-nervosa-Patientinnen – analog zu Patientinnen mit Depression – eine Medikation mit Antidepressiva mit positiven Effekten einhergeht (Bacaltchuk & Hay, 2003; Wilson & Shafran, 2005). Bildgebende Verfahren zeigen, dass trotz Besserung der Essstörungssymptomatik überdauernde Veränderungen im serotonergen System bei Betroffenen mit Anorexia und Bulimia nervosa vorliegen (Bailer, 2008; Kaye, 2005).

Des Weiteren liefern aktuelle Studien Hinweise auf Veränderungen des Darm-Mikrobioms in Zusammenhang mit der Mangelernährung bei Patientinnen mit Anorexia nervosa (Bulik et al., 2019; Seitz et al., 2019). Unklar ist bisher, ob diese eine ursächliche oder aufrechterhaltende Rolle spielen.

Weiterhin konnten in einer Reihe von Studien zu neuropsychologischen Befunden bei Essstörungen Funktionsbeeinträchtigungen insbesondere in den Bereichen Aufmerksamkeit und kognitive Flexibilität gefunden werden. Bislang ist jedoch unklar, ob diese neuropsychologischen Dysfunktionen Ausdruck prämorbider Beeinträchtigungen und somit für die Entstehung von Essstörungen relevant sind oder aber sich als Folge der Essstörung manifestieren und weitgehend reversibel sind (Schulte-Rüther & Konrad, 2008).

Darüber hinaus wurde neben biologischen Erklärungsansätzen die Bedeutung genetischer Prädispositionen bei der Entstehung von Essstörungen in Zwillings- und Familienstudien diskutiert (Strober et al., 2000). Für die Anorexia nervosa konnte bei monozygoten Zwillingen im Vergleich zu dizygoten Zwillingen eine höhere Konkordanzrate ermittelt werden. Laut Zwillingsstudien liegt die Heritabilität der Anorexia nervosa zwischen 30 und 80 %, wobei eine realistische Erblichkeitsschätzung im Bereich von etwa 50 % einzuordnen ist (Frieling et al., 2015). Zudem sprechen Familienstudien einheitlich für ein erhöhtes Risiko um etwa 5 bis 10 % für weibliche Angehörige ersten Grades von Patientinnen mit einer Anorexia nervosa (Strober et al., 2000). Dieses Risiko trifft allerdings nicht spezifisch auf die Anorexia nervosa zu, sondern gilt auch für atypische Essstörungen und die Bulimia nervosa. Familienmitglieder von Patientinnen mit Bulimia nervosa entwickeln ebenfalls häufig eine Bulimia nervosa, das Risiko ist für sie um einen Faktor von 3,7 erhöht (Strober et al., 2000). Ergebnisse aus Zwillingsuntersuchungen zur Bulimia nervosa weisen – analog zur Anorexia nervosa – auf eine erhöhte Konkordanzrate monozygoter Zwillinge gegenüber dizygoten Zwillingen hin (Bulik et al., 2000; Bulik, 2005; Fairburn et al., 1999b).

Nach molekulargenetischen Befunden scheint kein einzelner Gendefekt, sondern eine Vielzahl von Genen bei der Pathogenese der Anorexia nervosa bedeutsam zu sein (Yilmaz et al., 2015). Eine im Jahr 2017 publizierte genomweite Assoziationsstudie (Duncan et al., 2017) konnte erstmals einen signifikanten Lokus auf Chromosom 12 identifizieren. Darüber hinaus ergab eine aktuelle genomweite Assoziationsstudie zu Anorexia nervosa (Watson et al., 2019) signifikante genetische Zusammenhänge mit psychiatrischen Störungen, körperlicher Aktivität, metabolischen und anthropometrischen Markern. Vor dem Hintergrund dieser Ergebnisse wird eine Rekonzeptualisierung der Anorexia nervosa als psychiatrisch-metabolische Störung diskutiert.

4.2 Auslösende Faktoren

Prädisponierende Faktoren erhöhen das Risiko für die Entstehung einer Anorexia oder Bulimia nervosa, sie erlauben jedoch keine exakte Vorhersage für die Erstmanifestation einer Essstörung. Auslösende Faktoren hingegen bestimmen den Zeitpunkt der Erstmanifestation der Symptomatik. Zu den auslösenden Faktoren zählen, ähnlich wie im Kontext anderer psychischer Störungen, kritische Lebensereignisse meist unspezifischer Art, u. a. Trennungs- und Verlusterfahrungen, psychische Folgen der Pubertät, Bedrohung des Selbstwertgefühls, negative sexuelle Erfahrungen oder Überforderungserlebnisse in Schule und Ausbildung sowie körperliche Erkrankungen. Durch diese kritischen Lebensereignisse werden an Jugendliche Bewältigungsanforderungen gestellt, die sie in der konflikthaften Entwicklungsphase der Pubertät als massive Überforderung erleben können. Die damit einhergehende Bedrohung des Selbstwertgefühls kann bei einer vorhandenen Prädisposition für eine Essstörung den Wunsch nach einer Gewichtsabnahme und das Einleiten diätischer Maßnahmen auslösen.

4.3 Aufrechterhaltende Faktoren

Aufrechterhaltende Faktoren verstärken bereits vorhandene prädisponierende Belastungsfaktoren und sorgen für das Fortbestehen von Essstörungen.

Einem gezügelten Essverhalten kommt bei der Aufrechterhaltung von Anorexia und Bulimia nervosa eine besondere Bedeutung zu. So versuchen jugendliche Patientinnen mit Anorexia und Bulimia nervosa, sich an selbst entworfene strenge Diätvorschriften mit niedrigen Fett- und Kohlehydratanteilen zu halten und empfinden es als ein Erfolgserlebnis, dadurch ihrem angestrebten Schlankheitsideal näherzukommen. Positive Reaktionen des sozialen Umfeldes bestärken Betroffene in ihrem Diätverhalten. Die Nahrungseinschränkung führt zu einem physiologischen Zustand der Mangelernährung, wodurch Heißhunger induziert wird. Bulimischen Patientinnen gelingt es im Gegensatz zu Anorexia-nervosa-Patientinnen nicht, die Kontrolle über ihr Essverhalten aufrechtzuerhalten. Dadurch kommt es bei bulimischen Patientinnen zur Missachtung ihrer starren Diätregeln und einem Kontrollverlust über die Nahrungseinnahme. Zudem erleben sie kompensatorische Maßnahmen, wie selbstinduziertes Erbrechen, als Erleichterung, da sie so die figur- und gewichtsbezogenen Ängste kurzfristig reduzieren können. Langfristig stellen sich jedoch verstärkt Schuld- und Schamgefühle und eine depressive Stimmungslage ein. Als Reaktion zeigen Patientinnen mit Bulimia nervosa ein verstärktes restriktives Essverhalten mit anschließenden Phasen von Essanfällen. So manifestiert sich ein Kreislauf aus Essanfällen und selbstinduziertem Erbrechen, der das negative Körperbild der Betroffenen weiter verstärkt und zur Aufrechterhaltung der Essstörung führt (vgl. Tuschen-Caffier & Florin, 2012). In Abbildung 4.1 ist das Modell zur Aufrechterhaltung der bulimischen Symptomatik bei Essstörungen dargestellt.

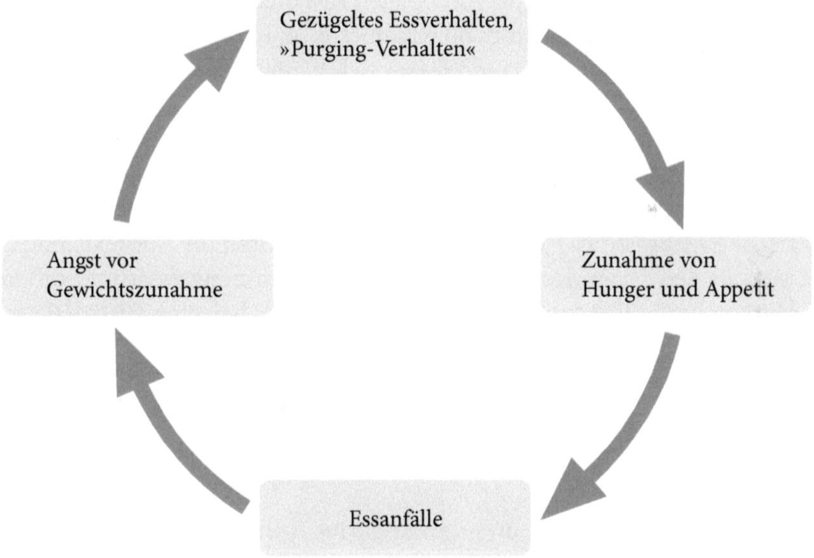

Abbildung 4.1 Modell zur Aufrechterhaltung des pathologischen Essverhaltens mit Essanfällen (Jacobi et al., 2016)

Faktoren, die zu einer Aufrechterhaltung von Essanfällen bei bulimischen Patientinnen führen, sind neben der Dauer des pathologischen Essverhaltens auch eine Überbewertung von Figur und Gewicht, prämorbides Übergewicht, eine geringe soziale Anpassung und ein stetiger Verlauf von gewichtsreduzierenden Maßnahmen (Stice, 2002).

Für die Anorexia nervosa liegen bisher keine prospektiven Untersuchungen vor, die die Wirkungsmechanismen für aufrechterhaltende Faktoren geklärt haben (Stice, 2002). Die Angaben zu aufrechterhaltenden Faktoren beruhen mehrheitlich nur auf Ergebnissen von »Outcome«-Studien (Steinhausen, 2002). Bei Anorexia-nervosa-Patientinnen ohne eine bulimische Symptomatik fördert das Gefühl von Kontrolle über den eigenen Körper im Sinne einer positiven Verstärkung eine weitere Restriktion der Nahrungsaufnahme und trägt somit zur Aufrechterhaltung der Essstörungssymptomatik bei. Ferner scheinen die physiologischen Folgen des Hungerzustandes bei magersüchtigen Patientinnen die Aufrechterhaltung der Störung zu begünstigen (Keys et al., 1950; Morris & Dolan, 2001; Pietrowsky et al., 2002).

Eine Anorexia nervosa mit bulimischer Symptomatik oder mit komorbiden zwanghaften Persönlichkeitsmerkmalen ist häufig mit einer ungünstigen Prognose bzw. Chronifizierung der Anorexia nervosa assoziiert (Fichter et al., 2006; Steinhausen, 2002), während eine histrionische Persönlichkeitsstruktur und eine gute Eltern-Kind-Beziehung auf eine günstige Prognose hinweisen (Steinhausen, 2002).

4.4 Risikofaktoren

Die folgenden Erläuterungen zu psychosozialen Risikofaktoren nehmen Bezug auf die Definition des Begriffs Risikofaktor von Kraemer et al. (1997). Nach Kraemer liegt ein Risikofaktor für eine Person vor, wenn dieser sich bereits vor Erkrankungsbeginn manifestiert hat und in einem signifikanten Zusammenhang mit dem Eintreten der Erkrankung steht. Mit Ausnahme sog. fester oder variabler Marker, also unveränderlichen Risikofaktoren wie Geschlecht, Geburtsjahr und ethnische Zugehörigkeit, können Risikofaktoren per definitionem mehrheitlich nur im Längsschnitt nachgewiesen werden.

Empirische Ergebnisse zu psychosozialen Risikofaktoren für Anorexia und Bulimia nervosa sind in den nachfolgenden Übersichten zusammengefasst und differenziert in feste Marker, in die in Längsschnittstudien empirisch belegten Risikofaktoren und die in Querschnittstudien retrospektiv erhobenen Korrelate. Für die Letzteren konnte ein Vorliegen vor Erkrankungsbeginn durch Längsschnittstudien nicht belegt werden (Jacobi et al., 2004; Jacobi, 2005; Jacobi & Fittig, 2015). Eine ausführliche Darstellung psychosozialer Risikofaktoren für Essstörungen findet sich in Jacobi und Fittig (2015).

Psychosoziale Risikofaktoren und retrospektive Korrelate für Anorexia nervosa

(retrospektive Korrelate sind kursiv wiedergegeben; Jacobi & Fittig, 2015; Jacobi et al., 2016)

Geburt

- Genetische Faktoren
- Weibliches Geschlecht
- Nichtasiatische Ethnizität
- Komplikationen während Schwangerschaft und Geburt

- Frühgeburt
- Geburtstraumata
- Höhere Bildung der Eltern

Kindheit
- Alter (Adoleszenz bis frühes Erwachsenenalter)
- Frühkindliche Gesundheitsprobleme
- Wählerisches Essverhalten, anorektische Symptome in der Kindheit
- Schwierigkeiten beim Füttern, Konflikte und Kämpfe um das Essen
- Adoption oder Pflegeerziehung
- Schlafprobleme
- Mütterliche Depressivität
- Niedriges Gewicht der Mutter
- Fütter- und gastrointestinale Probleme
- *Überbehüteter Erziehungsstil*
- *Kindliche Schlafstörung*
- *Kindliche Angststörung*
- *Zwanghafte Persönlichkeitsstörung*
- *Sexueller Missbrauch*
- *Hohes Maß an Einsamkeit, Schüchternheit und Minderwertigkeit*
- *Internalisierende Psychopathologie*

Jugend
- Adoleszentes Alter
- Früher Pubertätsbeginn
- Übermäßige Sorgen über Figur und Gewicht/Diäthalten
- Neurotizismus
- Depressive Symptome
- Negativer Selbstwert
- Häufige Vergleiche der eigenen Zukunftsperspektive mit der Anderer
- *Akkulturation*
- *Übermäßiges Sporttreiben*
- *Körperdysmorphe Störung*
- *Zwangsstörung*
- *Ein höheres Niveau an risikobehafteten persönlichen, diätbezogenen und Umgebungsfaktoren (z. B. Sportarten,Berufsgruppen; Perfektionismus)*

Psychosoziale Risikofaktoren und retrospektive Korrelate für Bulimia nervosa

(retrospektive Korrelate sind kursiv wiedergegeben; Jacobi & Fittig, 2015; Jacobi et al., 2016)

Geburt
- Genetische Faktoren

- Weibliches Geschlecht
- Nichtasiatische Ethnizität
- Schwangerschafts- und Geburtskomplikationen
- Höhere Bildung der Eltern

Kindheit

- Frühkindliche Gesundheitsprobleme
- Höheres Gewicht, von den Eltern als übergewichtig wahrgenommen werden
- Angst – Depression
- Sexueller Missbrauch, physische Vernachlässigung
- Pica, Schwierigkeiten beim Füttern
- *Störung mit Überängstlichkeit*
- *Kindliche Schlafstörung*
- *Adipositas*
- *Externalisierende Probleme*

Jugend

- Adoleszentes Alter
- Frühes Eintreten der Pubertät
- Sorgen über Figur und Gewicht, Diäthalten, negatives Körperbild
- Negative Emotionalität, generelle Psychopathologie, Major Depression, soziale Probleme
- Geringer Selbstwert, Ineffektivität
- Ungünstige familiäre Interaktion
- Negative Kommentare über Figur und Gewicht durch Geschwister, Lehrer oder Trainer
- Erhöhter Alkoholkonsum innerhalb des letzten Monats
- Impulsivität (Substanzmissbrauch, Delinquenz)
- Gefühl unzureichender Wahrnehmung oder Zuneigung durch die Eltern
- Youth-Self-Report »aggressiv«, »unbeliebt«
- Hohe Neurotizismuswerte
- Geringe interozeptive Wahrnehmung
- Negative Lebensereignisse
- Vermeidendes Coping, Ablenkung als Coping
- Geringe soziale Unterstützung
- *Akkulturation*
- *Sexueller Missbrauch, ungünstige Lebensereignisse*
- *Ein höheres Niveau an risikobehafteten persönlichen, diätbezogenen und Umgebungsfaktoren (höhere sportliche Aktivität, ungünstiges Familienerleben, elterliche Alkoholabhängigkeit, Depression, Drogenabhängigkeit, elterliche Adipositas, negative Kommentare über Gewicht und Figur)*
- *Soziale Phobie*
- *Prodromalsymptome*
- *Höheres Maß an Schüchternheit*

5 Stand der Therapieforschung

Die Therapieforschung zur Anorexia nervosa ist gekennzeichnet durch eine geringe Anzahl kontrollierter Studien und deutliche methodische Mängel, wie u. a. geringe Fallzahlen und fehlende unbehandelte Kontrollgruppen, in den vorhandenen Studien.

Die Anzahl an Studien zur Wirksamkeit von Behandlungsansätzen bei Bulimia nervosa ist dagegen größer. Die vorliegenden Studien zur Wirksamkeit therapeutischer Interventionen beziehen sich jedoch vornehmlich auf erwachsene Anorexia-nervosa- und Bulimia-nervosa-Patientinnen. Studien, die jugendliche Patientinnen mit Essstörungen untersuchen, fehlen weitgehend.

Die nachfolgenden Erläuterungen konzentrieren sich auf die Therapieforschung zu psychotherapeutischen Verfahren bei Anorexia nervosa sowie zur Kombinationsbehandlung (Psychotherapie plus Pharmakotherapie) bei Bulimia nervosa. Die Darstellung zur Wirksamkeit von Pharmakotherapie ist Kapitel 9 (Medizinische Maßnahmen) zu entnehmen.

5.1 Anorexia nervosa

Psychotherapeutische Verfahren. In den vergangenen Jahren ist die Evidenzbasis zur Psychotherapie der Anorexia nervosa gestiegen (Zeeck et al., 2018). Die Datenlage für das Kindes- und Jugendalter ist allerdings weiterhin schmal (Herpertz-Dahlmann et al., 2015). Da keine empirischen Untersuchungen verfügbar sind, die spezifische Therapieverfahren mit unbehandelten Kontrollgruppen verglichen haben, ist eine Bewertung der Wirksamkeit spezifischer psychotherapeutischer Ansätze bei Anorexia nervosa nur eingeschränkt möglich.

Laut S3-Behandlungsleitlinie (Zeeck et al., 2019) stellt Psychotherapie bei Anorexia nervosa das Behandlungsverfahren der ersten Wahl dar (Zipfel et al., 2015; Zeeck et al., 2018). Die meisten psychotherapeutischen Behandlungsansätze fokussieren auf spezifische anorektische Verhaltensprobleme (z. B. fehlende Mahlzeitenstruktur, selektive Nahrungsauswahl), dysfunktionale Kognitionen, psychodynamische Aspekte (u. a. Selbstwert, Körpererleben), körperliche Folgeerscheinungen und familiäre bzw. soziale Beziehungen. Der wesentliche Wirkfaktor scheint – über die verschiedenen Psychotherapieverfahren hinweg – ein Anorexie-spezifischer Ansatz in Kombination mit dem Schwerpunkt der Gewichtsnormalisierung zu sein (Zeeck et al., 2019).

Für das Kindes- und Jugendalter sind familien-basierte Therapieansätze (FBT) am besten empirisch untersucht und haben sich in einer Reihe randomisiert-kontrollierter Studien als wirksam erwiesen (Zeeck et al., 2018). In der FBT wird die Familie als die beste Ressource für die Heilung der Patientin gesehen. Die Familie nimmt daher eine aktive Rolle im Therapieprozess ein.

Zwei randomisiert-kontrollierte Studien weisen darauf hin, dass bei Kindern und Jugendlichen mit Anorexia nervosa ein familien-basierter Ansatz wirksamer ist als ein einzeltherapeutisches Vorgehen. Eine große randomisiert-kontrollierte Studie verglich die FBT mit einer Individualtherapie (Adolescent-Focused Therapy) bei ambulanten Patientinnen mit Anorexia nervosa (Lock et al., 2010). Nach sechs und zwölf Monaten war die Remissionsrate bei Patientinnen, die mittels FBT behandelt wurden, signifikant höher als bei Patientinnen, die die Individualtherapie erhielten. Nach einem Beobachtungszeitraum von vier Jahren konnte kein Unterschied mehr in der Remissionsrate zwischen den zwei Therapiearmen festgestellt werden (Le Grange et al., 2014). An der Nachuntersuchung nahmen jedoch nur noch 65 % der ursprünglichen Stichprobe teil. Insbesondere bei magersüchtigen Patientinnen mit einem Erkrankungsbeginn vor dem 19. Lebensjahr erwies sich die FBT gegenüber einer einzeltherapeutischen Behandlung kurz- und langfristig als wirksamer. Bei Patientinnen mit späterem Erkrankungsbeginn erbrachte ein einzeltherapeutischer Ansatz bessere Effekte (Le Grange et al., 2007; Russel et al., 1987). Insgesamt werden die Aussagen zur Wirksamkeit der familien-basierten Therapie in der Behandlung von Jugendlichen mit Anorexia nervosa jedoch durch fehlende Vergleiche mit einer unbehandelten Kontrollgruppe eingeschränkt.

Zur kognitiv-behavioralen Therapie (CBT) sind für das Kindes- und Jugendalter kaum Wirksamkeitsnachweise vorhanden. Zwei Beobachtungsstudien mit ambulanten und stationären Patientinnen zeigten positive Effekte hinsichtlich Gewichtszunahme und Essstörungspsychopathologie (Dalle Grave et al, 2013; 2014; für eine Übersicht s. Herpertz-Dahlmann et al., 2015). Eine randomisierte kontrollierte Studie von Salbach-Andrae et al. (2009a) verglich einen kognitiv-behavioralen Therapieansatz mit der Dialektisch-Behavioralen Therapie bei Anorexia und Bulimia nervosa im Jugendalter. Beide Therapiearme zeigten positive Effekte in der Reduktion der Kernsymptomatik der Anorexia und Bulimia nervosa. Die Ergebnisse dieser Studie werden jedoch durch die geringe Stichprobengröße und fehlenden Katamnese-Untersuchungen eingeschränkt.

Für Betroffene im Erwachsenenalter existiert laut S3-Behandlungsleitlinie (Zeeck et al., 2019) für die vier manualisierten Therapieansätze »Erweiterte Kognitive Verhaltenstherapie (CBT-E)«, »Fokale psychodynamische Psychotherapie (FPT)«, »Maudsley Model of Anorexia Nervosa Treatment for Adults (MANTRA)« sowie »Specialist Supportive Clinical Management (SSCM)« eine moderate Evidenz (Zipfel et al., 2015). Für diese psychotherapeutischen Verfahren konnte durch randomisiert-kontrollierte Studien mit guter methodischer Qualität die Wirksamkeit in Bezug auf Verbesserungen der relevanten Störungsbereiche, Gewichtsnormalisierung und Essstörungspathologie gezeigt werden. Die Überlegenheit einer dieser Therapieansätze gegenüber einem anderen konnte bisher nicht gezeigt werden (Hay et al., 2015; Zeeck et al. 2018; Zipfel et al., 2015).

5.2 Bulimia nervosa

Für die Bulimia nervosa liegt im Vergleich zur Anorexia nervosa eine deutlich größere Anzahl an randomisiert-kontrollierten Studien zur Wirksamkeit psychotherapeutischer und pharmakologischer Behandlungsansätze vor. Es existieren einige systematische Übersichtsarbeiten und Metaanalysen zur Wirksamkeit unterschiedlicher Therapieansätze der Bulimia nervosa (Hay et al., 2009; 2013; Svaldi et al., 2019b). An Therapiestudien, die sich auf Betroffene im Jugendalter beziehen, mangelt es jedoch.

Nach der aktuellen S3-Behandlungsleitlinie (Svaldi et al., 2019a) stellt Psychotherapie bei Bulimia nervosa im Kindes-, Jugend- und Erwachsenenalter das Behandlungsverfahren der ersten Wahl dar.

Psychotherapeutische Verfahren. Im Rahmen einer Vielzahl randomisiert-kontrollierter Studien wurde die Wirksamkeit verhaltenstherapeutischer bzw. kognitiv-verhaltenstherapeutischer Ansätze bei Patientinnen mit Bulimia nervosa untersucht (Svaldi et al., 2019a; 2019b). Kognitiv-verhaltenstherapeutische Ansätze (inklusive erweiterter Formen, wie der Dialektisch-Behavioralen Therapie) zur Behandlung der Bulimia nervosa stellen die am meisten empirisch untersuchten und wirksamsten Psychotherapieverfahren mit der höchsten Evidenz dar (Svaldi et al., 2019a; 2019b). Daher sollte nach S3-Behandlungsleitinie (Svaldi et al., 2019a) Kindern, Jugendlichen und Erwachsenen mit Bulimia nervosa eine kognitive Verhaltenstherapie als Psychotherapieverfahren der ersten Wahl angeboten werden. Die psychotherapeutische Behandlung von Kindern und Jugendlichen sollte an den individuellen Entwicklungsstand angepasst werden.

Nach den kognitiv-verhaltenstherapeutischen Ansätzen ist die Interpersonale Psychotherapie am häufigsten auf ihre Wirksamkeit hin überprüft worden (Agras et al., 2000; Fairburn et al., 1991; Fairburn et al., 1995). Allerdings liegen bislang nur Studien mit erwachsenen Patientinnen vor. Die Interpersonale Psychotherapie wurde ursprünglich zur Behandlung der Depression entwickelt (Klerman et al., 1974) und für Bulimia nervosa sowie für die Binge-Eating-Störung adaptiert. Der Schwerpunkt der Behandlung liegt bei diesem Therapieansatz auf der Bearbeitung interpersoneller Probleme. Die Interpersonale Psychotherapie ist langfristig ähnlich wirksam wie die kognitive Verhaltenstherapie bei Erwachsenen mit Bulimia nervosa (Agras et al., 2000). Allerdings scheint die kognitive Verhaltenstherapie der Interpersonalen Psychotherapie vor allem durch eine schnellere Wirksamkeit bezogen auf die Reduktion von Essanfällen und kompensatorischen Verhaltensweisen überlegen zu sein (Agras et al., 2000).

Für familien-basierte Therapieansätze der Bulimia nervosa liegen weniger Wirksamkeitsnachweise vor als für Anorexia nervosa. Die Ergebnisse zweier randomisiert-kontrollierter Studien von Le Grange et al. (2007) verglichen die FBT mit einem unspezifischen, supportiven Therapieansatz bzw. mit der kognitiven Verhaltenstherapie (Le Grange et al., 2015). Beide Studien weisen auf eine schnellere Wirksamkeit der FBT gegenüber dem unspezifischen als auch dem spezifischen Verfahren in Bezug auf störungsrelevante Problembereiche, wie der Abstinenz von Essanfällen und ge-

gensteuernder Maßnahmen, hin. Allerdings erwies sich die FBT im weiteren Verlauf nicht mehr als überlegen. Nach Empfehlungen der S3-Behandlungsleitlinie (Svaldi et al., 2019a) kann Kindern und Jugendlichen auch eine familien-basierte Therapie angeboten werden.

Wie für jugendliche Patientinnen mit Anorexia nervosa konnte in der randomisiert-kontrollierten Studie von Salbach-Andrae et al. (2009a) die Wirksamkeit der Dialektisch-Behavioralen Therapie und der kognitiven Verhaltenstherapie bei Bulimia nervosa im Jugendalter bestätigt werden. Beide Therapieansätze führten zu einer signifikanten Reduktion der Kernsymptomatik. Die im Abschnitt zur Anorexia nervosa dargestellten Limitationen der Studie beziehen sich ebenfalls auf Bulimia-nervosa-Patientinnen.

Kombinationsbehandlung. Bislang liegen keine gesicherten Befunde zur Kombinationsbehandlung bei jugendlichen Patientinnen mit Bulimia nervosa aus randomisiert-kontrollierten Studien vor.

In Studien zur Wirksamkeit einer Kombinationsbehandlung bei erwachsenen Patientinnen zeichnet sich insgesamt keine Überlegenheit der Kombinationsbehandlung gegenüber einer rein kognitiv-behavioralen Therapie ab (Svaldi et al., 2019a). Eine Übersicht ist in der Metaanalyse von Svaldi et al. (2019b) zu finden.

5.3 Prognostische Faktoren

Bisher ist nur wenig über Wirkfaktoren einer Therapie, die den Verlauf der Anorexia und Bulimia nervosa im Jugendalter positiv beeinflussen, bekannt. Es muss darauf hingewiesen werden, dass die dargestellten Ergebnisse zu prognostischen Faktoren der Anorexia und Bulimia nervosa überwiegend aus Erwachsenenstudien stammen und daher nur eingeschränkt auf das Jugendalter übertragbar sind.

Anorexia nervosa. Der Verlauf der Anorexia nervosa kann im Einzelfall stark differieren (vgl. Abschn. 2.1). Prädiktoren, die auf einen ungünstigen Verlauf der Anorexia nervosa hinweisen, sind Komorbiditäten mit anderen psychischen Erkrankungen (u. a. Angststörungen und Depressionen), ein schlechtes psychosoziales Funktionsniveau, Essanfälle und Purging-Verhalten (selbstinduziertes Erbrechen, Abführmittelmissbrauch) sowie ein chronischer Verlauf der Essstörungssymptomatik (Berkman et al., 2007; Steinhausen, 2002). Zudem konnte bestätigt werden, dass konfliktreiche familiäre Interaktionsmuster, wie ein hohes Ausmaß an elterlicher Kritik, prognostisch ungünstig sind (Eisler et al., 2007; Rienecke et al., 2016). Außerdem waren geringere Remissionsraten bei Patientinnen mit Anorexia nervosa zu beobachten, die einen sehr niedrigen BMI aufwiesen oder während der stationären Behandlung eine geringe Gewichtszunahme zeigten (Herzog et al., 1999; Zipfel et al., 2000; Kächele et al., 2001). Des Weiteren ging eine unzureichende Gewichtszunahme zu Beginn der Behandlung mit geringeren Remissionsraten nach einem Jahr einher (Nazar et al., 2017). Hebebrand et al. (1997) ermittelten bei Patientinnen mit einem BMI von 13 kg/m2 und kleiner bei der stationären Aufnahme ein erhöhtes Risiko für einen chronischen Verlauf. Eine histrionische Persönlichkeitsstruktur, eine gute Eltern-Kind-Beziehung und eine kurze stationäre Behandlung ohne Wiederaufnahme gingen hingegen mit einem günstigen Verlauf der Anorexia nervosa einher (Steinhausen, 2002).

Bulimia nervosa. Auch für den Verlauf der Bulimia nervosa konnten Prognosefaktoren für einen ungünstigen bzw. günstigen Verlauf identifiziert werden (vgl. Abschn. 2.1).

Komorbide Störungen, prämorbides Übergewicht und Alkoholmissbrauch in der familiären Vorgeschichte erwiesen sich als negative Prädiktoren für den Verlauf einer Bulimia nervosa (Bogh et al., 2005; Fichter & Quadflieg, 2004). Die übermäßige Bewertung von Figur und Gewicht ging ebenfalls mit einer ungünstigen Prognose einher (Fairburn et al., 2003). Demgegenüber stellte sich eine geringere Frequenz von Essanfällen und gegensteuernden Maßnahmen zu Behandlungsbeginn als Prädiktor für einen günstigen Verlauf heraus (Bulik et al., 1999). Auch erwies sich eine Manifestation der Bulimia nervosa im Jugendalter gegenüber einem späteren Beginn als prognostisch günstiger (Fisher, 2003).

II Therapie

6 Aufbau des praktischen Teils

7 Beginn der Behandlung

8 Bausteine der Psychotherapie

9 Medizinische Maßnahmen

10 Manual für eine Einzel- und/oder Gruppentherapie

11 Therapie in verschiedenen Settings

12 Fallbeispiele

6 Aufbau des praktischen Teils

Teil II des Buches beschreibt das spezifische kognitiv-verhaltenstherapeutische Vorgehen bei Jugendlichen mit Anorexia und Bulimia nervosa. Zunächst wird in Kapitel 7 das Vorgehen zur Motivationsarbeit bei Jugendlichen beschrieben und es werden wichtige Informationen zur Indikationsstellung sowie zur Anamneseerhebung mitgeteilt.

In Kapitel 8 sind die Therapieelemente der Behandlung dargestellt. Dabei werden neben den »klassischen« Behandlungsbausteinen für diese Patientinnengruppe (u. a. Informationsvermittlung, Normalisierung des Essverhaltens, Behandlung der Körperbildstörung) Interventionen dargestellt, die unter Einbeziehung der Eltern stattfinden (Le Grange & Lock, 2007; Lock et al., 2001). Außerdem wird der Interventionsbaustein »Telefoncoaching« vorgestellt, der bereits routinemäßig bei erwachsenen und jugendlichen Patientinnen mit einer Borderline-Störung bzw. Symptomen einer Borderline-Störung zum Einsatz kommt (Linehan, 1996; Miller et al., 2007) und nun auf Jugendliche mit Anorexia und Bulimia nervosa adaptiert wurde. In Tabelle 6.1 sind die relevanten Therapieinterventionen der einzelnen Therapiebausteine zusammengefasst.

Tabelle 6.1 Therapiebausteine und -interventionen in der Behandlung der Anorexia und Bulimia nervosa

Therapiebausteine	Therapieinterventionen
Spezifische Bausteine der Verhaltenstherapie im Jugendalter	
Erarbeitung eines individuellen Störungsmodells und Formulierung von Therapiezielen	▶ Herausarbeitung prädisponierender, auslösender und aufrechterhaltender Faktoren ▶ Bearbeitung familiärer Beziehungen ▶ Formulierung von Therapiezielen
Normalisierung des Essverhaltens und des Gewichts	▶ Besprechung des Zielgewichts, Gewichtskontrolle, Therapievertrag ▶ Beobachtung des Essverhaltens ▶ Identifikation von Auslösebedingungen für Nahrungsrestriktion, Essanfälle, Erbrechen ▶ Interventionen zur Veränderung des Essverhaltens ▶ Interventionen zur Reduktion von Essanfällen und Erbrechen
Veränderung von Problembereichen und dysfunktionaler Kognitionen	▶ Veränderung individueller und familiärer Problembereiche ▶ Veränderung dysfunktionaler Kognitionen ▶ Identifikation und Modifikation irrationaler Überzeugungen

Tabelle 6.1 (Fortsetzung)

Therapiebausteine	Therapieinterventionen
Behandlung der Körperbildstörung	▶ Spiegelkonfrontation ▶ Positive Bewertung von Körperteilen
Stabilisierung, Bilanzierung und Rückfallprophylaxe	▶ Bilanzieren, welche Ziele und Veränderungen im Therapieverlauf erreicht wurden ▶ Erkennen kritischer Situationen ▶ Aktivierung von Strategien im Umgang mit Konfliktsituationen
Einbeziehung der Eltern	
Informationsvermittlung	▶ Psychoedukation über die Symptome der Anorexia und Bulimia nervosa, über Folgeschäden und gesunde Ernährung ▶ Familie als Ressource betrachten
Erarbeitung eines individuellen Störungsmodells und Formulierung von Therapiezielen	▶ Informationen zum Erkrankungsbeginn ▶ Individuelles Störungsmodell ▶ Formulierung von Therapiezielen
Normalisierung des Essverhaltens	▶ Besprechung des Zielgewichts, Gewichtskontrolle ▶ Besprechung der Selbstbeobachtungsprotokolle ▶ Besprechung der kontinuierlichen Nahrungsaufnahme ▶ Familienessen ▶ Abbau der Thematisierung des Essverhaltens
Thematisierung familiärer Probleme	▶ Wiederherstellen altersangemessenen Verhaltens ▶ Analyse familiärer Konflikte
Telefoncoaching	
Telefoncoaching mit der Patientin	▶ Besprechen von Strategien zur Verhinderung von dysfunktionalem Essverhalten ▶ Besprechen von Strategien zur Problemlösung aktuell auftretender Konflikte (u. a. familiärer Konflikte) ▶ Übermittlung von »guten Nachrichten« ▶ Wiederherstellen einer guten therapeutischen Beziehung
Telefoncoaching mit den Eltern	▶ Besprechen von Strategien, die eingesetzt werden, um dysfunktionales Essverhalten beim eigenen Kind zu minimieren ▶ Besprechen von Strategien zur Problemlösung aktuell auftretender familiärer Konflikte

In Kapitel 9 wird auf die medizinischen Maßnahmen eingegangen, die unbedingt bei der Behandlung von Patientinnen mit Anorexia und Bulimia nervosa zu berücksichtigen sind.

Kapitel 10 beschreibt ein Therapiemanual, bei dem in chronologischer Reihenfolge einzelne Therapieschritte aufgezeigt werden. Es sollte nicht als starres Konzept, sondern als ein mögliches Vorgehen verstanden werden und eignet sich besonders für

Therapeutinnen, die bei der Behandlung von Jugendlichen mit Anorexia und Bulimia nervosa noch über wenig Erfahrung verfügen. Je nach Problemstellung sollte das therapeutische Vorgehen natürlich entsprechend individualisiert werden. Erfahrene Therapeutinnen können das in Kapitel 10 beschriebene manualisierte Standardvorgehen als grobes Gerüst nutzen und/oder je nach Indikationsstellung einzelne Therapiebausteine auswählen, die in Kapitel 8 dargestellt sind.

Kapitel 11 geht auf die Behandlung von Jugendlichen mit Anorexia und Bulimia nervosa in drei unterschiedlichen Settings (ambulant, teilstationär und vollstationär) ein und beschreibt deren Besonderheiten.

Im letzten Kapitel wird anhand zweier Fallbeispiele ein typisches kognitiv-verhaltenstherapeutisches Vorgehen bei Jugendlichen mit Anorexie bzw. Bulimie unter Einbeziehung der Eltern beschrieben.

Das Manual wird exemplarisch für die Durchführung im Einzelsetting vorgestellt, allerdings ist es ebenfalls möglich, die Interventionen im Gruppensetting durchzuführen (Salbach-Andrae et al., 2009a).

7 Beginn der Behandlung

7.1 Motivationsklärung

Erfassung der Motivation der Patientin

Jugendliche Patientinnen mit Anorexia und Bulimia nervosa sind des Öfteren ambivalent gegenüber einer Behandlung eingestellt. Einerseits haben sie Angst vor einer Gewichtszunahme, andererseits verspüren sie den Wunsch, einzelne mit der Essstörung assoziierte Symptome (u. a. ständige Beschäftigung mit dem Essen, sozialer Rückzug, depressive Störung) aufgeben zu wollen. Gerade Patientinnen mit Anorexia nervosa sind häufig stolz auf ihr restriktives Essverhalten und erleben das Gefühl, Kontrolle über das Essverhalten zu haben, als verstärkend. Diese positiv erlebten Funktionen der Essstörung führen oftmals zu einer geringen Änderungsmotivation bei den Betroffenen. Während Patientinnen mit Anorexia nervosa die Essstörung eher als »Ich-synton« wahrnehmen, wird diese von Patientinnen mit Bulimia nervosa eher als »Ich-dyston« empfunden (Bulik & Kendler, 2000; Vitousek et al., 1998). Jugendliche mit Bulimia nervosa sind – bezogen auf ihre Essanfälle – meistens stärker um eine Veränderung bemüht und betrachten die Essstörung häufig kritischer. Indes sind sie oft ambivalent gegenüber dem Verzicht auf aktive Maßnahmen zur Gewichtsreduktion (u. a. Laxanzien, Diuretika, Erbrechen, Sport) eingestellt, da sie eine Gewichtszunahme befürchten.

Oft wird die Jugendliche mit Anorexia oder Bulimia nervosa von ihren Eltern zur Behandlung »geschickt«. Die veränderungsbereiten Anteile der Patientin sind dann nicht selten unzureichend ausgeprägt. Darüber hinaus wird der Jugendlichen häufig durch Angehörige und Freunde vermittelt, wie gefährlich und unbedacht ihr gestörtes Essverhalten ist, was seitens der Jugendlichen zu Abwehr sowie Rückzugsverhalten führt und sich nicht förderlich auf die Motivation auswirkt, die Erkrankung professionell behandeln zu lassen.

Um die Motivationslage der Patientin realistisch einzuschätzen, ist es hilfreich, sich am Phasenmodell von Prochaska und DiClemente (1982) zu orientieren. Dieses Modell wurde von Garner et al. (1997) auf den Essstörungsbereich übertragen und enthält die folgenden fünf Phasen:

Phase 1: »Precontemplation« (Sorglosigkeit). Die Jugendliche verspürt noch nicht das Bedürfnis, ihr Essverhalten zu ändern. Patientinnen, die in dieser Phase in die Therapie kommen, werden meistens von ihren Eltern und/oder Kinder- bzw. Hausärzten geschickt.

Phase 2: »Contemplation« (Bewusstwerden). Die Jugendliche hat bereits ein Problembewusstsein für ihre Essstörung entwickelt, sie denkt eventuell über eine Veränderung nach, ist allerdings diesbezüglich ambivalent eingestellt.

Phase 3: »Preparation« (Auseinandersetzung/Vorbereitung). Die Jugendliche möchte etwas gegen die Essstörungssymptomatik unternehmen, es hat aber konkret noch keine

Änderung begonnen. Zum Beispiel spricht sie in dieser Phase mit ihren Eltern und/oder mit dem Kinderarzt über ihr Problem und sucht nach professioneller Hilfe.
Phase 4: »Action« (Handlungsbeginn). In dieser Phase verändert die Patientin ihr Verhalten, um eine Reduktion ihrer Essstörungssymptome zu erreichen. Damit die in diesem kognitiv-verhaltenstherapeutischen Manual dargestellten Interventionen erfolgreich sind, muss sich die Therapeutin fortwährend vergewissern, ob sich die Patientin in dieser Phase befindet. Es ist die Aufgabe der Therapeutin, evtl. auftretende Ambivalenzen seitens der Patientin bezüglich ihres Entschlusses, das problematische Essverhalten tatsächlich ändern zu wollen, wahrzunehmen und anzusprechen. Werden solche Ambivalenzen deutlich, kann es hilfreich sein, erneut die Vor- und Nachteile der Erkrankung mit der Patientin zu besprechen (vgl. Abschn. *Interventionen zur Motivationssteigerung der Patientin*).
Phase 5: »Maintenance« (Aufrechterhaltung). In dieser Phase stabilisiert die jugendliche Patientin ihre im Rahmen der Therapie erzielten Verhaltensänderungen. Außerdem erlernt sie Techniken zur Rückfallprophylaxe.

Hervorzuheben ist, dass die Patientinnen die einzelnen Phasen nicht zwangsläufig hintereinander durchlaufen. So kommt es durchaus vor, dass eine Patientin z. B. entschlossen ist, ihre Erkrankung besiegen zu wollen (Phase 3: »Preparation«) und einen Psychotherapietermin vereinbart. Nach diesem Termin ist die Patientin jedoch erneut ambivalent gegenüber einer psychotherapeutischen Behandlung eingestellt und möchte ihre Erkrankung u. a. aufgrund der »subjektiven« Vorteile doch nicht unbedingt aufgeben (Phase 2: »Contemplation«). Außerdem kann sich eine Betroffene zugleich in unterschiedlichen Phasen befinden. So kann sich z. B. eine Patientin mit Bulimia nervosa auf keinen Fall vorstellen, regelmäßig und ausgewogen mehrmals am Tag Nahrung zu sich zu nehmen, möchte aber auf jeden Fall ihre Essanfälle mit anschließendem Erbrechen deutlich reduzieren. Die Therapeutin hat die Aufgabe, darauf zu achten, dass die eingesetzten therapeutischen Interventionen auf die Motivationsphase abgestimmt sind, in der sich die Patientin befindet. Wird eine Patientin mit Bulimia nervosa z. B. von ihren Eltern zur psychotherapeutischen Behandlung »geschickt«, ist aber derzeit nicht krankheitseinsichtig, so sollten noch keine therapeutischen Interventionen (Phase 4 »Action«; z. B. Normalisierung des Essverhaltens) erfolgen. Die Betroffene befindet sich nämlich erst in Phase 1 (»Precontemplation«) und verspürt daher noch nicht das Bedürfnis, ihr Essverhalten zu ändern. Aufgabe der Therapeutin ist es, ein Problembewusstsein für die Erkrankung auf Seiten der Patientin zu entwickeln und sie zu motivieren, ihr Verhalten zu ändern.

Erfassung der Motivation der Eltern

Neben der Erfassung der Therapiemotivation der Jugendlichen ist es ebenfalls wichtig, die Motivation der Eltern zu klären und zu berücksichtigen. So gibt es durchaus Situationen, in denen die Anorexia oder Bulimia nervosa den Zusammenhalt der Familie positiv beeinflusst. In solchen Fällen hat die Therapeutin die Aufgabe, die Therapiemotivation jedes einzelnen Familienmitglieds zu analysieren und entsprechend zu handeln. Vertreten die Eltern z. B. nicht die Auffassung, dass ihrer Tochter professionell geholfen werden muss, ist es von großer Bedeutung, die Eltern von einer professionellen Behandlung zu überzeugen und sie zu motivieren, sich während der Behandlung für eine erfolgreiche Therapie zu engagieren.

Zur Klärung der Motivation der Familie können folgende Fragen an die Familie hilfreich sein:

- Warum möchte sich die Patientin behandeln lassen?
- Warum möchte sich die Patientin gerade jetzt behandeln lassen?
- Wollen die Eltern ebenfalls, dass sich ihr Kind behandeln lässt? Wenn ja, warum und warum zum jetzigen Zeitpunkt?
- Warum ist die Patientin mit ihren Eltern gerade hierher gekommen?
- Wurden bereits Behandlungen durchgeführt? Wenn ja, welche (stationär, teilstationär und ambulant)?
- Wie wurden diese Vorbehandlungen von der Patientin und von ihren Eltern bewertet?
- Wie stehen die Patientin bzw. die Eltern zu einer notwendigen Gewichtszunahme? Negative Bewertungen früherer Behandlungen sollten genauer hinterfragt werden aufgrund der Gefahr, dass sich alte Verhaltensmuster wiederholen.

Folgende Verhaltensweisen können darauf hindeuten, dass die Patientin noch nicht ausreichend motiviert ist, ihr Verhalten zu verändern.

Die jugendliche Patientin

- mit Anorexia nervosa möchte sich in der Therapie nicht mit ihrem Gewicht und Essensplänen auseinandersetzen.
- mit Anorexia nervosa möchte nicht an Gewicht zunehmen und nicht regelmäßig und ausgewogen Nahrung zu sich nehmen.
- mit Bulimia nervosa kann sich nicht vorstellen, ihre Essanfälle mit anschließendem Erbrechen aufzugeben.
- erscheint unentschuldigt nicht zur Therapie.
- vergisst mehrmals, die Hausaufgaben zu machen.
- möchte nicht, dass ihre Eltern ihr Essverhalten kontrollieren.
- meidet gemeinsame Mahlzeiten mit den Eltern.
- vergisst, sich wöchentlich beim Arzt zu wiegen.

Therapeutische Haltung

Zur Erhöhung bzw. Aufrechterhaltung einer adäquaten Therapiemotivation ist eine therapeutische Haltung erforderlich, die es den Patientinnen sowie den Eltern ermöglicht, offen über die Probleme mit dem Essen sowie über familiäre und individuelle Probleme zu reden. Es hat sich für den therapeutischen Prozess als vorteilhaft erwiesen, wenn die Patientin wahrnimmt, dass die Eltern eine gute Beziehung zur Therapeutin aufgebaut haben. Seitens der Therapeutin ist es wichtig, stets allparteilich zu sein. Das heißt, sie darf nicht als Verbündete der Eltern gegen die Patientin angesehen werden und auch nicht als Verbündete der Patientin gegen die Eltern (Borg-Laufs, 2009).

Ein empathisches und wertungsfreies Verhalten der Therapeutin gegenüber der Patientin ist förderlich und kann sie zur Selbstöffnung ermutigen. Sie kann der Patientin verdeutlichen, dass sie deren gestörtes Essverhalten in der jetzigen Situation akzeptieren und nachvollziehen kann, es ist jedoch wichtig, dabei gleichzeitig ein ausgeprägtes Engagement gegen die Essstörung zu zeigen. Bei der Gestaltung der therapeutischen Beziehung ist der Entwicklungsstand des Kindes bzw. der Jugendlichen zu berücksichtigen, damit eine adäquate Nähe-Distanz-Regulation ermöglicht wird und die Patientin sich verstanden und angenommen fühlt.

Es ist nicht auszuschließen, dass Eltern in Anwesenheit ihres Kindes sehr ausführlich das inadäquate Essverhalten thematisieren. Dies führt zu Scham- und Schuldgefühlen auf Seiten der Patientin und sollte durch die Therapeutin unterbunden werden.

Interventionen zur Motivationssteigerung der Patientin

Befindet sich die jugendliche Patientin in der Phase 1 bis Phase 3 des Modells von Prochaska und DiClemente (1982), so können folgende Interventionen zur Motivationssteigerung eingesetzt werden:

Besprechung der individuellen Folgeerscheinungen der Essstörung. An erster Stelle steht das gemeinsame Identifizieren der bei der Patientin vorliegenden psychischen und körperlichen Folgeerscheinungen (z. B. sozialer Rückzug, ständige Beschäftigung mit Kalorien und Essen, Gereiztheit, trockene Haut, Haarausfall). Auch wird die Patientin über die am häufigsten auftretenden Symptome sowie Folgeerscheinungen informiert (vgl. Abschn. 8.1.1; AB 4 und 5). Ist die Patientin einer notwendigen Gewichtszunahme und/oder einer kontinuierlichen und variationsreichen Ernährung gegenüber negativ eingestellt, so ist es wichtig, schon frühzeitig auf die Bedeutung des Mindestnormalgewichts hinzuweisen und bulimischen Patientinnen die körperlichen und physiologischen Bedingungen aufzuzeigen, die u. a. für das Auftreten von Essanfällen und Erbrechen verantwortlich sind. Eine ausführliche Informationsvermittlung sollte später im Rahmen der Behandlung stattfinden. AB 4, 5

Identifikation der Vor- und Nachteile der Anorexia oder Bulimia nervosa. Zunächst kann die Patientin ermutigt werden, zwei Briefe an die Essstörung zu schreiben (AB 1). In dem ersten Brief mit der Überschrift »Essstörung, du bist meine beste Freundin«, beschreibt die Patientin alle Vorteile ihrer Erkrankung. Dadurch werden die positiven Aspekte der Essstörung thematisiert. Mithilfe des zweiten Briefes »Essstörung, du bist meine größte Feindin«, werden die Nachteile der Anorexia oder Bulimia nervosa von der Jugendlichen schriftlich erfasst (s. u.). AB 1

Zwei Briefe an die Essstörung

Beispiel für zwei Briefe, die von einer Patientin mit Anorexia nervosa verfasst wurden.

Anorexie, du bist meine beste Freundin, weil ich nur von dir die Aufmerksamkeit bekomme, die ich immer haben wollte. In der Schule bewundern mich meine Freundinnen, weil ich durch dich so diszipliniert geworden bin. Ich schaffe es jetzt, keine Süßigkeiten und fettes Essen mehr zu essen und ernähre mich fast nur von Obst und etwas Müsli. Ich mache jetzt endlich

wieder jeden Tag Sport. Dadurch schwabbelt mein Körper nicht mehr so. Ich bin jetzt die Dünnste in meiner Klasse und bekomme Komplimente. Ich passe in die Konfektionsgröße 32, die kein Mädchen in meiner Klasse tragen kann. Zu Hause kümmern sich meine Eltern viel mehr um mich und streiten sich weniger. Mein Bruder ist nicht mehr gemein zu mir und unternimmt sogar manchmal was mit mir. Ich brauche dich!
Deine K.

Anorexie, du bist meine größte Feindin, weil ich wegen dir ständig ans Essen denken muss. Du bist schuld, dass ich immer Kalorien zählen muss und mich nicht um andere Dinge kümmern kann. Deinetwegen ziehe ich mich immer mehr zurück und treffe mich nach der Schule nicht mehr mit Freuden. Du bist daran schuld, dass ich keine Schokolade, keinen Kuchen, keine Burger, keine Pommes mehr esse, was ich früher so geliebt habe. Ich bin oft sehr schlapp und müde und möchte am liebsten schlafen. Du zwingst mich dazu, täglich Sport zu treiben, obwohl ich eigentlich viel zu müde dafür bin. Du machst mir das Leben zur Hölle, weil ich durch dich ständig auf der Waage stehe. Ich muss mich immer wieder im Spiegel angucken und finde eigentlich alles an mir hässlich und zu dick. Bevor es dich gab, mochte ich mich und meinen Körper. Du bist schuld, dass ich immer dünner werden will. Obwohl ich jetzt Konfektionsgröße 32 habe und 42 kg wiege, fühle ich mich zu dick. Ich kann mich schwer konzentrieren und brauche deswegen immer so lange bei den Hausaufgaben. Mit meinen Eltern streite ich mich um das Essen, weil sie mir immer Nahrungsmittel andrehen möchten, die ich deinetwegen nicht mehr esse. Mein Bruder macht zwar mehr mit mir, behandelt mich aber wie ein kleines, krankes Mädchen. Du bist daran schuld, dass ich da nicht herauskomme und dafür hasse ich dich!
Deine unglückliche K.

Da es sich bei den Vorteilen der Essstörung um sozial unerwünschtes Verhalten handelt, sollte die Therapeutin sehr sensibel vorgehen und die Patientin bei der Suche nach den positiven Seiten der Erkrankung unterstützen. Die Jugendliche sollte durchaus die Erfahrung machen, dass die Therapeutin ihr dysfunktionales Essverhalten in ihrer jetzigen Situation nachvollziehen kann.

Nachdem die Vor- und Nachteile der Anorexia oder Bulimia nervosa in dem Brief formuliert wurden, werden diese in einem zweiten Schritt gegeneinander abgewogen. Die Patientin wird dabei aufgefordert, die Vor- und Nachteile der Essstörung in eine Tabelle zu schreiben und dabei einzuschätzen, wie wichtig die einzelnen Punkte auf einer Skala von 0 (gar nicht) bis 10 (extrem wichtig) für sie sind (s. u.).

Vor- und Nachteile der Anorexia nervosa. Das Abwägen der Vor- und Nachteile der Anorexia oder Bulimia nervosa ermöglicht oft eine kritischere Haltung gegenüber der Erkrankung.

Tabelle 7.1 Beispiel für die Auflistung der Vor- und Nachteile der Patientin mit Anorexia nervosa, die die beiden oben dargestellten Briefe verfasst hat

Vorteile	Wichtigkeit	Nachteile	Wichtigkeit
Bekomme Aufmerksamkeit	9	Muss ständig an Essen denken	9
Werde in der Schule bewundert	8	Ziehe mich zurück	8
Bin diszipliniert	6	Bin oft schlapp und müde	8
Bin sportlich	6	Stehe ständig auf der Waage	9
Bin die Dünnste in meiner Klasse	7	Muss ständig in den Spiegel schauen	9
Passe in Konfektionsgröße 32	7	Kann mich schlecht konzentrieren	7
Meine Eltern kümmern sich mehr um mich	6	Streite mich mit meinen Eltern um das Essen	6
Meine Eltern streiten sich weniger	6	Mein Bruder behandelt mich wie ein kleines Mädchen	6
Mein Bruder ist netter zu mir	4		

Hinterfragen der Befürchtungen. Hat eine Patientin auch nach umfangreicher Psychoedukation und Abwägung der Vor- und Nachteile der Erkrankung weiterhin große Vorbehalte, z. B. bezogen auf eine notwendige Gewichtszunahme, so sollten die Hintergründe der Befürchtungen ausführlich mit der Patientin besprochen werden.

Interventionen zur Motivationssteigerung der Eltern

Bei Eltern, die die Erkrankung ihres Kindes herunterspielen, ist es sinnvoll, sie schon frühzeitig über die medizinischen Komplikationen und Folgeschäden der Erkrankung zu informieren (vgl. Abschn. 8.1.1 und 8.2.2). Die Therapeutin sollte die Eltern auch direkt befragen, welche medizinischen Komplikationen und Folgeschäden sie oder der Kinderarzt bei ihrem Kind bereits beobachtet haben. Es ist wichtig, die Eltern dafür zu sensibilisieren, die Verhaltensänderung ihres Kindes wahr und ernst zu nehmen. Eventuell kann es nützlich sein, auch mit den Eltern die Vor- und Nachteile einer ambulanten bzw. stationären Behandlung zu besprechen.

7.2 Vorbereitende Phase

Zu Beginn der Behandlung ist es notwendig, Vorgespräche mit der Patientin und ihren Eltern sowie mit der Patientin allein zu führen. Weiterhin sollte eine umfassende körperliche Untersuchung (vgl. Kap. 9) und zur Erfassung des pathologischen Essverhaltens sowie der genauen Psychopathologie eine testpsychologische Untersuchung erfolgen (s. Abschn. 3.4). Das Ziel dieser vorbereitenden Phase ist die Überprüfung der differentiellen Indikation zur Behandlung.

Indikation

Die unten dargestellte Tabelle zeigt auf, unter welchen Umständen eine ambulante psychotherapeutische Behandlung bei Jugendlichen kontraindiziert und eine stationäre bzw. teilstationäre Behandlung empfohlen wird (vgl. Kap. 11).

Tabelle 7.2 Indikationen für eine stationäre Behandlung (modifiziert nach Leitlinien der Dt. Gesellschaft für KJPP, 2007; Zeeck et al., 2019)

Anorexia nervosa	Bulimia nervosa
Medizinische Kriterien	
▶ Kritisches Untergewicht (BMI < 3. BMI-Altersperzentile) ▶ Rascher Gewichtsverlust oder keine hinreichende Gewichtszunahme ▶ Keine ausreichende Flüssigkeitszufuhr ▶ Ausgeprägte bulimische Symptomatik (z. B. massiver Missbrauch von Laxanzien/Diuretika, schwere Essanfälle mit Erbrechen) und/oder exzessives Sporttreiben ▶ Suizidgefahr ▶ Schwerwiegende psychische Komorbiditäten ▶ Ausgeprägte Selbstverletzungen	▶ Somatische Komplikationen (z. B. ausgeprägte Elektrolytstörung) ▶ Hohe Frequenz von Essanfällen und/oder Erbrechen, Laxanzien-, Diuretikamissbrauch ▶ Ausgeprägte Selbstverletzungen ▶ Substanzmissbrauch ▶ Schwerwiegende psychische Komorbiditäten ▶ Suizidgefahr ▶ Entwicklung einer Persönlichkeitsstörung
Psychosoziale Kriterien	
▶ Festgefahrene familiäre Interaktionen ▶ Dekompensation der Eltern ▶ Soziale Isolation ▶ V. a. emotionale Vernachlässigung, körperliche oder sexuelle Gewalterfahrung ▶ Scheitern ambulanter und/oder teilstationärer Behandlungsversuche (z. B. mangelnde Compliance bezüglich regelmäßiger Nahrungsaufnahme und Gewichtszunahme)	

Weiterhin muss abgewogen werden, ob die notwendigen intellektuellen Voraussetzungen für die Durchführung einer kognitiv-verhaltenstherapeutischen Behandlung bei allen Familienmitgliedern gegeben sind.

Schließlich sollte die Indikation bei Jugendlichen mit Anorexia und Bulimia nervosa erst dann gestellt werden, wenn die Patientin sowie die Eltern sich auf ein symptom- und konfliktzentriertes Vorgehen einlassen können. Die Patientin sollte einverstanden sein, dass die Eltern in die Behandlung einbezogen werden, und die Eltern müssten sich dazu bereit erklären, die Therapie aktiv zu begleiten.

Vorgespräch und Erstellung der Anamnese

Im Rahmen der Vorgespräche ist die Erhebung der Anamnese meist nicht umfassend möglich. Die noch nicht erfassten Informationen zur Krankheitsgeschichte sind dann zu Behandlungsbeginn zu erheben. Neben der Erhebung einer typischen, eher medizinisch orientierten Eigen- und Familienanamnese, sollten Informationen zur Anamnese der Essstörung erhoben werden. Ebenso sind Fragen zum Überweisungskontext, zu psychischen Komorbiditäten und zu biografischen Bedingungen der Entstehung und Aufrechterhaltung der Essstörung (vgl. auch Abschn. 8.1.2) wichtig zu stellen. Um umfassende Informationen zu erhalten, sollten dabei sowohl die Patientin als auch die Eltern befragt werden. Im Folgenden sind Beispiele für Fragen dargestellt, die sich auf die Anamnese der Anorexia und/oder Bulimia nervosa beziehen und im Rahmen der Vorgespräche von der Therapeutin erfragt werden könnten.

Mögliche Fragen, die zur Erstellung der Anamnese der Anorexia und/oder Bulimia nervosa der Patientin sowie ihren Eltern gestellt werden

- Seit wann leidet die Patientin unter der Anorexia oder Bulimia nervosa?
- Seit wann bestehen Probleme mit Essen, Figur und Gewicht?
- Warum sucht die Patientin gerade zum jetzigen Zeitpunkt die Therapie auf?
- Wie sehen die aktuellen Symptome der Anorexia oder Bulimia nervosa aus?
- Gab es bereits vor Beginn der Anorexia oder Bulimia nervosa Probleme mit dem Essen? Wenn ja, wie sahen diese aus?
- Wurden bereits Diäten gemacht, um eine Gewichtsreduktion zu bewirken?
- Wann traten zum ersten Mal Essanfälle auf?
- Wann wurde zum ersten Mal gewichtsreduzierende Maßnahmen (z. B. selbstinduziertes Erbrechen, Missbrauch von Abführmittel oder Entwässerungsmittel) eingesetzt?
- Gibt es bestimmte Ereignisse, die die Anorexia oder Bulimia nervosa ausgelöst haben könnten?
- Wodurch bleiben die derzeitigen Probleme mit dem Essen weiterhin bestehen?
- Wie steht die Patientin zu einer notwendigen Gewichtszunahme?
- Welche weiteren Problembereiche liegen vor (u. a. Depressivität, Zwangssymptome, Alkohol, Drogen, Suizidalität)?
- Leiden andere Mitglieder der Familie ebenfalls unter Essstörungen bzw. gestörtem Essverhalten?
- Gab es in der Vorgeschichte bereits Therapien (stationär, teilstationär und ambulant)? Welche Erfahrungen hat die Patientin in vorangegangenen Therapien gemacht? Aus welchen Gründen wurden vorangegangene Therapien abgebrochen?

Ein weiteres Thema im Rahmen des Vorgesprächs ist die Besprechung der Erwartungen der Patientin sowie ihrer Eltern an die Therapie. Zu hohe Erwartungen von Seiten der Familie bergen die Gefahr, dass schnell Frustrationen auftreten, die sich ungünstig auf den Therapieverlauf auswirken. Die Therapeutin hat daher die Aufgabe, der Patientin und ihren Eltern ein realistisches Bild über den Verlauf der Erkrankung zu vermitteln (s. Abschn. 5.3). Es sollte der Familie verdeutlicht werden, dass es sich um eine für das Jugendalter schwere psychische Störung handelt, die eine kontinuierliche, für das Jugendalter relativ lange psychotherapeutische Behandlung erfordert und manchmal im Verlauf der Behandlung auch mit Rückschritten verbunden ist. Bereits im Vorgespräch sollte das Therapiekonzept beschrieben und dargelegt werden, dass die Eltern in die psychotherapeutische Behandlung umfassend einbezogen werden (vgl. Abschn. 8.2 sowie 8.3.2).

Psychologische Eingangsdiagnostik

Um den Behandlungserfolg zu optimieren, ist im Rahmen der Vorgespräche eine umfassende Diagnostik von großer Bedeutung. Neben der genauen Erfassung der Essstörung ist die Erhebung psychischer Komorbiditäten (insbesondere der komorbiden Störungen, die in die Therapie einbezogen werden müssen) entscheidend. Die in Abschnitt 3.4 dargestellten Fragebogen und Interviewverfahren eignen sich für die primäre Diagnostik und sind ebenfalls bei einer Verlaufsbeurteilung gut einsetzbar.

Körperliche Untersuchung

Anorexia und Bulimia nervosa können zu schwerwiegenden medizinischen Komplikationen und Folgeschäden führen. Daher ist eine eingehende internistisch/pädiatrisch-neurologische Untersuchung mit Überprüfung des Zahnstatus zu Beginn der Behandlung dringend notwendig. Auch im Verlauf der Behandlung sind ein intensives körperliches Monitoring und ein enger Austausch zwischen Therapeutin und Kinderarzt dringend notwendig (vgl. Kap. 9).

8 Bausteine der Psychotherapie

8.1 Spezifische Bausteine der Verhaltenstherapie im Jugendalter

Im Folgenden werden die essstörungsspezifischen Bausteine der Verhaltenstherapie dargestellt. Dabei wird zunächst auf die einzeltherapeutische Behandlung der Jugendlichen eingegangen und anschließend werden therapeutische Elemente unter Einbeziehung der Eltern aufgezeigt. Zum Schluss wird dargestellt, wie Telefoncoaching bei der verhaltenstherapeutischen Behandlung von essgestörten Jugendlichen unter Einbeziehung der Eltern erfolgreich eingesetzt wird.

Zu erwähnen ist, dass Jugendliche mit Anorexia und Bulimia nervosa häufig auch defizitäre soziale Fähigkeiten besitzen und unter einem mangelnden Selbstwertgefühl leiden. Interventionen zur Verbesserung sozialer Kompetenzen sowie Techniken zur Selbstwertsteigerung werden in diesem Manual allerdings nicht aufgezeigt. Stattdessen wird auf die beiden ausführlichen Manuale von Hinsch und Pfingsten (2015) sowie Potreck-Rose und Jacob (2019) verwiesen, die ebenfalls gut im Jugendalter einsetzbar sind.

8.1.1 Informationsvermittlung

Im Rahmen der verhaltenstherapeutischen Behandlung sollen die Patientinnen und deren Eltern (vgl. Abschn. 8.2.2) ausführlich über folgende Aspekte aufgeklärt werden (vgl. Jacobi et al., 2016):

- Symptome der Anorexia und Bulimia nervosa;
- Folgeschäden von Essstörungen;
- Regulation des Körpergewichts (Set-Point-Theorie) und Mindestnormalgewicht;
- Gesundheitsfördernde Ernährung.

Informationen über die Symptome der Anorexia und Bulimia nervosa

Häufig verfügen Patientinnen sowie deren Eltern über ein unzureichendes Wissen hinsichtlich des Störungsbildes. Sie haben Schwierigkeiten, die Unterschiede zwischen einer Anorexia und einer Bulimia nervosa zu sehen, wissen nicht, dass einige ihrer Symptome mit der Essstörung zusammenhängen (z. B. Körperbildstörung), und dass psychische Komorbiditäten häufig bei Patientinnen mit Essstörungen vorzufinden sind (vgl. Kap. 2).

Aus diesem Grund ist es wichtig, der Patientin zunächst die Symptome der Erkrankung darzulegen sowie die Patientin danach zu fragen, welche Merkmale ihrer Auffassung nach zu ihrer Essstörung gehören. Falsche Vermutungen sind im Anschluss zu besprechen, fehlende Symptome und Informationen zu psychischen Komorbiditäten sollten ebenfalls thematisiert werden (Info 1). INFO 1

INFO 2, 3

Damit die Patientinnen ein Gefühl dafür bekommen, wo sie sich derzeit mit ihrem Gewicht befinden, empfiehlt es sich, ihnen die BMI-Altersperzentilen zu erläutern (INFO 2, 3) und ihnen dort ihr derzeitiges Gewicht einzutragen. Bei Patientinnen mit Anorexia nervosa sollte die Therapeutin darauf hinweisen, dass das Gewichtskriterium für die Diagnose Anorexia nervosa erfüllt ist, wenn sich das Gewicht der Jugendlichen unter der 10. BMI-Altersperzentile befindet (vgl. Abschn. 3.1).

Informationen über Folgeschäden von Essstörungen

AB 2

INFO 4

Die Aufklärung der Patientinnen über medizinische und psychische Folgeschäden von Essstörungen ist auch bei Jugendlichen von hoher Relevanz. Aus diesem Grund sollten die Jugendlichen schon zu Beginn der Therapie darüber informiert werden. Es hat sich bei Jugendlichen als sinnvoll erwiesen, in einem ersten Schritt die Betroffene direkt nach ihren körperlichen Beschwerden und psychischen Folgen zu fragen und erst im Anschluss auf die medizinischen und psychischen Folgeerscheinungen einzugehen, die zusätzlich bei Patientinnen mit Anorexia und Bulimia nervosa auftreten können (AB 2). Informationsblatt 4 zeigt die häufigsten körperlichen und psychischen Folgeschäden für Jugendliche und deren Eltern auf.

Wichtig

Werden Jugendlichen die Folgeschäden mitgeteilt, so sind sie meistens kurz beunruhigt, haben aber die Information schnell vergessen. Aus diesem Grund ist es ratsam, ihnen im Verlauf der Therapie vor allem die persönlichen körperlichen Beschwerden und psychischen Folgen immer wieder ins Bewusstsein zu rufen.

Die Tatsache, dass viele der Folgeschäden reversibel sind und daher nach Normalisierung des Essverhaltens verswinden, ist eine für die Patientinnen wichtige Information. Sie kann die Motivation fördern, die Erkrankung zu besiegen und die Therapeutin wirkt durch derartige Informationen authentisch.

Informationen zur Regulation des Körpergewichts (Set-Point-Theorie) und zum Mindestnormalgewicht

Die »Minnesota-Studie« von Keys et al. aus dem Jahre 1950 zeigt eindrucksvoll auf, dass lange Diätversuche auch bei Personen mit zuvor unauffälligem Essverhalten das Auftreten von Symptomen begünstigen, die denen der Anorexia und Bulimia nervosa ähneln (vgl. auch Jacobi et al., 2016). Männer mit Normalgewicht wurden aufgefordert, während des Experiments ihre tägliche Kalorienanzahl innerhalb von sechs Monaten um die Hälfte zu reduzieren. Dabei konnte Folgendes registriert werden: Die Teilnehmer litten unter Essanfällen, beschäftigten sich permanent mit Nahrungsmitteln, zeigten depressive Verstimmungen, starke Stimmungsschwankungen, Konzentrationsprobleme, waren schnell reizbar und litten unter Konzentrationsstörungen. Jeder Mensch hat demnach ein biologisch bestimmtes Gewicht (»Set-Point«), welches nicht problemlos unterschritten werden kann. Anstrengungen, das Gewicht durch Diät unter bzw. über diesen Set-Point zu bringen, führen zu physiologischen Gegenregulationen.

Die Therapeutin sollte der Patientin die Set-Point-Theorie erläutern (INFO 5) und die Bedeutung der Gewichtszunahme bis zu einem sog. Mindestnormalgewicht darlegen. Das Mindestnormalgewicht ist das Gewicht, das eine Patientin nach Abschluss der Wachstumsperiode und vor Beginn der Essstörung innehat. Es befindet sich in der Nähe des Set-Points. Lediglich ein kleiner Anteil der Jugendlichen hat die Wachstumsperiode bereits hinter sich, sodass sich die Ermittlung des Mindestnormalgewichts meistens aus dem Body-Mass-Index (BMI) ergeben muss. Der BMI setzt sich aus folgender Formel zusammen: Körpergewicht (kg)/Körpergröße (m)2. Bei der Berechnung des BMI im Jugendalter ist es essenziell, sich an den BMI-Altersperzentilen zu orientieren (s. Abschn. 3.1). So entspricht z. B. bei einem zwölfjährigen Mädchen ein BMI von 17.5 der 40. BMI-Altersperzentile und ist damit als altersentsprechend normal zu beurteilen. Die BMI-Altersperzentilen sind sowohl für weibliche als auch für männliche Jugendliche einfach über das Internet (http://www.pedz.de) zu berechnen. Als Grundsatz bei weiblichen Personen gilt, dass ein gesundes Körpergewicht vorliegt, wenn die Periode wiedereinsetzt (American Psychiatric Association, 2006). Laut aktuellem Forschungsstand stellt die 25. BMI-Altersperzentile eine notwendige Voraussetzung für das Wiedereinsetzen der Menstruation dar (Zeeck et al., 2019). Die aktuelle S3-Behandlungsleitlinie (Zeeck et al., 2019) empfiehlt daher als Zielgewicht bei Jugendlichen die 25. BMI-Altersperzentile.

INFO 5

Zu Beginn der Therapie bestimmen die Therapeutin und die Jugendliche gemeinsam das Zielgewicht, welches der 25. BMI-Altersperzentile entsprechen sollte (z. B. liegt das Zielgewicht einer 16-jährigen Patientin (Größe: 172 cm) bei 56,2 kg (BMI = 19.0); s. a INFO 2 und 3). Sofern die Menstruation nach Erreichen der 25. BMI-Altersperzentile noch nicht einsetzt, so ist das Zielgewicht höher anzusiedeln. Die Therapeutin sollte diesen Punkt mit der Patientin und ihren Eltern besprechen und das anzustrebende Gewicht entsprechend korrigieren. Das bedeutet, die BMI-Altersperzentilen stellen nur eine grobe Ausgangsbasis zur Berechnung des Zielgewichts dar. Die Therapeutin hat die Aufgabe, das anzustrebende Gewicht auf die einzelne Patientin individuell anzupassen und im Therapievertrag festzuhalten (AB 3). Dabei ist darauf zu achten, dass kein zu niedriges Mindestnormalgewicht festgelegt wird, auch wenn das den Wünschen der Patientin sehr entgegenkommen würde. Die aktuelle Forschung zeigt nämlich, dass bei Jugendlichen mit Anorexia nervosa ein höheres Gewicht zum Ende der Therapie prognostisch günstig für den kurz- und langfristigen Verlauf der Essstörung ist (Herpertz-Dahlmann et al., 2015).

INFO 2, 3

AB 3

Weiterhin ist zu berücksichtigen, dass ein unauffälliges Essverhalten nicht nur durch eine Gewichtsnormalisierung erreicht wird, sondern zusätzlich durch die Bearbeitung individueller Problembereiche.

Hinweise zur Berechnung der BMI-Altersperzentile

- Ist ein stabiles Gewicht vor Beginn der Erkrankung bekannt und hat die Patientin die Wachstumsperiode hinter sich, kann dieses Gewicht als Mindestnormalgewicht angesehen werden.
- Ist es nicht möglich, das Mindestnormalgewicht aus der Vergangenheit zu bestimmen, so sollte sich die Therapeutin an den BMI-Altersperzentilen (25. BMI-Altersperzentile; Berechnung erfolgt über das Internet: http://www.pedz.de) oder aber an dem Gewicht orientieren, bei dem die Menstruation einsetzt.

Informationen über ausgewogene Ernährung

Die Ernährungsberatung und -therapie stellt einen wesentlichen Baustein in der therapeutischen Arbeit mit jugendlichen Anorexia- und Bulimia-nervosa-Patientinnen und deren Eltern dar. Die Patientinnen sollen unterstützt werden, ein regelmäßiges und ausgewogenes Essverhalten zu etablieren, um ein gesundes Körpergewicht zu erreichen (Anorexia nervosa) bzw. Essanfälle zu vermeiden (Bulimia nervosa).

Von Essstörungen Betroffene sind oftmals besonders gut über den Kaloriengehalt bestimmter Lebensmittel informiert, haben aber häufig verlernt, wie eine ausgewogene und regelmäßige Ernährung aussieht (Herpertz-Dahlmann & Hebebrand, 2008). Der Patientin sollte empfohlen werden, möglichst drei Haupt- und drei Zwischenmahlzeiten zu sich zu nehmen und dabei ein ausgewogenes Verhältnis von Proteinen, Kohlenhydraten, Fetten, Vitaminen und Mineralstoffen zu berücksichtigen. In diesem Zusammenhang ist es wichtig zu thematisieren, dass eine regelmäßige und ausgewogene Ernährung (d. h. nicht zu einseitig und diätetisch) für eine Gewichtszunahme bei Patientinnen mit Anorexia nervosa und für eine Reduktion von Essanfällen bei Patientinnen mit Bulimia nervosa essenziell ist (vgl. Abschn. 8.1.3, *Beobachtung des Essverhaltens*).

Nach der Deutschen Gesellschaft für Ernährung (DGE) setzt sich eine ausgewogene Ernährung aus folgenden Lebensmittelgruppen zusammen:

- Getränke (z. B. Mineralwasser, Tee, Säfte)
- Stärkehaltige Lebensmittel (z. B. Nudeln, Reis, Kartoffeln, Vollkornprodukte)
- Gemüse und Hülsenfrüchte (z. B. Möhren, Salate, Tomaten, Erbsen, Bohnen)
- Obst (z. B. Bananen, Äpfel, Birnen, Apfelsinen)
- Milchprodukte (z. B. Milch, Joghurt, Käse)
- Fleisch (z. B. Geflügel, Rindfleisch)
- Fisch (z. B. Seelachs, Zander)
- Gesättigte und ungesättigte Fette

INFO 4

Die Therapeutin bespricht außerdem mit Betroffenen und Eltern die Folgen von einseitiger, unregelmäßiger und unzureichender Ernährung, wie depressive Verstimmungen und Aufmerksamkeitsdefizite, verminderte Knochendichte, ungünstige Veränderungen des Stoffwechsels oder die gestörte Regulation von Hunger und Sättigung (vgl. Abschn. 8.1.1, *Informationen über Folgeschäden von Essstörungen*, INFO 4).

Im Rahmen der Ernährungstherapie ist mit der Patientin auf der Grundlage einer ausführlichen Ernährungsanamnese (vgl. Abschn. 8.1.3, *Beobachtung des Essverhaltens*) ein individueller Ernährungsplan (vgl. Abschn. 8.1.3, *Individueller Ernährungsplan*) zu erstellen. Die Höhe der im Ernährungsplan festgelegten Energiezufuhr orientiert sich am individuellen Therapieziel (Gewichtszunahme bzw. -stabilisierung), sowie an Alter, Geschlecht, Größe, und Gewicht (INFO 6, 7). INFO 6, 7

Die Ernährungstherapie sollte durch qualifizierte Ernährungsfachkräfte, wie Diät-Assistenten oder Ökotrophologen, mit dem Spezialgebiet Essstörungen erfolgen. Weiterführende Informationen zu gesundheitsfördernder Ernährung und qualifizierten Ernährungsfachkräften liefern die Internetauftritte der Deutschen Gesellschaft für Ernährung e.V. (DGE), des Verbandes der Oecotrophologen e.V. (VDOE), des Verbandes der Diätassistenten – Deutscher Bundesverband e.V. (VDD), des Verbandes für Ernährung und Diätetik e.V. (VFED) und des Instituts für Qualitätssicherung in der Ernährungstherapie und Ernährungsberatung e.V. (QUET-HEB).

8.1.2 Erarbeitung eines individuellen Störungsbildes und Formulierung von Therapiezielen

Häufig verfügen Patientinnen mit Anorexia und Bulimia nervosa sowie deren Eltern über nur unzureichendes oder gar fehlerhaftes Wissen hinsichtlich der Entstehung und Aufrechterhaltung der Essstörung. Die Vermittlung eines nachvollziehbaren Störungsmodells ist jedoch eine wichtige Grundlage für die Therapie.

Dazu ist es wichtig, der Patientin zu vermitteln, dass die Erkrankung multifaktoriell (soziokulturell, individuell, biologisch und familiär) bedingt ist. Dabei sind auch die Faktoren aufzuzeigen, die bei der Entstehung und Aufrechterhaltung der Essstörung von Relevanz sein könnten (AB 5). AB 5

Zur Erarbeitung des individuellen Störungsmodells kann die Therapeutin zunächst anhand von Arbeitsblatt 5 das Modell erläutern.

Beispiel

Individuelles Störungsmodell

Therapeutin: »Ich möchte dir heute das Modell zur Entstehung und Aufrechterhaltung von Essstörungen vorstellen. Im Anschluss würde ich gerne mit dir gemeinsam schauen, welche Faktoren aus deiner Sicht dazu geführt haben, dass du die Magersucht entwickelt hast. Wie du auf dem Blatt erkennen kannst, sind dort oben vier Faktoren (soziokulturell, individuell, biologisch und familiär) eingetragen, die einen Einfluss auf die Entwicklung einer Magersucht haben können. Zu den soziokulturellen Faktoren zählen z.B. Medien, die unsere Einstellungen zum Schönheitsideal beeinflussen können. Zu den individuellen Faktoren gehören bspw. ein niedriges Selbstwertgefühl, die Abhängigkeit des Selbstwerts von Gewicht und Figur und Perfektionismus. Unter biologischen Faktoren versteht man

u. a. das Vorliegen von Essstörungen bzw. anderen psychischen Erkrankungen in der Familie. Familiäre Faktoren, wie z. B. die Einstellungen der Eltern zu Leistung, Erfolg und Aussehen, können ebenfalls einen Einfluss auf die Entwicklung der Essstörung haben. Wichtig ist, dass die einzelnen Faktoren nicht bei jedem Menschen gleich stark ausgeprägt sind.

Auslösende Ereignisse, wie z. B. die Scheidung der Eltern oder aber die Trennung vom ersten Freund, können dazu führen, dass die Anorexia nervosa ausbricht.

Sogenannte aufrechterhaltende Faktoren, wie z. B. gezügeltes Essverhalten oder Stress in der Schule, tragen dazu bei, dass die psychische Störung nicht ohne weiteres verschwindet.

Ich möchte nun gemeinsam mit dir schauen, welche Faktoren deiner Meinung nach das Risiko erhöht haben, dass die Anorexia nervosa bei dir aufgetreten ist. Außerdem würde ich gerne mit dir zusammen nach den Auslösern für den Ausbruch der Magersucht sowie nach den aufrechterhaltenden Bedingungen suchen.«

Herausarbeitung prädisponierender Faktoren. Die Therapeutin kann zunächst die Patientin danach fragen, welche Faktoren ihrer Auffassung nach zur Entstehung der Essstörung beigetragen haben. Fällt es der Patientin schwer, Faktoren zu identifizieren, so können gezielte Fragen seitens der Therapeutin die Patientin bei der Suche nach prädisponierenden Faktoren unterstützen.

Fragen, die die Suche nach prädisponierenden Faktoren erleichtern

- Soziokulturelle Faktoren
  - Wie sieht dein Schlankheitsideal aus?
  - Wer sind deine Idole aus der Film-, Fernseh- und Musikbranche?
  - Achten deine Freunde auf ihr Aussehen und ihr Gewicht?
  - Machen Freunde von dir eine Diät?
  - Treiben deine Freunde Sport und wenn ja, wie viel?
  - Wie ernähren sich deine Freunde?
  - Treibst du eine Sportart, bei der das Aussehen eine Rolle spielt, wie z. B. Ballett?
  - Welche Rolle spielen Gewicht, Aussehen und Figur innerhalb deiner Familie?
  - Hat jemand aus deinem Umfeld (z. B. Schule, Freundeskreis, Sportverein) in der Vergangenheit eine kritische Bemerkung zu deiner Figur oder deinem Gewicht gemacht?
- Individuelle Faktoren
  - Bist du jemand, die mit sich selbst erst zufrieden ist, wenn sie eine Sache 100 % richtig gemacht hat?
  - Erwartest du von dir, die Beste zu sein?

- Denkst du, dass du genauso gut bist wie andere auch?
- Denkst du, dass du ein liebenswerter Mensch bist?
- Bist du zufrieden mit dir?
- Verhältst du dich manchmal impulsiv?

▶ Biologische Faktoren
- Gibt es in deiner Familie Personen, die ebenfalls unter einer Essstörung leiden?
- Gibt es in deiner Familie Personen, die unter einer anderen psychischen Erkrankung leiden (z. B. Depressionen, Alkoholismus, Angststörungen, Zwangserkrankungen)?
- Gibt es jemand in der Familie, der Probleme mit dem Gewicht hat?

▶ Familiäre Faktoren
- Wie verstehst du dich mit deiner Mutter?
- Wie verstehst du dich mit deinem Vater?
- Wie verstehst du dich mit deinen Geschwistern?
- Gibt es eine andere Person aus der Familie, zu der du eine enge Beziehung hast?
- Welche Rolle spielt gesunde Ernährung bei dir in der Familie?
- Hat jemand aus deiner Familie in der Vergangenheit eine kritische Bemerkung zu deiner Figur und deinem Gewicht gemacht?

Auslösende Faktoren. Nach der gemeinsamen Suche nach möglichen prädisponierenden Faktoren für die Entstehung der Essstörung richtet die Therapeutin gezielte Fragen an die Patientin, um die Auslöser der Essstörung zu identifizieren. Dabei können aus empirischen Studien (s. Kap. 4) bereits bekannte Auslöser zur Hypothesenbildung genannt werden (z. B. Scheidung der Eltern, Beginn der Pubertät, starke Belastungen in der Schule, erster sexueller Kontakt). Gemeinsam mit der Patientin werden zutreffende Auslöser identifiziert und im individuellen Störungsmodell der Patientin festgehalten (AB 5).

AB 5

Aufrechterhaltende Faktoren. Die aus der Forschung bekannten aufrechterhaltenden Faktoren (vgl. Kap. 4; u. a. restriktives Essverhalten, unzureichende Stressbewältigung, dysfunktionale Kognitionen hinsichtlich Gewicht, Figur und Ernährung) der Essstörungen werden anschließend mit der Patientin diskutiert, die für die Essstörung der Patientin spezifischen aufrechterhaltenden Faktoren herausgearbeitet und im individuellen Modell der Patientin festgehalten.

Bearbeitung familiärer Beziehungen. Dysfunktionale familiäre Muster können das Selbstwertgefühl, das Streben nach Autonomie und die Identitätsentwicklung im Jugendalter beeinflussen. Aus diesem Grund spielen familiäre Faktoren gerade in diesem Alter eine extrem wichtige Rolle bei der Entstehung und Aufrechterhaltung einer Essstörung. Sowohl in der Einzeltherapie als auch in den Gesprächen mit der Familie (vgl. Abschn. 8.2.5) sollten die familiären Beziehungen berücksichtigt und thematisiert werden.

Die in Kapitel 4 beschriebenen familiären Beziehungen bieten eine gute Möglichkeit, mit der Patientin in das Thema einzusteigen. Sie können genutzt werden, um gemeinsam mit der Jugendlichen Hypothesen zu generieren. Dabei wird gemeinsam mit der Patientin herausgearbeitet, welche Verhaltensweisen der Eltern, der Geschwister bzw. enger Bezugspersonen auf ihr Handeln einwirken. Ziel der Intervention ist, die dysfunktionalen familiären Interaktionen zu analysieren (vgl. Abschn. 8.2.5) und die familiären Werte und Normen zu identifizieren, die die Einstellungen der Patientin beeinflussen.

AB 6

Im nächsten Schritt wird die Patientin gebeten, auf dem Arbeitsblatt 6 sich selbst, ihre Kernfamilie sowie sonstige sehr enge Bezugspersonen als Kreis einzuzeichnen. Mitglieder der Familie, zu denen sie eine enge Beziehung hat, soll sie nah an sich heranstellen und Mitglieder, zu denen die Beziehung weniger eng ist, soll sie weiter weg positionieren. Außerdem wird sie aufgefordert, den Einfluss der einzelnen Personen auf die Familie mittels der Größe der Kreise anzuzeigen. Das folgende Therapiebeispiel zeigt ein ausgefülltes Arbeitsblatt.

Beispiel

Familiäre Beziehungen

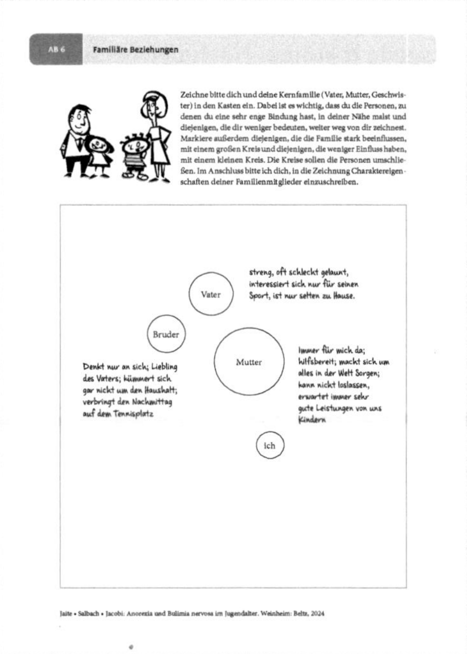
AB 6 Familiäre Beziehungen

Zeichne bitte dich und deine Kernfamilie (Vater, Mutter, Geschwister) in den Kasten ein. Dabei ist es wichtig, dass du die Personen, zu denen du eine sehr enge Bindung hast, in deiner Nähe malst und diejenigen, die dir weniger bedeuten, weiter weg von dir zeichnest. Markiere außerdem diejenigen, die die Familie stark beeinflussen, mit einem großen Kreis und diejenigen, die weniger Einfluss haben, mit einem kleinen Kreis. Die Kreise sollen die Personen umschließen. Im Anschluss bitte ich dich, in die Zeichnung Charaktereigenschaften deiner Familienmitglieder einzuschreiben.

Vater
streng, oft schlecht gelaunt, interessiert sich nur für seinen Sport, ist nur selten zu Hause.

Bruder
Denkt nur an sich; Liebling des Vaters; kümmert sich gar nicht um den Haushalt; verbringt den Nachmittag auf dem Tennisplatz

Mutter
Immer für mich da; hilfsbereit; macht sich um alles in der Welt Sorgen; kann nicht loslassen, erwartet immer sehr gute Leistungen von uns Kindern

ich

Jaite • Salbach • Jacobi: Anorexia und Bulimia nervosa im Jugendalter. Weinheim: Beltz, 2024

Mit der 15-jährigen Anorexia-nervosa-Patientin (Größe: 169 cm, Gewicht: 47 kg BMI: 16.5; BMI-Altersperzentile: 3) bearbeitet die Therapeutin das Arbeitsblatt 6. Es zeigt sich deutlich, dass die Patientin zur Mutter eine starke Verbundenheit verspürt. Sie erlebt sie allerdings auch als kontrollierend und sich in die Belange der Tochter einmischend. Autonomiebestrebungen seitens der Tochter werden von der Mutter abgewehrt, aus Angst, die Tochter zu verlieren. Des Weiteren sieht die Patientin ihre Mutter als Opfer eines egoistischen Vaters, den sie oberflächlich ablehnt. Auf einer tieferliegenden Ebene bewundert sie sein eigennütziges Verhalten.

Mit ihrem Bruder konkurriert sie um die Liebe und Anerkennung der Eltern. Dabei stellt die Patientin fest, dass sie ihrer Auffassung nach den Kampf verloren hat. Die Beziehung zwischen den Eltern ist durch tiefsitzende Spannungen gekennzeichnet, die jedoch nicht thematisiert werden, um den Schein der harmonischen Familie nach außen zu wahren.

Formulierung von Therapiezielen

Nachdem mit der Patientin und ihren Eltern (s. a. Abschn. 8.2.3) das Störungsmodell erarbeitet wurde, erfolgt die Formulierung der Therapieziele. Diese sollten so formuliert sein, dass sie von der Patientin im Rahmen der Therapie erreichbar sind. Es ist wichtig, dass die Ziele zunächst allein mit der Patientin formuliert werden. Anschließend können sie den Eltern im Rahmen gemeinsamer Sitzungen gezeigt und unter der Voraussetzung, dass die Jugendliche damit einverstanden ist, geringfügig verändert werden (s. Abschn. 8.2.3). Als Einstieg ist es hilfreich, der Jugendlichen die »Wunderfrage« von de Shazer et al. (2008) zu stellen. Bei Patientinnen mit Anorexia nervosa und geringer Änderungsmotivation hat sich die Wunderfrage manchmal als wenig ergiebig erwiesen, denn die Angst, die Symptome aufzugeben, erschwert die Auseinandersetzung mit dem Thema. Unter Umständen ist es dann sinnvoll, nochmals an der Therapiemotivation der Patientin zu arbeiten (s. Abschn. 7.1).

Wunderfrage

Ich möchte dir jetzt eine ungewöhnliche Frage stellen. Stelle dir vor, du legst dich am Abend wie immer ins Bett. Während du nachts ruhig schläfst, geschieht ein Wunder und die Probleme, die dich hier zu mir geführt haben, sind auf einmal gelöst. Da du ja schläfst, weißt du nicht, dass das Wunder passiert ist. Wenn du am nächsten Tag aufwachst, woran merkst du dann, dass das Wunder geschehen und die Probleme gelöst sind?

Im Anschluss werden die aktuellen Probleme aufgelistet. Die Schwierigkeiten sollten sich üblicherweise sowohl auf essstörungsspezifische als auch auf -unspezifische Probleme beziehen. Für jedes Problem werden Ziele definiert. Die Jugendliche wird aufgefordert, diese aufzuschreiben und darauf zu achten, die Therapieziele positiv zu formulieren (AB 7). Als Unterstützung dient das individuelle Störungsmodell (AB 5). AB 5, 7
Mit der Patientin sollte besprochen werden, dass es zur Reduzierung der körperlichen und psychischen Folgen der Essstörung wichtig ist, zunächst die Probleme im Zusammenhang mit dem gestörten Essverhalten zu bearbeiten. Anschließend können die mit der Entstehung der Anorexia oder Bulimia nervosa verbundenen Probleme (u. a. familiäre, individuelle, schulische Probleme) angegangen werden, da diese meistens mehr Zeit beanspruchen.

Therapieprotokoll. Das folgende Beispiel zeigt die ausgefüllte Problem- und Zielliste einer Patientin.

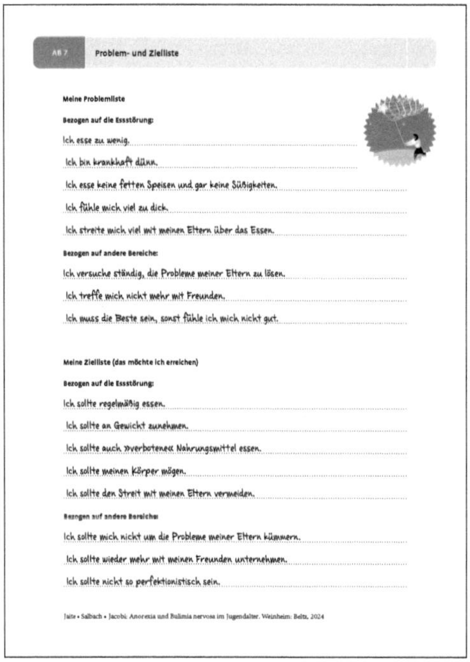
AB 7 Problem- und Zielliste

Meine Problemliste

Bezogen auf die Essstörung:

Ich esse zu wenig.

Ich bin krankhaft dünn.

Ich esse keine fetten Speisen und gar keine Süßigkeiten.

Ich fühle mich viel zu dick.

Ich streite mich viel mit meinen Eltern über das Essen.

Bezogen auf andere Bereiche:

Ich versuche ständig, die Probleme meiner Eltern zu lösen.

Ich treffe mich nicht mehr mit Freunden.

Ich muss die Beste sein, sonst fühle ich mich nicht gut.

Meine Zielliste (das möchte ich erreichen)

Bezogen auf die Essstörung:

Ich sollte regelmäßig essen.

Ich sollte an Gewicht zunehmen.

Ich sollte auch »verbotene« Nahrungsmittel essen.

Ich sollte meinen Körper mögen.

Ich sollte den Streit mit meinen Eltern vermeiden.

Bezogen auf andere Bereiche:

Ich sollte mich nicht um die Probleme meiner Eltern kümmern.

Ich sollte wieder mehr mit meinen Freunden unternehmen.

Ich sollte nicht so perfektionistisch sein.

Jaite • Salbach • Jacobi: Anorexia und Bulimia nervosa im Jugendalter. Weinheim: Beltz, 2024

8.1.3 Normalisierung des Essverhaltens und Gewichts: Besprechung des Zielgewichts, Gewichtskontrolle, Therapievertrag

Zielgewicht. Zu Beginn der Behandlung ist bei Patientinnen mit Anorexia nervosa das Zielgewicht festzulegen, wobei die 25. BMI-Altersperzentile angestrebt werden sollte. Anorexia-nervosa-Patientinnen verspüren meistens extreme Angst vor der Gewichtszunahme und können sich häufig eine Zunahme von z. B. 10 kg nicht vorstellen. Dabei ist es wichtig, dass die Therapeutin die erforderliche Gewichtszunahme mit der Patientin bespricht, auf ihre Befürchtungen eingeht, dabei jedoch die 25. BMI-Altersperzentile als Zielgewicht festlegt. Das Festsetzen eines zu niedrigen Zielgewichts der Patientin zuliebe hat sich als wenig hilfreich erwiesen (s. Abschn. 8.1.1). Im Folgenden wird anhand eines Beispiels das Festlegen des Mindestgewichts dargestellt.

Besprechung des Zielgewichts

Eine 14-jährige magersüchtige Patientin wiegt derzeit 42,5 kg (Größe: 164 cm; BMI: 15.8) und liegt mit diesem Gewicht auf der 4. BMI-Altersperzentile. Die Therapeutin teilt der Patientin mit, dass sie wöchentlich im Durchschnitt 500 g an Gewicht zunehmen und ein Zielgewicht von 48,5 kg (25. BMI-Perzentile, BMI: 18.1) erreichen muss. Die Patientin äußert, dass sie diese Gewichtszunahme nicht akzeptieren kann und auf keinen Fall so viel an Gewicht zunehmen werde. Die Therapeutin geht auf die Ängste der Patientin vor der Gewichtszunahme ein, zeigt ihr erneut die BMI-Perzentilkurven, wiederholt die Notwendigkeit des Erreichens der 25. BMI-Altersperzentile zur Überwindung der Erkrankung und schildert nochmals die Folgeschäden der Anorexia nervosa. Sie verdeutlicht ihrer Patientin, dass eine erfolgreiche Behandlung nicht möglich ist, solange sie nicht ihr Einverständnis gibt, die Gewichtszunahme zu akzeptieren und den Therapievertrag (AB 3), der u. a. als Zielgewicht die 25. BMI-Altersperzentile beinhaltet, unterschreibt. Nach erneutem Abwägen der Vor- und Nachteile der Anorexia nervosa willigt die Patientin ein und unterschreibt den Therapievertrag. AB 3

Bei Patientinnen mit Bulimia nervosa wird normalerweise kein Zielgewicht festgelegt. Kommt es allerdings während der Therapie aufgrund von Diätverhalten zu einer Gewichtsabnahme, so muss diese thematisiert werden. Es sollte mit der Patientin über die Notwendigkeit gesprochen werden, ein Mindestnormalgewicht zu erreichen (vgl. Abschn. 8.1.1, *Information zum Mindestnormalgewicht*).

Gewichtskontrolle. Die Gewichtskontrollen sollten bei Patientinnen mit Anorexia und Bulimia nervosa wöchentlich erfolgen. Zu Beginn der Therapie wird mit der Jugendlichen das aktuelle Gewicht besprochen. Dabei können die Gewichtskontrollen entweder direkt durch die Therapeutin erfolgen oder aber vom behandelnden Haus-/Kinderarzt durchgeführt werden (vgl. Kap. 9).

Die Besprechung des Gewichts richtet sich bei Patientinnen mit Anorexia nervosa bis zum Erreichen des Zielgewichts nach dem Ausmaß der Gewichtszunahme. Hat die Patientin die geforderte wöchentliche Gewichtszunahme von 500 g erreicht, so betont die Therapeutin ausdrücklich die extreme Leistung der Patientin, der die Gewichtszunahme sicher nicht immer leichtgefallen ist. Es wird mit der Patientin besprochen, wie es ihr mit dem derzeitigen Gewicht geht und gemeinsam geschaut, wo weitere therapeutische Unterstützung notwendig ist. Befindet sich die Patientin unter der 10. BMI-Altersperzentile und hat keine Gewichtszunahme oder gar eine -abnahme stattgefunden, so teilt die Therapeutin der Patientin mit, dass sie die Eltern telefonisch kontaktieren wird, um mit ihnen zu besprechen, wie eine stärkere Kontrolle der Nahrungsaufnahme ermöglicht werden kann (vgl. in diesem Abschn. *Gewichtsvertrag*). Die Patientin kann Vorschläge unterbreiten, die die Therapeutin dann im Gespräch mit den Eltern berücksichtigen kann. Liegt das Gewicht über der 10. BMI-Altersperzentile und ist keine entsprechende Gewichtszunahme erfolgt, so analysiert die Therapeutin gemeinsam mit der Patientin das dysfunktionale Essverhalten (vgl. in diesem Abschn. *Analyse dysfunktionalen Essverhaltens*) und sucht gemeinsam mit ihr nach Lösungen, die funktionales Essverhalten ermöglichen. Die Eltern werden nicht zwangsläufig telefonisch kontaktiert.

Bei Patientinnen mit Bulimia nervosa sollten lediglich extreme Gewichtsschwankungen thematisiert werden, da die starken Veränderungen im Gewicht oft Anzeichen für häufige Essanfälle mit anschließendem Purging-Verhalten sind. Geben diese extremen Gewichtsschwankungen Anlass zur Beunruhigung, so sollten die Eltern und gegebenenfalls der Haus- oder Kinderarzt kontaktiert werden (s. Kap. 9).

Therapievertrag. Therapievereinbarungen bei Patientinnen mit Anorexia nervosa sind aufgrund der Angst der Betroffenen vor einer Gewichtszunahme äußerst schwierige Themen und sollten möglichst zu Beginn der Therapie angesprochen werden. Das hier vorgeschlagene Vorgehen ist in drei Stufen aufgeteilt und legt ein unterschiedliches Ausmaß an Fremd- und Selbstbestimmung seitens der Patientin fest.

Besprechung des Zielgewichts, Gewichtskontrolle, Therapievertrag bei Patientinnen mit Anorexia nervosa

Stufe 1: Gewicht unterhalb der 3. BMI-Altersperzentile:
Eine Gewichtszunahme von 500 g in der Woche ist erforderlich. Sportliche Aktivitäten dürfen nicht ausgeführt werden und die Schule darf nicht besucht werden. Die Eltern sollten die Nahrungsaufnahme kontrollieren (vgl. Abschn. 8.2.4). Sofern es nicht in naher Zeit (ca. 2–3 Wochen) zu einer Gewichtszunahme kommt, so sollte die ambulante Behandlung abgebrochen und eine stationäre Behandlung eingeleitet werden.

Stufe 2: Gewicht zwischen der 3. und 10. BMI-Altersperzentile:
Eine Gewichtszunahme von 500 g in der Woche sollte weiterhin angestrebt werden. Sportliche Aktivitäten dürfen nicht ausgeführt werden, die Patientinnen dürfen aber wieder die Schule besuchen. Die Eltern sollten die Nahrungsaufnahme weiterhin kontrollieren (vgl. Abschn. 8.2.4).

Stufe 3: Gewicht zwischen 10. und 25. BMI-Altersperzentile:
Eine Gewichtszunahme von 500 g in der Woche sollte weiterhin angestrebt werden. Sportliche Aktivitäten dürfen jetzt ausgeführt werden unter der Voraussetzung, dass eine weitere Gewichtszunahme erfolgt. Die Schule darf weiterhin besucht werden. Die externe Kontrolle durch die Eltern während der Mahlzeiten sollte abgebaut werden (vgl. Abschn. 8.2.4). Die Patientinnen werden zunehmend angeleitet, die Verantwortung für eine ausgewogene Nahrungsaufnahme, eine angemessene sportliche Betätigung und ein angemessenes Freizeitverhalten selbst zu tragen.

Auch bei Patientinnen mit Bulimia nervosa ist es sinnvoll, zu Beginn der Therapie folgende Vereinbarungen zu treffen, die dann von allen Beteiligten einzuhalten sind.

Therapievereinbarungen bei Patientinnen mit Bulimia nervosa

Stufe 1: Essanfälle und aktive Maßnahmen zur Gewichtsreduktion treten mindestens zweimal in der Woche auf, Essverhalten ist stark gestört
Die Eltern sollten die Nahrungsaufnahme kontrollieren (vgl. Abschn. 8.2.4). Aufgrund des möglicherweise auftretenden Erbrechens sollte die Patientin eine halbe bis eine Stunde nach dem Essen von den Eltern oder anderen Bezugspersonen beaufsichtigt werden.

Stufe 2: Essanfälle und aktive Maßnahmen zur Gewichtsreduktion treten höchstens einmal in der Woche auf, Essverhalten ist weiterhin gestört
Die Eltern sollten das Essverhalten weiterhin kontrollieren (vgl. Abschn. 8.2.4). Die externe Kontrolle kann aber langsam abgebaut werden (z. B. kann die Patientin die Zwischenmahlzeiten allein zu sich nehmen und wird im Nachhinein von den Eltern gefragt, ob Probleme aufgetreten sind).

Stufe 3: Es treten keine Essanfälle und aktive Maßnahmen zur Gewichtsreduktion auf, Essverhalten ist noch leicht gestört
Die Patientin wird zunehmend angeleitet, die Verantwortung für eine ausgewogene Nahrungsaufnahme, eine angemessene sportliche Betätigung und ein angemessenes Freizeitverhalten selbst zu tragen.

Diese Therapievereinbarungen sollten zu Beginn der Behandlung in einem Therapievertrag schriftlich festgehalten werden und von der Patientin sowie von der Therapeutin unterschrieben werden (AB 3, 4). Die Konsequenzen, die bei Nichteinhalten des Therapievertrags eintreten, sind individuell mit der jeweiligen Patientin zu besprechen.

AB 3, 4

Beobachtung des Essverhaltens

Anamnestische Gewichtskurve. Zu Beginn der Therapie ist es hilfreich, mit der Patientin eine anamnestische Gewichtskurve zu erstellen, in der das Gewicht kurz vor Beginn der Erkrankung bis zum aktuellen Zeitpunkt dargestellt ist (AB 8). Auf der vertikalen Achse wird das Gewicht und auf der horizontalen Achse der zu untersuchende Zeitraum eingetragen. Je nach Dauer der Erkrankung werden unterschiedliche Zeiträume gewählt. Da die Patientinnen im Jugendalter manchmal erst für kurze Zeit (z. B. seit einem Jahr) unter der Essstörung leiden, ist es durchaus denkbar, die Entwicklung der Essstörung in monatlichen Abständen zu betrachten. Das folgende Beispiel zeigt eine solche Gewichtskurve.

AB 8

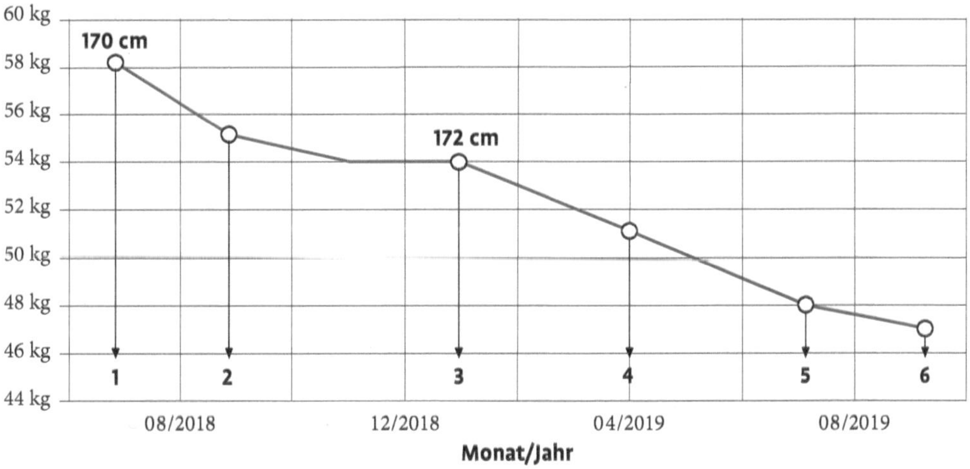

Abbildung 8.2 Therapieprotokoll: Beispiel einer anamnestischen Gewichtskurve einer Patientin mit einer restriktiven Anorexia nervosa; 14 Jahre; BMI: 15.9; BMI-Altersperzentile: 2.

Erläuterungen zu Abbildung 8.2:
Zu 1) Während des Sportunterrichts wurde die Patientin aufgrund ihrer damaligen Figur gehänselt. Daraufhin beschloss die Patientin, an Gewicht abzunehmen. Sie verzichtete auf Süßigkeiten und achtete darauf, fetthaltige Speisen zu meiden.
Zu 2) Nach den Sommerferien hatten einige Mitschüler bemerkt, dass die Patientin weniger wog. Mitschüler sowie ihre Eltern bewunderten ihre Disziplin, sie war stolz auf ihr äußeres Erscheinungsbild. Dies motivierte die Patientin, weiter an Gewicht abzunehmen.
Zu 3) Erste sexuelle Beziehung zu einem 16-jährigen Jugendlichen. Aus Angst, dem Freund nicht mehr zu gefallen, aß sie weiterhin – wenn überhaupt – kalorienarm und joggte täglich eine Stunde.
Zu 4) Der Freund trennte sich von ihr, u. a. weil er ihr Essverhalten nicht ertragen konnte. Daraufhin zog sie sich verstärkt zurück und litt unter Selbstzweifeln. Durch ihr restriktives Essverhalten, die dadurch verbundene Gewichtsabnahme und ihre sehr guten schulischen Leistungen gelang es ihr, ihre Minderwertigkeitsgefühle kurzfristig zu reduzieren.
Zu 5) Erster Kontakt mit dem Hausarzt, der die Einweisung in die Klinik befürwortete. Die Patientin konnte ihre Eltern aber davon überzeugen, die Anorexia nervosa zunächst ambulant behandeln zu lassen. Die Patientin erlebte sich zu dem Zeitpunkt schon an einzelnen Körperstellen zu dünn, wusste allerdings nicht, wie sie mehr Nahrung zu sich nehmen sollte.
Zu 6) Trotz ambulanter psychotherapeutischer Behandlung nahm sie nicht an Gewicht zu. Beginn des stationären Aufenthalts.

AB 9

Selbstbeobachtungsprotokoll. Selbstbeobachtungsprotokolle werden – analog zur Behandlung im Erwachsenenalter (vgl. Jacobi et al., 2016) – auch bei Jugendlichen mit Anorexia und Bulimia nervosa während der gesamten kognitiven Verhaltenstherapie eingesetzt. Das Selbstbeobachtungsprotokoll (AB 9) ist gegenüber anderen bereits im Erwachsenenalter bestehenden Protokollen (vgl. Jacobi et al., 2016; Legenbauer & Vocks, 2014) leicht modifiziert. Es ist etwas vereinfacht und enthält lediglich sechs Spalten. In der letzten Spalte »Sonstige« werden Aspekte eingetragen, die sich auf die individuellen Probleme und Ressourcen der Patientin beziehen. So können z. B. positive und/oder negative Ereignisse in dieser Spalte eingefügt werden. Bei der Einführung des Selbstbeobachtungsprotokolls ist es wichtig, der Patientin das Ausfüllen des Protokolls genau zu erläutern und sie zu ermutigen, dieses genau zu bearbeiten. Je nach Zielsetzung wird im Verlauf der Therapie auf unterschiedliche Aspekte fokussiert. So steht z. B. bei einer Patientin mit restriktiver Anorexia nervosa zu Beginn der Behandlung die Erfassung der aufgenommenen Nahrung im Vordergrund. Die mit dem Essverhalten in Zusammenhang stehenden Gedanken und Gefühle werden erst im Verlauf der Therapie ausführlich besprochen. Die Patientin füllt täglich ein Selbstbeobachtungsprotokoll aus und trägt jede Mahlzeit in eine der sechs vorhandenen Zeilen ein. Dadurch wird sie schon frühzeitig damit konfrontiert, dass sechs Mahlzeiten (drei Hauptmahlzeiten und drei Zwischenmahlzeiten) zu einer ausgewogenen Ernährung zählen (vgl. Abschn. 8.1.1).

Im untenstehenden Therapieprotokoll ist ein Beispiel eines Selbstbeobachtungsprotokolls dargestellt (s. Tab. 8.2). Um ein möglichst genaues Abbild von der Esssituation zu erhalten, wird die Jugendliche aufgefordert, die Situation zeitnah aufzuschreiben. Gerade Jugendliche haben oft Schwierigkeiten, das Protokoll genau auszufüllen, denn das Ausfüllen erfordert Zeit und kann die Patientin zusätzlich stigmatisieren, da sie es möglichst immer bei sich haben sollte (u. a. auch in der Schule). Darüber hinaus kann das Protokoll für die Patientin bedrohlich wirken, weil sie mit der bereits verzehrten Nahrungsmenge konfrontiert wird. Die Vor- und Nachteile des Selbstbeobachtungsprotokolls sollten daher mit der Patientin thematisiert werden. In diesem Zusammenhang sollte darlegt werden, dass das Protokoll fester Bestandteil der Therapie ist und zu unterschiedlichen Zeitpunkten mit unterschiedlicher Zielsetzung in der Therapie berücksichtigt wird. Die folgende Tabelle zeigt die unterschiedlichen therapeutischen Einsätze von Selbstbeobachtungsprotokollen während der verschiedenen Phasen der Therapie auf.

Tabelle 8.1 Therapeutischer Einsatz von Selbstbeobachtungsprotokollen während der Behandlung

Zeitpunkt der Behandlung	Behandlungsfokus
Beginn	▶ Beobachtung des Essverhaltens und der Schwere der Essstörungssymptomatik ▶ Erfassung der Motivation und Introspektionsfähigkeit der Patientin ▶ Erkennen von Auslösern (intern und extern) für das dysfunktionale Essverhalten (u. a. Nahrungsverweigerung, Essanfall, Erbrechen) ▶ Aufklärung der Eltern hinsichtlich des gestörten Essverhaltens des Kindes
Verlauf	▶ Analysieren familiärer und individueller Konflikte, die dem gestörten Essverhalten zugrunde liegen ▶ Überprüfung von Veränderungen im Zusammenhang mit dem Essverhalten ▶ Besprechung von förderlichen und hinderlichen elterlichen Verhaltensweisen im Zusammenhang mit dem Essverhalten
Ende	▶ Registrierung förderlicher Verhaltensweisen, die adäquates Essverhalten unterstützen, und Analysieren kritischer Situationen, die einen Rückfall wahrscheinlich machen ▶ Besprechung hilfreicher und hinderlicher familiärer Interaktionen im Zusammenhang mit Rückfällen

Beispiel

Besprechung des Selbstbeobachtungsprotokolls

Der 17-jährige Patient leidet seit ca. 14 Monaten unter einer restriktiven Anorexia nervosa. Er meidet fetthaltige Speisen und treibt täglich mindestens zwei Stunden Sport. Das Gewicht liegt nach der 25. Sitzung bei 62,5 kg (Größe: 184 cm; BMI: 18.4; BMI-Altersperzentile: 10).

Th: Wenn du dir das Protokoll vom 25.6. näher anschaust, was fällt dir auf?

P: Ich habe 6 Mahlzeiten am Tag gegessen. Das sieht auf den ersten Blick recht viel aus.

Th: Hm, wie viel Sport hast du denn an dem Tag getrieben?

P: Na ja, wenn ich alles zusammenzähle, waren das insgesamt dann so etwas mehr als 3 Stunden. Aber den Sportunterricht kann man eigentlich nicht so wirklich mitzählen, da machen wir ja nichts weiter als ein bisschen zu laufen und Basketball zu spielen.

Th: Was glaubst du denn, wie viel Kalorien du in der Zeit verbrannt hast?

P: Hm, ich schätze einmal so um die 1600 kcal.

Th: Und wie bist du in die Schule gekommen?

P: Mit dem Fahrrad.

Th: Das heißt, hier hast du dich auch noch einmal sportlich betätigt. Unter Berücksichtigung deiner sportlichen Leistung an dem Tag, glaubst du, dass du für deine Größe und dein Alter viel Nahrung zu dir genommen hast?

P: Naja, vielleicht war das doch gar nicht so wirklich viel …

Tabelle 8.2 Therapieprotokoll: Selbstbeobachtungsprotokoll (s. AB 9) Beispiel für ein ausgefülltes Selbstbeobachtungsprotokoll einer Patientin mit Anorexia nervosa

Zeit	Ort, Aktivität	Nahrung und Getränke	Hunger %	Gedanken, Gefühle	Sport/EA/E/LAX/DIU	Sonstige (z. B. pos. Ereignisse)
25.6., 7:00 Uhr	Zu Hause, Frühstück mit meinen Eltern	1 Portion Müsli, 1 Brötchen, 1 Glas Tee	30 %	Jetzt darf ich mir etwas gönnen	1 Stunde joggen um 6:00 Uhr	
25.6., 11:00 Uhr	Während des Unterrichts	1 Milchschnitte, 1 Birne	80 %	Habe Hunger	–	Habe eine 1 in der Deutschklausur bekommen
25.6., 13:00 Uhr	Mittagessen in der Kantine mit meinem besten Freund	1 Portion Spinat mit Ei und Kartoffeln, 1 Fl. Wasser	50 %	Habe noch etwas Hunger, aber vor dem Schulsport esse ich mich lieber nicht so voll	Schulsport (90 min)	
25.6., 18:30 Uhr	Auf dem Weg vom Hockey nach Hause	1 Müsliriegel, 1 Fl. Wasser	10 %	Ärgere mich über das verlorene Spiel	Hockeytraining (90 min)	
25.6., 19:30 Uhr	Zu Hause beim Abendbrot mit meiner Mutter und meinem Bruder	2 Scheiben Schwarzbrot mit Kräuterquark	10 %	Mein Bruder erzählt mal wieder ohne Punkt und Komma		
25.6., 21:00 Uhr	Vor dem Fernseher	10 Weintrauben, 1 Fl. Wasser	0 %	Während der Fernseher läuft, kann ich wenigstens ein paar Sit-ups machen	25 Sit-ups	

Identifikation von Auslösebedingungen für Nahrungsrestriktion, Essanfälle, Erbrechen
Mithilfe der Selbstbeobachtungsprotokolle können externe und interne Auslösebedingungen für gestörtes Essverhalten identifiziert werden. Hierfür geht die Therapeutin gemeinsam mit der Patientin die letzten Selbstbeobachtungsprotokolle durch und schaut, welche Situationen (z.B. allein zu Hause vor dem Fernseher), Personen (z.B. Gegenwart der Mutter) oder auch Nahrungsmittel (z.B. Chips, Schokolade) in der Vergangenheit häufig zusammen mit dem dysfunktionalen Essverhalten auftraten. Oft zeichnet sich ein wiederkehrendes Muster ab, bei welchem die gleichen Personen in ähnlichen Situationen einbezogen sind. Neben externen Auslösebedingungen können anhand der Selbstbeobachtungsprotokolle auch interne Auslösebedingungen herausgearbeitet werden. So ist es möglich, mithilfe des Protokolls Zusammenhänge zwischen vor der Nahrungsrestriktion (z.B. »Ich kann die große Portion Nudeln mit der fetten Soße nicht essen.«) oder vor dem Essanfall auftretenden Gedanken (z.B. »Ich habe heute schon zu viel gegessen.«) und Gefühlen (z.B. Ärger, Angst, Scham) festzustellen.

Beispiel

Besprechung externaler Auslösebedingungen

Th: Wenn wir uns die letzten drei Wochen anschauen, so hast du vor allem immer dienstags sehr wenig gegessen. Kannst du irgendeine Gemeinsamkeit an den Tagen feststellen?

P: Hm, ja ich glaube schon. Dienstags esse ich nicht in der Schule zu Mittag, weil ich nur vier Schulstunden habe. Wenn ich nach der Schule zu Hause ankomme, weiß ich nie, was ich essen soll. Ich nehme mir dann meistens nur einen Apfel und warte auf das gemeinsame Abendbrot mit meinen Eltern.

Th: Was kannst du in Zukunft in solchen Situationen machen?

P: Naja, ich kann natürlich meiner Mutter sagen, dass ich nicht in der Schule esse. Sie kocht mir dann bestimmt ein Mittagessen vor, was ich dann einfach nur aufwärmen muss.

AB 10

Verhaltensanalyse. Mithilfe von Verhaltensanalysen ist es möglich, die anhand der Selbstbeobachtungsprotokolle identifizierten Auslösesituationen zu analysieren und nach alternativen Strategien für das dysfunktionale Essverhalten zu suchen. Folgende Punkte werden im Rahmen einer Verhaltensanalyse genau untersucht (AB 10):

(1) Genaue Beschreibung des problematischen Verhaltens
(2) Genaue Beschreibung der vorausgehenden Bedingungen
(3) Genaue Beschreibung der Anfälligkeitsfaktoren
(4) Genaue Beschreibung der kurz- und langfristigen Konsequenzen

(5) Genaue Lösungsanalyse
(6) Genaue Beschreibung der Präventionsstrategien

Eine ausführliche Darstellung zur Durchführung von Verhaltensanalysen bei Jugendlichen bieten Miller et al. (2007). Im Folgenden wird ein beispielhaft ausgefülltes Arbeitsblatt zur Verhaltensanalyse dargestellt.

AB 10 **Verhaltensanalyse** 1/2

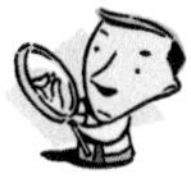

Diese Aufgabe soll dazu dienen, problematische Verhaltensweisen genau zu analysieren. Dafür ist es wichtig, dass du dir noch einmal genau die entsprechende Situation vor Augen führst, die dazu geführt hat, dass du das problematische Verhalten gezeigt hast.

(1) Problematisches Verhalten
Bitte beschreibe detailliert dein problematisches Verhalten. Was hast du genau getan, gesagt, gedacht, gefühlt?

Ich bin aus dem Haus gelaufen und habe zunächst geschrien. Ich war schrecklich traurig, fühlte mich von meinen Eltern und Freunden ungerecht behandelt. Ich dachte in dem Moment, dass mich keiner liebt. Während ich schrie bin ich zu einer Dönerbude gelaufen. Dort habe ich mir 3 Döner, eine Portion Pommes, 2 Eis und ein Liter Cola bestellt und alles innerhalb von ca. 20 Minuten an dem Stand aufgegessen. Dann bin ich kurz in eine öffentliche Toilette gegangen und habe alles erbrochen.

(2) Vorausgehende Bedingungen
Was genau passierte, bevor du das problematische Verhalten gezeigt hast? Was genau hast du in dem Moment gesagt, getan, gefühlt? Warum trat das problematische Verhalten genau zu dem Zeitpunkt auf?

Ich war gemeinsam mit meinen Eltern in der Küche. Mein Vater teilte mir zunächst mit, dass er mir nichts von seiner Business-Reise mitbringen wird, weil er sich über meine schlechten Leistungen in Geschichte (bin von der Note 2 auf 3 abgerutscht) ärgere. Daraufhin erwiderte meine Mutter, dass sie ebenfalls von der schlechten Note in Geschichte enttäuscht sei. Ich war wütend auf beide, fühlte mich ungerecht behandelt, allein und dachte, dass jetzt sogar auch meine Eltern mich nicht mehr lieben und nicht mehr hinter mir stehen. Ich habe nichts gesagt und bin sofort aus der Küche gelaufen.

(3) Anfälligkeitsfaktoren
Welche Faktoren könnten dazu beigetragen haben, dass du dich so verhalten hast? Berücksichtige bitte folgende Punkte: Essverhalten, Schlaf, körperliche Erkrankungen, intensive Gefühle (z. B. Angst, Ärger, Traurigkeit, Einsamkeit), stressreiche Situationen, die dem Verhalten vorausgingen.

An dem Tag habe ich die Zwischenmahlzeit am Nachmittag weggelassen und war daher sehr hungrig. Die Nacht zuvor hatte ich schlecht geschlafen, da ich mich zuvor am Telefon mit meinem Freund gestritten habe. Ich dachte, dass er mich nicht mehr liebt und mich mit einer meiner Freundinnen betrügt. Ich fühlte mich nicht mehr geliebt, war traurig und habe im Bett viel geweint.

Jaite • Salbach • Jacobi: Anorexia und Bulimia nervosa im Jugendalter. Weinheim: Beltz, 2024

AB 10 **Anamnestische Gewichtskurve** 2/2

(4) Konsequenzen
Überlege genau, was nach dem problematischen Verhalten folgt. Was genau hast du kurzfristig und langfristig gedacht, gefühlt, welche körperlichen Symptome hast du bei dir gespürt und wie hast du dich verhalten? Wie haben andere Personen kurz- und langfristig reagiert?

kurzfristig:

Während des Essanfalls mit anschließendem Erbrechen spürte ich eine Erleichterung. Mir ging es in dem Moment sehr gut, meine Anspannung ging zurück, ich fühlte mich frei und dachte, dass mir das Essen gut tut. Ich dachte, dass ich das jetzt brauche, da mich alle (Vater, Mutter, Freund) schlecht behandeln und mich eh nicht wirklich lieben.

langfristig:

Ich schäme mich für den Essanfall und das Erbrechen und ärgere mich, dass ich so viel Geld für das Essen ausgegeben habe. Ich fühle mich nutzlos und denke, dass ich mein Leben nicht auf die Reihe kriege.

(5) Lösungsanalyse
Schaue dir noch einmal genau die Verhaltensanalyse an. An welcher Stelle hättest du das problematische Verhalten umgehen können, wenn du dich anders verhalten hättest?

Ich hätte meinen Eltern sagen sollen, dass ich mich von ihnen ungerecht behandelt fühle. Ich hätte nicht zum Döner-Imbiss laufen sollen, sondern folgende kurzfristige Strategien anwenden sollen:

- Laut Musik hören, evtl. kalt duschen;
- Meine engste Freundin anrufen oder direkt zu ihr gehen.

(6) Präventionsstrategien
Wie hättest du deine Anfälligkeit reduzieren können und die Wahrscheinlichkeit minimieren können, dass das problematische Verhalten nicht eintritt?

- Ich hätte ausgewogen und variationsreich essen sollen.
- Mit meinem Freund hätte ich direkt über meine Befürchtungen sprechen sollen, bevor ich mich ins Bett lege.

Jaite • Salbach • Jacobi: Anorexia und Bulimia nervosa im Jugendalter. Weinheim: Beltz, 2024

Interventionen zur Veränderung des Essverhaltens

Individueller Ernährungsplan. Der Patientin werden noch einmal Informationen zur ausgewogenen Ernährung (vgl. Abschn. 8.1.1) vermittelt. Ihr wird dargelegt, dass zur Einhaltung des Therapievertrags (AB 3, 4) eine kontinuierliche und variationsreiche Nahrungsaufnahme erforderlich ist. Gemeinsam mit der Patientin wird ein individueller Ernährungsplan erstellt, der die für das Alter und Geschlecht benötigte Energiezufuhr vorsieht (s. u. sowie INFO 6, 7). Die Therapeutin sollte im Verlauf der Therapie den Ernährungsplan individuell an den Energiebedarf der Patientin anpassen (vgl. Abschn. 8.1.1).

AB 3, 4

INFO 6, 7

Therapieprotokoll: Beispiel eines individuellen Ernährungsplans einer Patientin mit einer restriktiven Anorexia nervosa; 16 Jahre; BMI-Altersperzentile: 8

Ernährungsplan für einen Tag mit ca. 2400 Kalorien:

Frühstück:
- 1 ½ Vollkornbrötchen oder -brot
- Streichfett (Butter)
- Marmelade o. Ä. und 2 Scheiben Edamer (45 % Fett)
- 1 große Tasse Milch und 1 Teelöffel Kakao
- 1 Tasse Tee

2. Frühstück:
- 1 Himbeerjoghurt (3,5 % Fett)
- 1 großes Glas Saftschorle

Mittagessen:
- 200 g Geschnetzeltes (Hähnchenbrust), 80 g Nudeln
- 1 Schälchen Salat
- 1 Fruchtquark (10 % Fett)
- 1 Tasse Tee oder Mineralwasser

Zwischenmahlzeit:
- 1 Stück Obst
- Süßigkeiten (1 Schokoladenriegel)

Abendessen:
- 2 Scheiben Vollkornbrot oder -brötchen
- Streichfett (Butter)
- 1 Scheibe Edamer (45 % Fett) und zwei Scheiben Schinken
- 1 Schälchen Salat
- 1 großes Glas Saftschorle

Spätmahlzeit:
- 1 Stück Obst
- 1 Fruchtjoghurt (3,5 % Fett)
- 1 Tasse Tee oder Mineralwasser

Patientinnen mit Anorexia nervosa. Ernährungspläne stoßen bei Patientinnen mit Anorexia nervosa oft zunächst auf Ablehnung, u. a. aufgrund der großen Angst vor einer Gewichtszunahme. Die Therapeutin sollte diesen Punkt mit der Patientin genau besprechen, nochmals auf die Notwendigkeit der Gewichtssteigerung hinweisen und evtl. erneut auf die Vor- und Nachteile der Anorexia nervosa eingehen (vgl. Abschn. 8.1).

INFO 4

Bei Patientinnen mit Anorexia nervosa erhöht sich bei vermehrter Nahrungsaufnahme im Verlauf auch der Stoffwechselumsatz (INFO 4). Um weiterhin an Gewicht zuzunehmen, benötigt die Patientin nun eine höhere Energiezufuhr. Hat eine Patientin z. B. bis zur 3. BMI-Altersperzentile im Durchschnitt kontinuierlich 500 g an Gewicht zugenommen und stagniert seit Erreichen der 3. BMI-Altersperzentile ihr Gewicht, so ist dies bei konsequentem Einhalten des individuellen Ernährungsplans evtl. auf den nicht ausreichenden Energiebedarf zurückzuführen. Diese Tatsache sollte ausführlich mit der Patientin besprochen werden und gegebenenfalls eine Erhöhung der Energiezufuhr angestrebt werden.

Patientinnen mit Bulimia nervosa. Auch bei dieser Patientinnengruppe ist der Patientin zu vermitteln, wie wichtig die Einhaltung des individuellen Ernährungsplans zur Normalisierung des Essverhaltens ist. Patientinnen mit Bulimia nervosa sollen mithilfe ihres Ernährungsplans die Erfahrung machen, dass eine regelmäßige und ausgewogene Nahrungsaufnahme zu einem Rückgang der Essanfälle führt und nicht unbedingt eine Gewichtszunahme nach sich zieht.

Der Patientin kann zusätzlich das Informationsblatt 8 vorgelegt werden, auf dem Hinweise zur Normalisierung des Essverhaltens gegeben werden.

INFO 8

Beispiel

Ernährungsplan

Die 16-jährige Patientin leidet seit ca. 16 Monaten unter einer restriktiven Anorexia nervosa und ist seit fünf Wochen in psychotherapeutischer Behandlung. Das Gewicht liegt bei 47 kg (Größe: 168 cm; BMI: 16.7; BMI-Altersperzentile: 2).

P: Ich werde es niemals schaffen, den Ernährungsplan einzuhalten. So viel habe ich schon seit langem nicht mehr gegessen.

Th: Ich kann mir gut vorstellen, dass du derzeit das Gefühl hast, die sechs Mahlzeiten nicht zu schaffen.

P: Ja, da habe ich sofort den Gedanken, dass ich viel zu schnell an Gewicht zunehme und die Gewichtszunahme nicht mehr kontrollieren kann.

Th: In der letzten Zeit hast du deiner Familie und deinen Freunden gezeigt, dass du durchaus in der Lage bist, die Nahrungsaufnahme zu kontrollieren. Du hast es geschafft, innerhalb von acht Monaten 11 kg abzunehmen und hast seitdem nicht mehr an Gewicht zugenommen.

P: Hm, da haben Sie Recht. Allerdings habe ich auch nicht viel gegessen.

Th: Ja, das stimmt. Derzeit bist du mit deinem Gewicht allerdings im weit unterdurchschnittlichen lebensbedrohlichen Bereich, sodass du dringend an Gewicht zunehmen musst. Ich würde gerne mit dir zusammenarbeiten und dir dabei helfen, deine Magersucht zu besiegen. Dies bedeutet aber auch, dass du den Therapievertrag einhältst, der u. a. eine regelmäßige und ausgewogene Ernährung vorsieht.

P: Ja, das möchte ich ja auch. Ich habe den Vertrag ja auch unterschrieben und brauche Ihre Hilfe. Ich weiß aber nicht, wie ich zu Hause so viel essen soll.

Th: Wie mit deinen Eltern bereits besprochen, werden sie dir dabei helfen. Solange du noch auf der 1. Stufe bist, achten sie darauf, dass du den Ernährungsplan einhältst und genügend Nahrung zu dir nimmst, um langfristig dein Zielgewicht zu erreichen. Sobald du wieder gelernt hast, ausreichend und ausgewogen Nahrung zu dir zu nehmen, kannst du die Verantwortung für die Nahrungsaufnahme wieder selbst in die Hand nehmen.

P: Gut, ich werde versuchen, den Plan einzuhalten.

Verbotene Nahrungsmittel. Nicht nur in der kognitiven Verhaltenstherapie bei erwachsenen Patientinnen mit Anorexia und Bulimia nervosa (Jacobi et al., 2016; Legenbauer & Vocks, 2014), sondern auch bei Jugendlichen stellt die Reduktion verbotener Nahrungsmittel ein Ziel der Behandlung dar. Dafür wird die Patientin aufgefordert, die Lebensmittel auf das Arbeitsblatt 11 zu schreiben, die sie sich derzeit verbietet oder die sie nach dem Essen erbricht. In einem zweiten Schritt soll sie angeben, warum sie sich dieses Nahrungsmittel verbietet (vgl. Legenbauer & Vocks, 2014). Nachdem die Liste erstellt wurde, wird sie gebeten, die Liste schrittweise abzubauen. Die Patientin wird daher aufgefordert, sich ein verbotenes Nahrungsmittel aus ihrer Liste herauszusuchen und es während der nächsten Woche zu verzehren. Gelingt es ihr, dieses Nahrungsmittel angstfrei und regelmäßig zu essen, kann es von der verbotenen Liste gestrichen werden.

AB 11

Exposition gegenüber verbotenen Nahrungsmitteln. Die im vorliegenden Manual dargestellten Expositionsübungen für Jugendliche mit Anorexia und Bulimia nervosa lehnen sich an die Darstellung der Nahrungsmittelkonfrontation aus dem Manual von Tuschen-Caffier und Florin (2012) an. Bei der Konfrontation sollte ein graduelles Vorgehen gewählt werden, wobei darauf zu achten ist, dass die erste Übungssituation nicht zu schwierig, aber auch nicht zu leicht ist. Die ersten Expositionen erfolgen am besten im Rahmen einer Therapiestunde. Im Verlauf soll die Patientin lernen, die Konfrontationsübung in Abwesenheit der Therapeutin durchzuführen. Es sollte der Patientin jedoch die Möglichkeit gegeben werden, bei auftretenden Ängsten und Problemen die Therapeutin telefonisch zu kontaktieren (vgl. Abschn. 8.3).

Exposition bei Jugendlichen mit Anorexia nervosa. Ziel der Konfrontationsübung ist, dass die Patientin durch die Konfrontation mit »verbotenen« Nahrungsmitteln langfristig einen Rückgang der Angst- und/oder Ekelgefühle vor diesen Nahrungsmitteln verspürt. Sie soll die Erfahrung machen, dass keine sofortige negative Veränderung des Körpers nach dem Verzehr einer solchen »verbotenen« Nahrung erfolgt. Des Weiteren soll sie erkennen, dass das unangenehme »Völlegefühl« durch das Anwenden kurzfristiger Strategien nach dem Verzehr der »verbotenen« Nahrung (z. B. direkt nach dem Essen mit Freundin telefonieren und sich dadurch ablenken) langsam verschwindet.

Im ersten Schritt werden der Patientin das Ziel und das Vorgehen der Konfrontationsübung genau erläutert. Es ist wichtig, dass die Patientin den Sinn und den Ablauf der Expositionsübung verstanden hat und mit der Durchführung einverstanden ist. Im Anschluss nennt die Patientin Nahrungsmittel, die sie für sich als »verboten« deklariert (z. B. Schokolade, Pommes, Streuselschnecke, Cola) und die bei ihr Angst- und/oder Ekelgefühle auslösen, wenn sie aufgefordert wird, diese zu essen. Der Patientin wird mitgeteilt, bis zur nächsten Stunde ein für sie als »verboten« angesehenes Lebensmittel (z. B. Streuselschnecke) in die Therapie mitzubringen. Mit dem »verbotenen« Lebensmittel wird sie dann während der Exposition langanhaltend konfrontiert. Während der Stunde erhält sie die Aufgabe, die Streuselschnecke genau zu betrachten, an ihr zu riechen, abzubeißen und aufzuessen sowie die Geschmacksempfindung zu beschreiben. Die gemachten Erfahrungen sollte sie der Therapeutin mitteilen. Nachdem sie die Streuselschnecke gegessen hat, sollte sie sich mithilfe der Therapeutin ablenken (z. B. ein Spiel spielen oder über den letzten schönen Urlaub sprechen). Die Ablenkungsstrategie sollte solange fortgeführt werden, bis es zu einem Abfall des Völlegefühls und der Angst- und/oder der Ekelgefühle gekommen ist. Eventuell sollte sich die Patientin am Ende der Übung noch einmal auf die Waage stellen, um zu erfahren, dass die von ihr befürchtete, extreme Gewichtszunahme nicht eingetreten ist. Während der Übung fragt die Therapeutin die Patientin mehrmals, wie stark die Angst- und/oder Ekelgefühle sowie das Völlegefühl bei der Patientin sind. Die Patientin trägt dann das Ausmaß ihrer Gefühle in die Grafik auf Arbeitsblatt 12 ein. Im Anschluss erfolgt die Nachbesprechung der Konfrontationsübung, bei der das Arbeitsblatt 12 ebenfalls berücksichtigt werden sollte. AB 12

Beispiel

Nahrungsmittelkonfrontation bei Anorexia nervosa

Eine 14-jährige Patientin mit Anorexia nervosa (Gewicht: 42,5 kg; Größe: 161 cm; BMI: 16.4; BMI-Altersperzentile: 5) wird von der Therapeutin gebeten, eine für sie als »verboten« eingestufte Nahrung mitzubringen. Sie sitzt der Therapeutin gegenüber und hat einen Schokoladenriegel mitgebracht, der auf dem Tisch zwischen ihr und der Therapeutin liegt. Das Arbeitsblatt 12 liegt ebenfalls auf dem Tisch, auf dem sie zu verschiedenen Zeitpunkten einträgt, wie stark ihre Angst- und/oder Ekelgefühle sowie ihr Völlegefühl sind.

P: Ich habe heute den Schokoriegel mitgebracht. Ich finde ihn ziemlich eklig und möchte ihn eigentlich nicht essen.

Th: Was findest du an dem Schokoriegel eklig?

P: Hm, ich finde die Schokolade eklig und denke gleich, dass ich davon zunehme. Ich weiß ja, dass ich an Gewicht zunehmen muss, aber ich habe Angst, dass die Gewichtszunahme zu schnell erfolgt und dass ich sie dann nicht mehr kontrollieren kann.

Th:	Du hast in der letzten Zeit kontinuierlich max. 400 g an Gewicht zugenommen. Hast du währenddessen eine für dich »verbotene« Nahrung gegessen?
P:	Ja, z. B. habe ich schon einmal Milchreis gegessen.
Th:	Und hast du plötzlich viel mehr an Gewicht zugenommen?
P:	Nein, da haben Sie Recht.
Th:	Schaue dir bitte ganz genau den Schokoriegel an und beschreibe, was du siehst.
P:	Er ist braun und etwas länglich. Ich finde, dass er eklig aussieht.
Th:	Wie stark ist dein Ekelgefühl gerade? Ich möchte gerne, dass du das Ekelgefühl hier in die Grafik einträgst. 100 heißt, dass das Ekelgefühl extrem ist und bei 0 ist das Ekelgefühl nicht vorhanden.
P:	Hm, so bei 85.
Th:	Bitte rieche jetzt einmal daran.
P:	Das riecht nach Kakao.
Th:	Ist das etwas Angenehmes?
P:	Nein, überhaupt nicht. Ich finde es eklig.
Th:	Wie stark ist dein Ekelgefühl jetzt?
P:	Es liegt so bei 90.
Th:	Beiße nun ein Stück ab und beschreibe, wie es schmeckt.
P:	Es schmeckt schrecklich süß und der Karamell klebt so an den Zähnen. Ich finde es sehr eklig.
Th:	Rieche noch einmal daran.
P:	Es riecht immer noch nach Kakao, aber nicht mehr so intensiv.
Th:	Beiße noch mal ein Stück ab.
P:	Nichts Neues, ich finde es immer noch eklig.
Th:	Wie stark ist denn das Ekelgefühl?
P:	Vielleicht etwas schwächer, so bei 80?
Th:	Und wie stark ist dein Völlegefühl?
P:	Ich fühle mich jetzt schon ziemlich voll. Das heißt so bei 75.

Nachdem der Schokoladenriegel von der Patientin aufgegessen wurde:

Th: Nachdem du den Schokoriegel nun gegessen hast, wie stark ist das Ekelgefühl?

P: Es ist etwas weniger, so bei 70.

Th: Und wie stark ist dein Völlegefühl?

P: Ich fühle mich extrem voll, d. h. so bei 99.

Nachdem die Patientin sich mithilfe der Therapeutin abgelenkt hat:

Th: Wie stark sind jetzt nach dem Spiel noch dein Ekel- und Völlegefühl?

P: Hm, ich fühle mich zwar noch voll, aber das Völlegefühl ist schon weniger geworden. Ich würde sagen, es liegt so bei 50. Das Ekelgefühl ist ebenfalls heruntergegangen und liegt so bei 45.

Exposition bei Patientinnen mit Bulimia nervosa. Patientinnen sollen lernen, nach der Konfrontation mit »verbotenen« Nahrungsmitteln keinen Essanfall zu erleiden und/oder zu erbrechen. In der Regel handelt es sich meistens um kalorienreichere Nahrungsmittel wie z. B. Schokolade, Kekse, Burger. Vor Beginn der Exposition sollte die Intervention – analog zur Exposition bei Anorexia nervosa – gut vorbereitet sein. Der Patientin sollte das Ziel der Konfrontationsübung erläutert werden. Die Therapeutin sollte der Patientin mitteilen, dass die Konfrontation mit dem »verbotenen« Nahrungsmittel so lange dauert, bis eine Habituation des übermäßig starken Essbedürfnisses eintritt. Im Anschluss wird die Patientin aufgefordert, eine verbotene Nahrung (z. B. einen Burger) mit in die Therapie zu bringen. Danach wird die Patientin angeleitet, den Burger genau zu betrachten, an ihm zu riechen, kleine Bissen zu nehmen und den Geschmack des Burgers zu verbalisieren. Während der Konfrontationsübung wird die Patientin mehrmals aufgefordert, ihr Verlangen, den Burger zu essen, einzuschätzen und in die Grafik zu zeichnen (AB 13). Die Therapeutin sollte die Exposition so lange fortführen, bis ein Abfall des Verlangens erreicht wurde. Abschließend wird die Konfrontationsübung mit der Patientin besprochen (vgl. Tuschen-Caffier & Florin, 2012). Bei Patientinnen mit aktiver Anorexia nervosa kann diese Übung evtl. ebenfalls durchgeführt werden.

AB 13

Hinweise zur Nahrungsmittelkonfrontation bei Jugendlichen

Bei Jugendlichen sollten folgende Punkte bei der Planung und Durchführung von Konfrontationsübungen in vivo berücksichtigt werden:

- Die Konfrontationsübung muss an die Essstörungssymptomatik angepasst sein.
- Die Patientin muss über das Ziel und den Ablauf der Konfrontationsübung aufgeklärt werden und mit der Durchführung einverstanden sein.
- Es muss genügend Zeit für die Konfrontationsübung vorhanden sein, damit Craving-Gefühle bei Patientinnen mit Purging-Verhalten und Angst-/Ekelgefühle bei Patientinnen mit restriktivem Essverhalten möglich sind. Nur so kann eine Reduk-

tion der Angst und/oder des Ekels bzw. des Craving-Verhaltens in der Situation erlebt werden.

- Ein deutlicher Anstieg und Abfall des Craving-Verhaltens bzw. ein deutlicher Anstieg und Abfall der Angst und/oder des Ekels sollten die Ziele der Interventionen sein.
- Die Jugendliche sollte für das Durchführen der Übung und das Ertragen von Craving, Angst und/oder Ekel verstärkt werden und zur Selbstverstärkung ermutigt werden.

AB 10

Interventionen zur Reduktion von Essanfällen und Erbrechen

Analyse von Auslösesituationen. Mithilfe von Verhaltensanalysen (AB 10) können Auslöser für Essanfälle und Erbrechen gefunden werden, die Funktionen von Essanfällen herausgearbeitet werden und nach Lösungsmöglichkeiten und Strategien zur Reduktion dieses dysfunktionalen Verhaltens gesucht werden. Essanfälle und Erbrechen können durch folgende Auslöser hervorgerufen werden:

- Unregelmäßige und unausgewogene Nahrungsaufnahme;
- Individuelle und familiäre Problembereiche. Daraus ergeben sich folgende Interventionen.

Etablierung eines geregelten, ausgewogenen Essverhaltens. Da Diätverhalten und Fasten Auslöser von Essanfällen und Erbrechen sind, stellt die Etablierung eines regelmäßigen und ausgewogenen Essverhaltens ein wichtiges Therapieziel dar. Es sollte gemeinsam mit der Patientin anhand der Selbstbeobachtungsprotokolle überprüft werden, ob Essanfälle und Erbrechen Folge von einseitiger reduzierter Nahrungsaufnahme sind (vgl. Abschn. 8.1.1). Isst die Patientin weiterhin unausgewogen und hat längere Phasen, in denen sie keine Nahrung zu sich nimmt, so sollte ihr Essverhalten mithilfe der Selbstbeobachtungsprotokolle und der Verhaltensanalysen untersucht werden. Mittels der oben dargestellten Interventionen sollte sie dazu ermutigt werden, sich ausgewogen und variationsreich zu ernähren und alle Mahlzeiten einzuhalten. Das bereits beschriebene Informationsblatt 8 zur regelmäßigen Nahrungsaufnahme kann hier nochmals mit der Patientin besprochen werden. Gegen Ende der Behandlung sollte die Patientin fähig sein, sich adäquat mit Essen und Trinken auseinanderzusetzen und die in Informationsblatt 8 beschriebenen Hilfen nicht mehr benötigen (z. B. Überlege dir vor dem Essen, was du nach dem Essen tun wirst, vielleicht spazieren gehen.).

INFO 8

Kurzfristige Strategien. Mit der Patientin können spezielle kurzfristige Strategien zum Umgang mit kritischen Situationen erarbeitet werden. Es handelt sich hierbei um schnell anwendbare Techniken, die zur Reduktion der Anspannung führen bzw. die Gier nach dem Verzehr von Nahrungsmitteln minimieren. Folgende Strategien können analog der Behandlung von Jugendlichen mit selbstverletzendem Verhalten (Miller & Rathus, 2007) eingesetzt werden.

Kurzfristige Strategien zum Abbau von Essanfällen und Erbrechen

- Sich ablenken durch:
  - Aktivitäten (sich mit etwas beschäftigen)
  - Unterstützung anderer (Hilf z. B. einem Freund bei den Hausaufgaben)
  - Gefühle ersetzen (Mache etwas, was andere Gefühle erzeugt, z. B. Musik hören, lesen, einen schönen Film schauen)
  - Gedanken (Beschäftige dich gedanklich mit konkreten Aufgaben wie z. B. wiederhole die Wörter eines Liedes oder zähle rückwärts von 100 bis 0)
  - Körperempfindungen (Setze dich starken, nicht selbstverletzenden Reizen aus wie z. B. kalt duschen)
- Sich beruhigen mithilfe der fünf Sinne durch:
  - Sehen (Betrachte ein Kunstwerk oder die Leute auf der Straße)
  - Hören (Höre dir deine Lieblingsmusik an; achte auf die Geräusche, die du in der Natur wahrnimmst)
  - Riechen (Creme dich mit deiner Lieblingscreme ein; zünde eine Duftkerze an)
  - Fühlen (Dusche oder Bade; streichle dein Haustier; bürste deine Haare; umarme dich oder lass dich umarmen; trage Kleidungsstücke, in denen du dich wohlfühlst)
- Den Augenblick verbessern durch:
  - Fantasie (Stelle dir etwas Angenehmes vor, erinnere dich an schöne Erlebnisse)
  - Innerer sicherer Ort (Begib dich an einen inneren sicheren Ort, wo du Ruhe hast und dich niemand verletzen kann)
  - Sinn geben (Richte deine Aufmerksamkeit auf alle positiven Aspekte, die du finden kannst)
  - Entspannung (Atme tief durch, mache Entspannungsübungen, nimm ein warmes Bad)
  - Ermutigung (Mache dir selbst Mut; wiederhole »ich kann es aushalten«, »ich werde es schaffen«)

Diese Strategien können ebenfalls bei Patientinnen mit restriktiver Anorexia nervosa in kritischen Situationen hilfreich sein und sollten auch hier eingesetzt werden. So kann das Einsetzen von Ablenkungsreizen für einige Patientinnen z. B. kurz vor bzw. nach einer Nahrungsaufnahme zu einer Reduktion von Anspannung und Unruhe führen.

Langfristige Strategien. Häufig zeigt sich in Verhaltensanalysen, dass die Auslöser der Essanfälle mit anschließendem Erbrechen Folge individueller Problembereiche (z. B. mangelndes Selbstwertgefühl, fehlende Ablösung vom Elternhaus, unzureichende soziale Fähigkeiten) und/oder familiärer Probleme (z. B. Laissez-faire-Erziehungsstil, stark kontrollierendes Elternhaus, Eheprobleme; vgl. Abschn. 8.2.5) sind. Die Auseinandersetzung mit den der Bulimia oder der aktiven Anorexia nervosa zugrunde liegenden Problemen und Konflikten stellt einen wesentlichen Bestandteil der Therapie dar und ist in den Abschnitten 8.1.4 sowie 8.2.5 dargestellt.

8.1.4 Veränderung von Problembereichen und dysfunktionalen Kognitionen

Veränderung individueller und familiärer Problembereiche. Jacobi et al. (2016) erwähnen, dass die Bearbeitung individueller Konflikte in der verhaltenstherapeutischen Behandlung erwachsener Patientinnen mit Anorexia und Bulimia nervosa essenziell ist. Im Jugendalter stellt die Analyse individueller und familiärer Problemebereiche ebenfalls einen wichtigen Behandlungsschwerpunkt dar. Da das therapeutische Vorgehen jedoch weniger spezifisch ist, wird hier lediglich kurz exemplarisch auf die Bearbeitung individueller und familiärer Problembereiche eingegangen. Dabei wird in der kognitiven Verhaltenstherapie bei Jugendlichen häufig das Problemlösetraining angewandt (D'Zurilla & Goldfried, 1971). Mithilfe von Verhaltensanalysen lassen sich problematische Situationen zuvor eingehend analysieren (vgl. Abschn. 8.1.3, *Verhaltensanalyse*).

Identifikation individueller und familiärer Problembereiche. Es konnten typische individuelle Problembereiche herausgearbeitet werden (vgl. Kap. 4), die des Öfteren bei Patientinnen mit Anorexia und Bulimia nervosa auftreten. Sie sind allerdings nicht als essstörungsspezifisch anzusehen und durchaus auch bei jugendlichen Patientinnen mit anderen Störungsbildern anzutreffen. Zu den Problembereichen zählen eine unzureichende Selbstakzeptanz und vermindertes Selbstvertrauen, eine ungenügende soziale Kompetenz sowie ein unzureichendes soziales Netz. Des Weiteren haben Patientinnen mit Anorexia und Bulimia nervosa Schwierigkeiten, Emotionen bei sich wahrzunehmen und diese zu verbalisieren. Häufig fällt es ihnen schwer, negative Emotionszustände auszuhalten und sich selbst zu beruhigen. Das Streben nach Perfektionismus und überhöhte Leistungsansprüche treten verstärkt bei dieser Patientinnengruppe auf. Gerade Patientinnen mit Anorexia nervosa zeigen oft ein hohes Ausmaß an Perfektionismus. Bei Patientinnen mit Anorexia nervosa wird häufig ein überhöhtes Bedürfnis nach Kontrolle und bei bulimischen Patientinnen ein verstärktes impulsives Verhalten wahrgenommen.

Auch wenn die Befundlage zu familiären Interaktionen bei Patientinnen mit Anorexia und Bulimia nervosa nicht eindeutig ist, so werden folgende familiäre Probleme bei dieser Patientinnengruppe vermehrt beobachtet: Missachtung individueller Grenzen zwischen den Familienmitgliedern, verstärkte Abhängigkeit von der Familie und starke Orientierung an Normen und Leistungen. Bei Patientinnen mit Anorexia nervosa wird das Vermeiden von Konflikten, die starke Harmoniebetonung und bei bulimischen Patientinnen das Austragen heftiger Konflikte ohne Lösung und verstärktes Auftreten impulsiver Verhaltensweisen häufig benannt (vgl. Kap. 4).

AB 10, 19

Quellen zur Identifikation von Problembereichen. Neben der Durchführung von Verhaltensanalysen (vgl. Abschn. 8.1.3, 8.2.5 sowie AB 10, 19) können Problembereiche ebenfalls durch verbale und nonverbale Verhaltensweisen der Patientin und durch die Beobachtung der familiären Interaktion aufgedeckt werden. Durch das Explorieren biografisch bedeutsamer positiver (z. B. Schulwechsel, erster Urlaub ohne Eltern, erste große Liebe) und negativer Ereignisse (z. B. Krankheit, Verlusterlebnisse, Traumata) können ebenfalls Problembereiche identifiziert werden.

Die Problembereiche treten sowohl bei Patientinnen mit Anorexia als auch mit Bulimia nervosa oft erst an die Oberfläche, wenn das Gewicht sich einigermaßen stabilisiert bzw. die Essanfälle und das Erbrechen sich minimiert haben.

Beispiel

Trennung der Eltern

Die 14-jährige Patientin leidet seit ca. einem Jahr unter einer restriktiven Anorexia nervosa. Sie ist Einzelkind und lebt mit ihren Eltern zusammen. Zu Beginn der Therapie wiegt sie 40,5 kg (Größe: 162 cm; BMI: 15,4; BMI-Altersperzentile: 1). Sie ist wenig motiviert und krankheitseinsichtig. Die Patientin betont ausdrücklich, dass es ihr sehr gut geht und sie nur auf Wunsch der Eltern zum Erstgespräch gekommen ist. Sie erlebt ihren Körper zwar an einigen Stellen als zu dünn, möchte aber nicht an Gewicht zunehmen.

Zu den Eltern hat sie eine enge Beziehung und äußert, dass sich durch die Erkrankung die Beziehung vor allem zu ihrer Mutter intensiviert habe. Auch die Beziehung zu ihrem Vater sowie die Beziehung zwischen den Eltern betrachtet sie als sehr harmonisch. Nach intensiver Motivationsarbeit kann sich die Patientin auf die Therapie einlassen, nimmt im Verlauf zwar zunächst an Gewicht zu, stagniert aber dann bei einem Gewicht von 42 kg (BMI: 16; BMI-Altersperzentile: 3).

Anhand der Interaktion der einzelnen Familienmitglieder im Rahmen der therapeutischen Gespräche zeigt sich deutlich, dass die nach außen betonte Harmonie durch schwerwiegende partnerschaftliche Konflikte gekennzeichnet ist. Die Erkrankung der Tochter hat die virulenten Partnerschaftskonflikte der Eltern »auf Eis gelegt«, da die Genesung der einzigen Tochter Vorrang hat. Durch die Essstörung hält die Patientin die eigentlich »zerrüttete« Ehe der Eltern aufrecht. Würde sie die Krankheit aufgeben, so würde dies wahrscheinlich die Trennung der Eltern zur Folge haben. Die Thematisierung dieses familiären Konflikts ist neben den essstörungsspezifischen Behandlungselementen zentraler Bestandteil der Therapie.

Bearbeitung der Problembereiche. Die mithilfe der Verhaltensanalyse identifizierten Problembereiche lassen sich je nach Art des Problems unterschiedlich bearbeiten. So können die Verbesserung des Selbstwerts, die Steigerung der verbalen Kommunikationsfähigkeit, der Aufbau sozialer Kompetenzen, die Emotionsregulation oder die Verbesserung der Problemlösefähigkeit im Zentrum der Behandlung stehen. Da es sich hierbei nicht um essstörungsspezifische Behandlungsbausteine handelt, wird hier auf andere Manuale verwiesen (Dresbach & Döpfner, 2019; Döpfner & Walter, 2009;

Hinsch & Pfingsten, 2015; Lübben & Pfingsten, 1999; Miller et al., 2007; Potreck-Rose & Jacob, 2019; Walter et al., 2007). Ebenfalls kann die Veränderung von Grundüberzeugungen (z. B. »Ich muss in allen Bereichen ein perfektes Bild abgeben, damit mich die Leute mögen.«) und automatischen Gedanken zu Gewicht, Körper und Einstellungen der eigenen Person (z. B. »Wenn ich ein Stück Schokolade esse, nehme ich sofort zu.«) im Zentrum stehen (vgl. Abschn. *Veränderung dysfunktionaler Kognitionen*).

Sobald Problembereiche identifiziert werden, bei denen einzelne Familienmitglieder involviert sind, so sind diese in die Gespräche einzubeziehen. Die in Abschnitt 8.2.5 dargestellten Möglichkeiten zur Bearbeitung familiärer Konflikte sollten dann Berücksichtigung finden.

Beispiel

Selbstwertsteigerung und Training sozialer Kompetenzen

Die 13-jährige untergewichtige Patientin (Gewicht: 38,9 kg; Größe: 158 cm; BMI: 15,6; BMI-Altersperzentile: 3) leidet unter starken Minderwertigkeitsgefühlen, Selbstzweifeln und sozialer Unsicherheit. Sie besucht die 7. Klasse und zeigt dort sehr gute Leistungen. Sie wirkt sehr jung für ihr Alter und hat nur wenig Kontakt zu Gleichaltrigen, was sie sehr belastet. Sie hat zwei ältere dominante Schwestern und lebt gemeinsam mit ihnen sowie der ebenfalls dominanten Mutter in einer Großstadt. Die Eltern sind seit sechs Jahren getrennt, zum leiblichen Vater besteht nur unregelmäßiger Kontakt, was die Patientin bedauert. Essen, Figur und Gewicht spielen in der Familie eine große Rolle. Diäten werden von der Mutter und den älteren Schwestern häufig erfolglos durchgeführt. Durch die Nahrungsrestriktion und die daraus resultierende Gewichtsabnahme versucht sie, ihre soziale Unsicherheit zu kompensieren. Wesentliche Bestandteile der therapeutischen Behandlung über die essstörungsspezifischen Behandlungsbausteine hinaus sind neben Interventionen zur Steigerung des Selbstwertgefühls ein Training sozialer Kompetenzen sowie die Bearbeitung familiärer dysfunktionaler Interaktionen (s. Abschn. 8.2.5).

Zielerreichungsskalierung (goal-attainment-scaling). Die Zielerreichungsskalierung (Kiresuk & Sherman, 1968) kann sowohl im einzeltherapeutischen als auch im familientherapeutischen Setting (s. Abschn. 8.2.5) zur Bearbeitung individueller bzw. familiärer Probleme eingesetzt werden. Es handelt es sich um ein strukturiertes Vorgehen zur Lösung selbst definierter Problembereiche.

Bei diesem Vorgehen wird vorausgesetzt, dass die Patientin in der Lage ist, Problemsituationen bei sich wahrzunehmen. Es fällt Jugendlichen oft schwer, konkrete Probleme zu benennen. Aus diesem Grund ist es durchaus möglich, dass die Therapeutin zunächst typische Problemsituationen nennt, die häufig bei jugendlichen Patientinnen mit Anorexia und Bulimia nervosa anzutreffen sind.

Probleme, die häufig bei essgestörten Jugendlichen anzutreffen sind

- Mangelndes Selbstwertgefühl
- Unsicherheit und Ängstlichkeit in sozialen Situationen
- Defizite in der Kommunikationsfähigkeit
- Überhöhte Leistungsansprüche
- Perfektionistische Einstellungen
- Gesteigertes Kontrollbedürfnis
- Überbewertung von Figur und Gewicht
- Extrem dünnes Schlankheitsideal
- Defizite im Wahrnehmen und Verbalisieren von Gefühlen
- Defizite in der Emotionsregulation

Anschließend wird das Problem genau definiert, kurz- sowie langfristige Ziele werden zur Lösung des Problems formuliert und aufgeschrieben. Nachdem die Ziele erreicht wurden, erfolgt eine Bewertung der Zielerreichung. Die Bewertung der Ziele entscheidet darüber, ob die ursprünglichen Ziele gegebenenfalls verändert oder neue Ziele formuliert werden.

Veränderung dysfunktionaler Kognitionen

Auf die Bedeutung der Identifikation und Veränderung von Kognitionen bezüglich Essen, Gewicht und Figur wurde bei essgestörten Erwachsenen schon frühzeitig hingewiesen (Garner et al., 1997). Auch bei Jugendlichen nimmt die Auseinandersetzung mit dysfunktionalen automatischen Gedanken und irrationalen Einstellungen bezogen auf Essen, Figur und Gewicht in der Therapie einen großen Raum ein. Unter automatischen Gedanken werden schnell ablaufende, blitzartig auftretende, subjektiv logisch erscheinende Kognitionen verstanden, die zwischen einem auftretenden Ereignis (external oder internal) und einem emotionalen Erleben (Konsequenz) ablaufen (Hautzinger, 2000). Bei Patientinnen mit Essstörungen sind diese Bewertungen häufig fehlerhaft, verzerrt und unangepasst. Einige mögliche kognitive Verzerrungen, die bei Jugendlichen mit Anorexia und Bulimia nervosa auftreten können, sind hier kurz dargestellt. Eine ausführlichere Darstellung zu Fehlbewertungen bei psychischen Störungen findet sich bei Stavemann (2010).

Typische bei Jugendlichen mit Essstörungen auftretende kognitive Fehler

Schwarz-Weiß-Malerei. Die Dinge werden nur in Schwarz-Weiß-Kategorien gesehen. Beispiel: »Wenn ich nicht unter 35 kg wiege, bin ich fett und unattraktiv.«
Katastrophendenken. Es handelt sich um unrealistische Übertreibungen. Eine unangenehme Situation wird als nicht zu überlebende Katastrophe angesehen. Beispiel: »Wenn ich jetzt schon 500 g zugenommen habe, dann wiege ich schon bald 20 kg mehr.«

Absolute Forderungen und Muss-Gedanken. Bestimmte Situationen und Dinge müssen genauso ablaufen, wie die Person es sich in den Kopf gesetzt hat. Beispiel: »Ich muss 3 Stunden am Tag Sport treiben, sonst ist mein Bauch noch schwabbeliger.«
Über- oder Untertreibung. Das eigene Aussehen wird unterschätzt und das Aussehen der anderen überschätzt. Beispiel: »Meine Freundin wiegt zwar mehr als ich, dafür hat sie ein viel schmaleres Becken und überhaupt ein viel schöneres Gesicht.«
Emotionale Beweisführung. Es wird die Annahme vertreten, dass die negativen Gefühle das ausdrücken, was wirklich passiert. Beispiel: »Ich fühle mich dick, also ist es so.«
Punkte einsammeln. Der Selbstwert der Patientin wird von Leistung, Erfolg und Schönheit abhängig gemacht. Beispiel: »Ich muss in jedem Fach immer sehr gute Noten schreiben und perfekt gestylt sein, damit ich gemocht werde.«

Den automatischen Gedanken liegen meistens dysfunktionale Überzeugungen bezüglich Gewicht und Figur zugrunde, die ebenfalls das Verhalten der Patientinnen bestimmen. Diese sind erlernt und werden durch familiäre und soziokulturelle Prägungen beeinflusst. Sie stellen verinnerlichte Lebensregeln dar, die für die Patientinnen als universell gültig angesehen werden (z. B. »Dünne Menschen sind erfolgreicher als dicke Menschen.«).

Identifikation und Modifikation automatischer Gedanken. Eine Möglichkeit, automatische Gedanken bei der Patientin zu identifizieren, liefern Protokolle automatischer Gedanken (AB 14). Mithilfe des Protokolls werden Situationen erfasst, die unangenehme Gefühle auslösen. Diese Ereignisse werden in die erste Spalte geschrieben. In der zweiten Spalte werden die Emotionen benannt. Die dritte Spalte zeigt die automatischen Gedanken auf, die in Beziehung zu den als unangenehm erlebten Situationen und den damit zusammenhängenden Gefühlen stehen. Die wesentliche Aufgabe der Therapeutin besteht darin, die Patientin darin zu unterstützen, produktivere und angemessenere Erklärungen zu suchen und sie aufzufordern, diese Überlegungen in die vierte Spalte einzutragen. In der letzten Spalte benennt die Patientin die Folgen, die sich aus der Neubewertung der Situation ergeben. Nachdem automatische Gedanken identifiziert wurden, ist es hilfreich, diese mittels des sokratischen Dialogs auf ihre Gültigkeit hin zu überprüfen. Das folgende Therapiebeispiel stellt ein solches Vorgehen vor.

AB 14

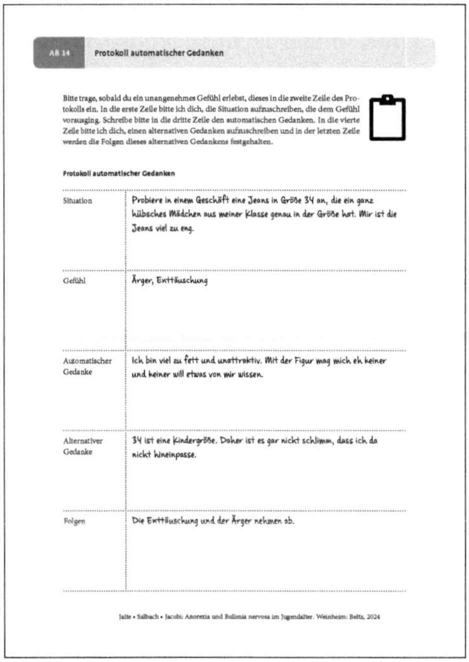

AB 14 Protokoll automatischer Gedanken

Bitte trage, sobald du ein unangenehmes Gefühl erlebst, dieses in die zweite Zeile des Protokolls ein. In die erste Zeile bitte ich dich, die Situation aufzuschreiben, die dem Gefühl vorausging. Schreibe bitte in die dritte Zeile den automatischen Gedanken. In die vierte Zeile bitte ich dich, einen alternativen Gedanken aufzuschreiben und in der letzten Zeile werden die Folgen dieses alternativen Gedankens festgehalten.

Protokoll automatischer Gedanken

Situation	Probiere in einem Geschäft eine Jeans in Größe 34 an, die ein ganz hübsches Mädchen aus meiner Klasse genau in der Größe hat. Mir ist die Jeans viel zu eng.
Gefühl	Ärger, Enttäuschung
Automatischer Gedanke	Ich bin viel zu fett und unattraktiv. Mit der Figur mag mich eh keiner und keiner will etwas von mir wissen.
Alternativer Gedanke	34 ist eine Kindergröße. Daher ist es gar nicht schlimm, dass ich da nicht hineinpasse.
Folgen	Die Enttäuschung und der Ärger nehmen ab.

Jaite • Salbach • Jacobi: Anorexia und Bulimia nervosa im Jugendalter. Weinheim: Beltz, 2024

Die Therapeutin sollte die Übung so lange mit der Jugendlichen besprechen und exemplarisch mehrere Analysen dysfunktionaler Gedanken durchgehen, bis die Patientin das Vorgehen verstanden hat. Ist der Patientin das Procedere klar, so kann sie das Protokoll allein bearbeiten. Sie wird dann aufgefordert, jede Situation und jedes Ereignis, welches ein unangenehmes Gefühl hervorruft und in Zusammenhang mit der Essstörung steht, aufzuschreiben, und entsprechend dem Protokoll zu analysieren. Es kann hilfreich sein, dass die Patientin, ihre Eltern, Geschwister, Freunde oder die Therapeutin fragt, wie sie auf ein solches Ereignis reagieren und die Situation bewerten würden. Die Suche nach alternativen Denkweisen ist so einfacher möglich.

Beispiel

Identifikation und Modifikation automatischer Gedanken

16-jährige Patientin mit restriktiver Anorexia nervosa (Gewicht: 46 kg; BMI: 17,1; BMI-Altersperzentile: 4)

P: Heute Morgen hat die Waage 500 g mehr angezeigt. Jeder wird jetzt denken: »Mein Gott, die hat aber zugelegt.«

Th: Woher weißt du das?

P: Na ja, das sieht man doch.

Th: Wenn deine Freundin 500 g an Gewicht zunimmt, würdest du das merken?

P: Vielleicht nicht unbedingt.

Th: Was könntest du tun, um herauszufinden, ob die anderen deine Gewichtszunahme bemerkt haben?

P: Ich könnte sie ja mal fragen.

Th: Wen könntest du bis zur nächsten Stunde danach fragen und die Person um eine ehrliche Antwort bitten?

P: Meine beste Freundin C.

Identifikation und Modifikation irrationaler Überzeugungen. Irrationale Grundeinstellungen zu erkennen ist weitaus schwieriger als die Identifikation automatischer Gedanken, da Patientinnen diese nicht direkt äußern. Automatische Gedanken stellen aber eine günstige Informationsquelle dar, um dysfunktionale Überzeugungen zu identifizieren. Weiterhin lassen sich irrationale Überzeugungen aus dem Verhalten der Patientin erschließen. Hat sich die Therapeutin ein Bild von den dysfunktionalen Überzeugungen der Jugendlichen gemacht, so sollten diese der Patientin mitgeteilt und ihr die Möglichkeit gegeben werden, darüber nachzudenken. Mithilfe der Abbildung 8.3 kann der Zusammenhang zwischen Gedanken, Gefühlen und Überzeugungen verdeutlicht werden.

Irrationale Überzeugung: Nur wenn ich dünn bin, werde ich von anderen akzeptiert.
(tief verwurzelter Gedanke)

↓

Automatischer Gedanke: Die Jungen hinter mir lachen bestimmt über meinen dicken Po.

↓

Gefühle: Verzweiflung, Traurigkeit

Abbildung 8.3 Zusammenhang von Überzeugungen, Gedanken und Gefühlen (modifiziert nach Hautzinger, 2000)

Damit es zu einer Modifikation der Überzeugungen kommt, muss die Jugendliche zu der Einsicht gelangen, dass ihre Überzeugungen dysfunktional sind. Mithilfe des sokratischen Dialogs können die irrationalen Überzeugungen bzgl. Figur und Gewicht überprüft und durch stärker an der Realität orientierte Gedanken ersetzt werden.

AB 15

Es ist durchaus sinnvoll, die Vor- und Nachteile einer dysfunktionalen Grundüberzeugung gemeinsam mit der Patientin aufzuschreiben (AB 15) und diese dann im Rahmen eines Rollenspiels zu diskutieren. Wichtig dabei ist, dass die Patientin zunächst die Vorteile und die Therapeutin die Nachteile der Überzeugung im Rollenspiel vertreten. Im Anschluss wird das Rollenspiel noch einmal durchgeführt, allerdings vertritt dann die Patientin die Nachteile und die Therapeutin die Vorteile der Überzeugung. Die Grundüberzeugungen auf kurz- und langfristige Folgen hin abzuwägen ist zweifellos empfehlenswert, da die kurzfristigen Konsequenzen oft positiv (z. B. Aufmerksamkeit, Anerkennung), jedoch die langfristigen Folgen eher negativ (z. B. neue Erfahrungen werden nicht gemacht) sind.

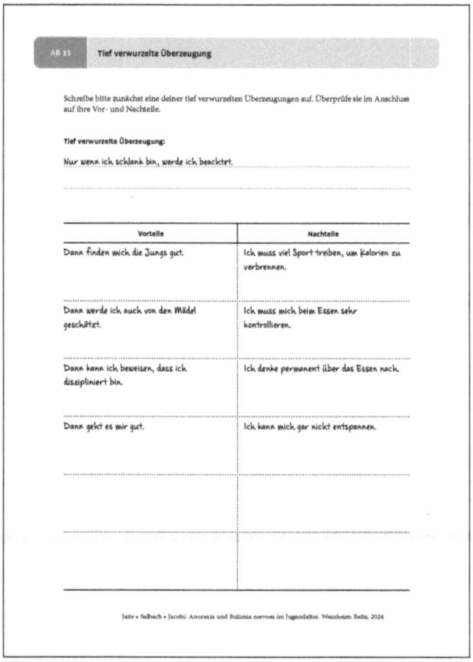

AB 15 Tief verwurzelte Überzeugung

Schreibe bitte zunächst eine deiner tief verwurzelten Überzeugungen auf. Überprüfe sie im Anschluss auf ihre Vor- und Nachteile.

Tief verwurzelte Überzeugung:

Nur wenn ich schlank bin, werde ich beachtet.

Vorteile	Nachteile
Dann finden mich die Jungs gut.	Ich muss viel Sport treiben, um Kalorien zu verbrennen.
Dann werde ich auch von den Mädel geschätzt.	Ich muss mich beim Essen sehr kontrollieren.
Dann kann ich beweisen, dass ich diszipliniert bin.	Ich denke permanent über das Essen nach.
Dann geht es mir gut.	Ich kann mich gar nicht entspannen.

Nach dem Rollenspiel wird die Patientin über ihre Erfahrungen befragt, um festzustellen, welche Argumente die Patientin am meisten überzeugen. Mithilfe von Arbeitsblatt 15 (siehe ausgefülltes Beispiel) können weitere Überzeugungen auf ihre Vor- und Nachteile hin überprüft werden.

Bei Jugendlichen ist es oft sinnvoll, Veränderungen der dysfunktionalen Überzeugungen über konkretes Verhalten zu erreichen. Die Patientin sollte dann aufgefordert werden, »gegen« die Überzeugung zu handeln (z. B. sportliche Betätigung in Maßen durchführen; »verbotene« Nahrungsmittel essen; das Kochen und Einkaufen den Eltern überlassen).

Bei der Suche nach der richtigen Strategie zur Veränderung der Überzeugungen sollte ein flexibles Vorgehen gewählt und die Bedürfnisse und Fähigkeiten der Patientin berücksichtigt werden. Es können ebenfalls die Überzeugungen, welche nicht auf den Bereich von Figur und Gewicht bezogen sind, mithilfe der oben dargestellten Techniken bearbeitet werden. Eine ausführlichere Darstellung kognitiver Techniken, die ebenfalls im Jugendalter zur Anwendung kommen können, bieten Beck (2001), Harrington (2001) und Stavemann (2014).

Typische bei Anorexia und Bulimia nervosa auftretende irrationale Überzeugungen

- Ich muss immer perfekt sein, um geliebt zu werden.
- Wenn ich alles richtig mache, sind meine Eltern zufrieden.
- Meine Eltern erwarten von mir Höchstleistungen.
- Ich muss zu allen Menschen stets freundlich und nett sein.
- Ich muss immer für alle da sein.
- Wenn mich jemand um etwas bittet, muss ich der Bitte nachkommen.
- Ich muss von allen Menschen geliebt werden; Ich darf niemals Nein sagen.

8.1.5 Behandlung der Körperbildstörung

Die Körperbildstörung stellt einen zentralen aufrechterhaltenden Faktor der Anorexia und Bulimia nervosa dar. Therapeutische Interventionen bei einem negativen Körperbild fokussieren auf

- die Verbesserung der Körperwahrnehmung,
- die Veränderung dysfunktionaler Gedanken und Gefühle zum eigenen Körper sowie
- die Veränderung körperbezogenen Verhaltens.

Zunächst werden gemeinsam mit der Patientin die unterschiedlichen Ebenen der Körperbildstörungen (Wahrnehmung, Gedanken, Gefühlen und Verhalten) erarbeitet.

Spiegelkonfrontation

Spiegel- und Videoexpositionen haben das Ziel, verzerrte Wahrnehmungen des eigenen Körpers zu korrigieren, negative Emotionen, z. B. Scham, Angst und Ekel, zu reduzieren und den Blick auf positive Aspekte des eigenen Körpers zu lenken. Die Spiegelkonfrontation sollte graduiert erfolgen, d. h. zunächst in Alltagskleidung und dann in körperbetonter Kleidung. Die Exposition kann am Ende auch in einem Bikini bzw. einem Badeanzug durchgeführt werden unter der Voraussetzung, dass sich die Patientin dazu bereit erklärt und kein Problem damit hat. Für Expositionsübungen ist eine vertrauensvolle Beziehung zwischen Patientin und Therapeutin essenziell.

Die Patientin wird vor Beginn der Spiegelexposition aufgefordert, Teile ihres Körpers zu bewerten (positiv/neutral/negativ). Im Anschluss wird die Patientin gebeten, sich vor einen Ganzkörperspiegel stellen, sich von Kopf bis Fuß sehr genau zu betrachten und laut zu beschreiben, was sie sieht. Die Therapeutin sollte darauf achten, dass die Patientin eine neutrale Beschreibung vornimmt und negative Bewertungen vermieden werden.

Damit auch starke Gefühle (u. a. Angst, Ekel) aktiviert und sukzessiv verändert werden können, ist es wichtig, dass die Exposition hinreichend lange durchgeführt wird, bis eine deutliche Reduktion der aktivierten Gefühle bei der Patientin erkennbar wird.

Regeln für die Spiegelexposition

(1) Nimm dir genügend Zeit für die Übungen.
(2) Führe die Übungen in einem Raum durch, in dem du völlig ungestört bist.
(3) Beginne mit dem Körperteil, der dir am besten gefällt. Gehe im Anschluss zu den Körperteilen über, die dir am wenigsten gefallen.
(4) Betrachte alle deine Körperteile intensiv im Spiegel und beschreibe sie laut.
(5) Lenke dich nicht ab, bleibe bei deinem Körper.
(6) Beende die Übung erst, wenn die negativen Gefühle nachlassen.
(7) Führe diese Übung mindestens einmal täglich durch.
(8) Belohne dich mit etwas Schönem, wenn du diese Übung durchgeführt hast.

Bewertung von Körperteilen. In einem zweiten Schritt wird nochmals ausführlich auf die negativ, positiv oder neutral bewerteten Körperteile der Patientin eingegangen. Die Patientin wird vor dem Spiegel aufgefordert, sich zunächst auf negativ bewertete Körperteile zu konzentrieren, um körperbezogene Ängste in der Konfrontation mit dem eigenen Körper zu habituieren. Die explorierten unangemessenen Bewertungen und Einstellungen gegenüber dem Körper können im Anschluss durch Methoden der kognitiven Umstrukturierung verändert werden (s. Abschn. 8.1.4). Im Anschluss erhält die Patientin die Aufgabe, sich während der Konfrontation auf positive/neutrale Körperteile zu fokussieren mit dem Ziel, die positiven Körperteile in die Bewertung des eigenen Körpers zu integrieren.Dabei wird die Patientin gebeten, alle Körperteile in ihre Bewertung einzuschließen und jedem Körperteil zumindest einen positiven bzw. neutralen Aspekt zuzuordnen (AB 16). Sollte es der Patientin schwerfallen, positive Aspekte zu einzelnen Körperteilen zu formulieren (vgl. Tuschen-Caffier & Florin, 2012), so kann die Außenperspektive als Beschreibungsform der Körperwahrnehmung eingenommen werden (s. Beispiel *Spiegelkonfrontation*). Am Ende der Exposition werden die Erfahrungen der Patientin während der Konfrontationsübung nachbesprochen und die Patientin wird aufgefordert einzuschätzen, wie stark ihre Anspannung zu Beginn sowie am Ende der Spiegelkonfrontation war.

AB 16

Eine ausführliche Beschreibung zur Bearbeitung der Körperbildstörung liefern die Manuale von Tuschen-Caffier und Florin (2012) und Vocks et al. (2018), die ebenfalls gut bei Jugendlichen einsetzbar sind.

Beispiel

Spiegelkonfrontation

Es ist Aufgabe der Therapeutin, darauf zu achten, dass die Patientin eine objektive Beschreibung ihres Körpers vornimmt und sowohl positive als auch negative Aspekte berücksichtigt.

Th: Bitte beschreibe möglichst objektiv, wie dein Gesicht aussieht.

P: Mein Gesicht ist rundlich, auf meiner Nase habe ich Pickel. Die mag ich nicht. Eigentlich gefällt mir mein ganzes Gesicht nicht.

Th: Du siehst dein Gesicht aber sehr negativ. Beschreibe es doch nochmal.

P: Hm, also, meine Augen, die sehen eigentlich ganz normal aus.

Th: Welche Farbe haben denn deine Augen?

P: Die sind blau, meine Lieblingsfarbe.

8.1.6 Stabilisierung, Bilanzierung und Rückfallprophylaxe

In der letzten Phase der Therapie stehen die Stabilisierung des neu erlernten Verhaltens, die Bilanzierung der Therapie, die Identifikation möglicher Krisensituationen sowie der Umgang mit Rückfällen im Vordergrund.

Interventionen zur Rückfallprophylaxe sind in der Essstörungstherapie essenziell, da Anorexia und Bulimia nervosa durch ein hohes Rückfallrisiko gekennzeichnet sind (vgl. Kap. 2).

Bilanzierung der Therapie

Die Bilanzierung der Therapie dient dazu, Fortschritte (z. B. die Veränderung des Essverhaltens, des Selbstwertgefühls oder sozialer Kompetenzen) der Patientin während des Therapieverlaufs herauszuarbeiten und dadurch die Selbstwirksamkeitserwartung der Patientin zu fördern. Mit der Patientin sollte gemeinsam der Therapieprozess reflektiert und eine Bilanzierung der erreichten Veränderungen vorgenommen werden. Arbeitsblatt 17 kann hierfür als Unterstützung dienen. Außerdem kann es hilfreich sein, die Problem- und Zielliste der Patientin (AB 7) zur Hilfe zu nehmen.

AB 7, 17

Rückfallprophylaxe

Die Rückfallprophylaxe umfasst zwei Ziele:

- Erkennen kritischer Situationen
- Aktivierung von Strategien im Umgang mit Konfliktsituationen

Erkennen kritischer Situationen

Mit der Patientin werden mögliche kritische Situationen zusammengetragen, in denen die Gefahr eines Rückfalls in die Essstörungssymptomatik oder assoziierte Problembe-

AB 18

reiche (z. B. restriktives Essverhalten, Essanfälle, selbstinduziertes Erbrechen, sozialer Rückzug, Konflikte mit den Eltern) besteht (AB 18). Die Therapeutin erarbeitet mit der Jugendlichen sogenannte Warnsignale, an denen diese in »kritischen« Situationen mögliche Auslöser für einen Rückfall identifizieren kann (z. B. Stimmungsveränderungen, Reizbarkeit, Stress, Überlastungsgefühle). Im Folgenden ist beispielhaft ein von einer Patientin ausgefülltes Arbeitsblatt 18 dargestellt.

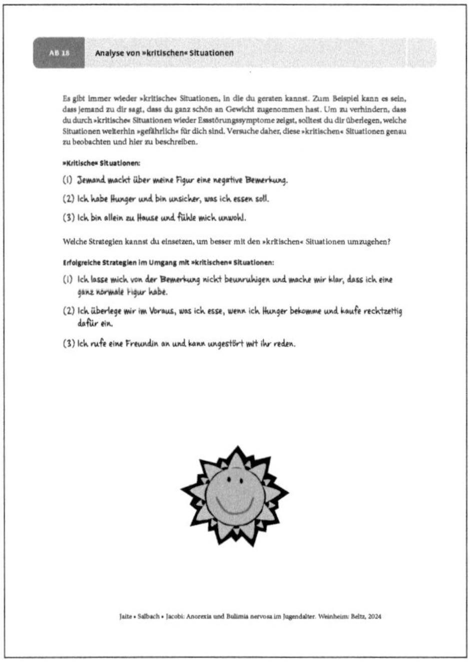

AB 18 **Analyse von »kritischen« Situationen**

Es gibt immer wieder »kritische« Situationen, in die du geraten kannst. Zum Beispiel kann es sein, dass jemand zu dir sagt, dass du ganz schön an Gewicht zugenommen hast. Um zu verhindern, dass du durch »kritische« Situationen wieder Essstörungssymptome zeigst, solltest du dir überlegen, welche Situationen weiterhin »gefährlich« für dich sind. Versuche daher, diese »kritischen« Situationen genau zu beobachten und hier zu beschreiben.

»Kritische« Situationen:

(1) Jemand mackt über meine Figur eine negative Bemerkung.

(2) Ich habe Hunger und bin unsicher, was ich essen soll.

(3) Ich bin allein zu Hause und fühle mich unwohl.

Welche Strategien kannst du einsetzen, um besser mit den »kritischen« Situationen umzugehen?

Erfolgreiche Strategien im Umgang mit »kritischen« Situationen:

(1) Ich lasse mich von der Bemerkung nickt beunruhigen und mache mir klar, dass ich eine ganz normale Figur habe.

(2) Ich überlege mir im Voraus, was ich esse, wenn ich Hunger bekomme und kaufe rechtzeitig dafür ein.

(3) Ich rufe eine Freundin an und kann ungestört mit ihr reden.

Jaite • Salbach • Jacobi: Anorexia und Bulimia nervosa im Jugendalter. Weinheim: Beltz, 2024

Aktivierung von Strategien im Umgang mit Konfliktsituationen

AB 18

Nachdem mit der Patientin kritische Situationen identifiziert wurden, werden Strategien zum Umgang mit Konfliktsituationen zusammengetragen (vgl. AB 18). Dabei ist es hilfreich, erfolgreiche Strategien der Jugendlichen im bisherigen Therapieverlauf zur Veränderung des Essverhaltens bzw. der Lösung individueller Probleme aufzugreifen (vgl. Abschn. 8.1.3). Mit der Patientin und ihrer Familie sollte besprochen werden, dass durch ein frühzeitiges Erkennen von Rückfallsituationen und der Anwendung von adäquaten Bewältigungsstrategien das Risiko eines Rückfalls in alte Verhaltensmuster gesenkt werden kann. Da es bei einer noch so umfassenden Rückfallprophylaxe jedoch nicht möglich ist, alle zukünftigen Konfliktsituationen zu antizipieren, ist es wichtig, der Jugendlichen und ihrer Familie allgemeine Hinweise zur Verhinderung von Rückfällen an die Hand zu geben. Außerdem sollte ein individueller Rückfall-Verhinderungsplan erarbeitet werden (INFO 9). Da das Rückfallrisiko für Patientinnen mit Anorexia und Bulimia nervosa hoch ist, empfiehlt es sich, Auffrischsitzungen nach drei, sechs sowie neun Monaten mit der Patientin sowie ihren Eltern zu vereinbaren. Am Ende der Behandlung sollte die Therapeutin mit der Patientin und ihren Eltern

INFO 9

Kriterien für die Wiederaufnahme der ambulanten Therapie herausarbeiten. Patientinnen mit Anorexia nervosa und die Eltern sollten darauf hingewiesen werden, dass spätestens nach Unterschreiten der 10. BMI-Altersperzentile Kontakt zur Therapeutin aufgenommen werden sollte. Es ist wichtig, darauf hinzuweisen, dass Rückfälle bei Patientinnen mit Anorexia und Bulimia nervosa häufig vorkommen und keinesfalls als Versagen anzusehen sind.

8.2 Einbeziehung der Familie

8.2.1 Allgemeine Hinweise

Im Jugendalter stellt die Einbeziehung der Eltern in die Behandlung einen wichtigen therapeutischen Baustein dar. Die Familie wird dabei als wirksame Ressource zur Überwindung der Essstörung angesehen. Aus diesem Grund werden die Eltern bzw. die Familie schon zu Beginn der Therapie mit in die Behandlung einbezogen. Grundsätzlich empfiehlt es sich, die Eltern ca. alle drei bis vier Sitzungen in die Behandlung einzubeziehen. Je nach Alter und familiärer Situation können diese intensiver bzw. weniger häufig an den therapeutischen Gesprächen teilnehmen (vgl. Kap. 10 sowie Abschn. *Altersadäquate Einbeziehung der Eltern*).

Folgende Bausteine stehen im Mittelpunkt der Familiengespräche:

- Informationsvermittlung
- Erarbeitung eines individuellen Störungsmodells und Formulierung von Therapiezielen
- Normalisierung des Essverhaltens
- Thematisierung familiärer Probleme

Eltern wollen über die Erkrankung ihres Kindes informiert werden. Sie erhoffen sich, durch die Psychoedukation die Essstörung besser zu verstehen, und ihrem Kind bei der Überwindung der Erkrankung helfen zu können. Außerdem fühlen sich viele Eltern mit der Erkrankung ihres Kindes überfordert und äußern dringenden Bedarf an emotionaler Unterstützung. Die Ansichten der Eltern über die Entstehung und Aufrechterhaltung der Essstörung zu erfragen, trägt zur positiven Beziehungsgestaltung zwischen Therapeutin, Eltern und Patientin bei und kann sich wiederum günstig auf die Genesung der Jugendlichen auswirken.

Es ist wahrscheinlich, dass innerfamiliäre Konflikte (z. B. heftige Konflikte zwischen einzelnen Familienmitgliedern ohne konstruktive Lösungen, Überprotektion, mangelnde emotionale Resonanz; vgl. Kap. 4) die Entstehung und Fortdauer von Essstörungen begünstigen. Hat sich das Essverhalten der Patientin einigermaßen stabilisiert, so werden zunehmend familiäre Konflikte gemeinsam mit allen Beteiligten thematisiert, die die Entstehung und Aufrechterhaltung der Essstörung beeinflussen.

Altersadäquate Einbeziehung der Eltern

Die Intensität der Einbeziehung der Familie in die psychotherapeutische Behandlung kann je nach Alter der Patientinnen und familiärer Situation variieren. So ist es ratsam, die Eltern einer 13-jährigen Patientin mit Anorexia nervosa, einem extrem restriktiven Essverhalten und schwerer Ablösungsproblematik zunächst wöchentlich an den Therapiesitzungen teilnehmen zu lassen. Eine 18-jährige Patientin, die seit einiger Zeit mit ihrem Freund zusammenlebt und sich nur noch wenig mit ihren Eltern austauscht, benötigt dagegen vermutlich weniger gemeinsame Familiensitzungen.

Nicht selten leben die Eltern getrennt oder sind geschieden. Ist dies der Fall, so sollten die nahen Bezugspersonen (z. B. leibliche Mutter und Stiefvater), die mit dem Kind zusammenleben, in die Behandlung einbezogen werden. Verbringt das Kind viel Zeit mit dem leiblichen Vater, der allerdings nicht mehr zu Hause lebt, so ist dieser ebenfalls gemeinsam mit der aktuellen Lebenspartnerin zu einem späteren Zeitpunkt in therapeutische Sitzungen einzubeziehen. Die neuen Lebenspartner sollten dies nicht als Versuch ansehen, die früheren Zeiten aufleben zu lassen. Es ist vielmehr als Chance zu sehen, wirkungsvolle Strategien im Umgang mit elterlichen Erziehungsmaßnahmen zu finden und einzusetzen.

Einbeziehung der Geschwister

Alle Personen, die in der Kernfamilie leben, spielen eine Rolle in der Entstehung und Aufrechterhaltung der Essstörung und können zur Genesung der Erkrankung beitragen. Aus diesem Grund sollten die Geschwister der Patientin ebenfalls oft an den Familiensitzungen teilnehmen. Es hat sich als günstig herausgestellt, wenn die Geschwister die Patientin emotional unterstützen und ihre Ängste und Sorgen nachvollziehen können. Sie sollten für die betroffene Jugendliche eine Stütze sein, an die sie sich wenden kann, wenn es ihr nicht gut geht. Unter Umständen ist es nicht möglich, die Geschwister in die Therapie einzubeziehen (z. B. wenn sie in einer anderen Stadt leben und daher nur selten zu Hause sind), was die Therapeutin respektieren sollte.

Trennung der Essstörung vom Kind

Damit ein gemeinsames Arbeiten mit der Familie möglich ist, müssen die Eltern erkennen, dass ihr Kind krank ist, ihre Unterstützung braucht und nicht einfach nur eine pubertäre Phase durchläuft, die bald wieder verschwindet. Wichtig dabei ist, die Essstörung klar vom Kind zu trennen. Die Therapeutin hat daher die Aufgabe, den Eltern zu verdeutlichen, dass die Symptome der Essstörung nicht zu ihrem Kind gehören. Kritische Äußerungen zum gestörten Essverhalten sollten daher nicht auf das Kind bezogen werden, da sie zu einer Verschlechterung der Symptomatik führen können. Vielmehr bestimmt die Essstörung das derzeitige Handeln der Patientin.

Beispiel

Eine 16-jährige bulimische Patientin (Größe: 170; Gewicht: 58 kg; BMI: 20.1; BMI-Altersperzentile: 42) kommt gemeinsam mit ihren Eltern in die Sitzung. Sie schämt sich extrem für die ein- bis zweimal täglich auftretenden Essanfälle mit anschließendem Erbrechen, erlebt sich als minderwertig und gibt sich selbstunsicher. Der Vater äußert im gemeinsamen Gespräch mit der bulimischen Tochter, der Mutter und der Therapeutin, dass er sich vor seiner Tochter ekelt, seitdem sie das gestörte Essverhalten zeigt. Er kann nicht mit ansehen, wie sie so viel Lebensmittel in so kurzer Zeit verschlingt und dann die zum Teil sehr teuren Nahrungsmittel wieder erbricht. Am Schlimmsten ist, dass sie dann auch noch lügt und den Eltern erzählt, sie habe das Essen nicht aus dem Kühlschrank genommen und gegessen. Er ist sich sicher, dass sie mit dem Verhalten aufhören kann, wenn sie es nur will. Aufgrund der kränkenden Äußerungen des Vaters gegenüber seiner Tochter ist es essenziell, der Familie erst einmal zu vermitteln, dass die Bulimia nervosa das Verhalten der Tochter bestimmt. Die Eltern müssen verstehen, dass ihre Tochter unter einer schweren psychischen Störung leidet, die zu Essanfällen, Erbrechen und Ausreden führt. Daher kann die Tochter das Verhalten auch nicht einfach abstellen, sondern braucht externe Hilfe. Die Krankheit von der Patientin zu trennen und die Eltern zu ermutigen, ihrer Tochter bei der Überwindung der Erkrankung zu helfen, steht daher zu Beginn der Therapie im Vordergrund.

Schuldzuweisungen vermeiden

Eltern fühlen sich oft schuldig, wenn es um die Frage geht, warum das Kind eine Essstörung entwickelt hat. In diesem Zusammenhang sollte die Therapeutin darlegen, dass es keinen Schuldigen für die Erkrankung gibt. Weder die Eltern noch das Kind selbst oder Geschwister dürfen als Schuldige für die Entstehung und Aufrechterhaltung der Essstörung benannt werden. Die Therapeutin hat die Aufgabe, der Familie zu vermitteln, dass die Erkrankung multifaktoriell bedingt und die genauen Ursachen derzeit noch ungewiss sind. Die in den 1970er-Jahren (Minuchin et al., 1978) dargestellten Zusammenhänge zwischen familiären Beziehungen und Essstörungen (u. a. wurden Familien mit Anorexia und Bulimia nervosa als rigide, überprotektiv und konfliktvermeidend dargestellt) sollten eher zurückhaltend aufgezeigt werden, da sie zu allgemein sind und zudem empirisch nicht abgesichert werden konnten (Le Grange & Lock, 2005; vgl. auch Kap. 4). Stattdessen ist der Individualität jeder einzelnen Familie Rechnung zu tragen und der Fokus auf die Ressourcen jedes einzelnen Familienmitglieds zu legen. Das Ziel ist, die Familie dazu zu befähigen, der Betroffenen beim Überwinden der Essstörung zu helfen.

8.2.2 Informationsvermittlung

Psychoedukation

Die Psychoedukation dient dazu, den Familienmitgliedern die Erkrankung zu erläutern und die Notwendigkeit der therapeutischen Behandlung herauszustellen. Häufig verfügen die Eltern sowie die restlichen Familienmitglieder, analog zur Patientin, nur über ein unzureichendes Wissen über die Essstörung. Da es oft zu Überschneidungen zwischen den einzelnen Essstörungsformen kommt und Patientinnen mit Bulimia nervosa in der Vergangenheit nicht selten unter einer Anorexia nervosa litten, ist es naheliegend, beide Störungsbilder vorzustellen und die Unterschiede zu verdeutlichen. Dazu gehört auch die Unterscheidung zwischen einer restriktiven Anorexia nervosa und einer Anorexia nervosa vom »Binge Eating-/Purging-Typ«. Neben der Darstellung der Symptome der Essstörungen sollten den Eltern ebenfalls die medizinischen Komplikationen und die Folgeschäden von Essstörungen vermittelt werden (Info 1, 4 und AB 2). Da häufig nicht nur Patientinnen, sondern auch Eltern und ggf. die Geschwister unzureichend über gesundheitsfördernde Ernährung informiert sind, ist es wichtig, alle Beteiligten über objektive Fakten im Zusammenhang mit einer regelmäßigen und ausgewogenen Ernährung zu informieren und sie entsprechend zu schulen (vgl. Abschn. 8.1.1). Die Patientin sollte nicht nur im einzel-, sondern auch im familientherapeutischen Setting an dem Baustein Informationsvermittlung teilnehmen, um das Wissen noch stärker zu festigen und die Patientin mehrmals mit den Fakten zu konfrontieren. Falls die Patientin sich dazu bereit erklärt, so kann sie ihre Angehörigen gemeinsam mit der Therapeutin über das Thema aufklären.

INFO 1, 4

AB 2

Familie als Ressource betrachten

Es ist zentraler Bestandteil der Behandlung, die Familie als Ressource anzusehen und sie darin zu bestärken, der Tochter beim Besiegen der Essstörung zu helfen. Nachdem den Eltern die Schwere der Erkrankung ihres Kindes verdeutlicht wurde, werden sie ermutigt, ihre Tochter bei der Überwindung der Erkrankung zu unterstützen und gemeinsam mit der Patientin effiziente Strategien zur Genesung zu entwickeln. Bei Patientinnen mit Bulimia nervosa ist die Zusammenarbeit mit dem Kind oft einfacher, da die Patientinnen ihre Erkrankung häufig als ich-dyston erleben und unter den Symptomen der Bulimia nervosa (v. a. den Essanfällen mit anschließendem Erbrechen) leiden. Dagegen empfinden Patientinnen mit Anorexia nervosa ihre Erkrankung oft als ich-synton. Sie leiden demzufolge weniger unter den Merkmalen und wollen den Status quo nicht so schnell aufgeben.

8.2.3 Erarbeitung eines individuellen Störungsmodells und Formulierung von Therapiezielen

Informationen zum Erkrankungsbeginn

In der Vergangenheit wurde jedes Familienmitglied in unterschiedlichen Zusammenhängen mit der Essstörung konfrontiert und hat sich ein eigenes Bild davon gemacht. Die Therapeutin hat die Aufgabe, diese unterschiedlichen Informationen über die Essstörung im Familiengespräch zu erfragen mit dem Ziel, die unterschiedlichen Sichtweisen der Beteiligten zu bündeln. Um dieses Ziel zu erreichen, wird ein Familienmitglied aufgefordert darzustellen, wie seiner Meinung nach die Essstörung begann. Im Anschluss werden die anderen Mitglieder gebeten, ihre Wahrnehmung darzustellen.

Beispiel

Informationen zum Erkrankungsbeginn

Eine 17-jährige Patientin leidet seit etwa 15 Monaten unter einer Anorexia nervosa. Das Gewicht liegt bei 46 kg (Größe: 173 cm; BMI: 15.4; BMI-Altersperzentile: < 1)

Th: C., ich würde gerne von dir erfahren, wann du gemerkt hast, dass du unter einer Essstörung leidest.

P: Na ja, nach meinem Auslandsaufenthalt vor eineinhalb Jahren in England meinte mein Vater, dass ich ja etwas zugenommen hätte. Das hat mich am Anfang gar nicht gestört, als aber ein Junge aus meiner Klasse sagte, dass mein Po zu dick sei, wollte ich abnehmen. Ich habe zunächst die Süßigkeiten weggelassen und dann zunehmend auch warme Mahlzeiten nicht mehr gegessen. Ich bin fast täglich gejoggt und geschwommen. Nachdem ich 5 kg abgenommen hatte, wurde ich von vielen Klassenkameraden für mein Äußeres gelobt. Die Jungs aus meiner und sogar aus den oberen Klassen interessierten sich plötzlich für mich und ich wurde auf Partys eingeladen. Das Problem war nur, dass ich zunehmend immer mehr Mahlzeiten weggelassen habe und keine normale Mahlzeit mehr mit Freunden essen konnte, da ich Angst hatte, zu viel essen zu müssen. Nachdem ich dann nur noch 43 kg wog und schon 11 kg abgenommen hatte, meinte meine beste Freundin, dass ich sehr viel abgenommen habe und sie sich Sorgen um mich mache. Ich bin darauf nicht eingegangen und erwiderte, dass ich nur ein bisschen abgenommen hätte und mein Gewicht schon im Griff hätte. Zunehmend sprachen mich auch andere Klassenkameraden an. Aus Angst vor ständigen Gesprächen über das Essen mit meinen Schulfreunden zog ich mich zurück, traf mich nach der Schule mit keinem mehr, war viel allein zu Hause und kochte für meine Eltern, aß selbst aber gar nichts davon. Ich fühlte mich zu dem Zeitpunkt oft viel zu schlapp, um Sport zu treiben, joggte aber dennoch mindestens eine halbe Stunde täglich. Ich merkte, dass das alles nicht mehr normal war, wusste aber nicht, wie ich da herauskommen sollte.

Th: Herr K., wann haben Sie bei Ihrer Tochter bemerkt, dass etwas mit ihr nicht stimmte?

V: Das war leider erst ziemlich spät. Zunächst war ich total stolz auf meine Tochter, dass sie es geschafft hat, an Gewicht abzunehmen, weil sie ja in England schon etwas zugenommen hatte. Ich fand es toll, dass sie viel Sport trieb und am Anfang waren wir ja auch viel zusammen joggen. Ich fand es zwar schon etwas komisch, dass sie immer für uns am Abend kochte, selbst aber nur eine Scheibe Schwarzbrot ohne Butter und ein Stück Gurke aß. Meine Frau sprach mich dann vor ca. 4 Monaten darauf an, dass C. immer dünner werde, sich nicht mehr mit ihren Freunden treffe und sie sich Sorgen um sie mache. Ich beruhigte sie und sagte dann, dass das nur eine pubertäre Phase sei und sie bestimmt bald damit aufhören würde. Als ich sie dann durch Zufall vor drei Monaten in Unterwäsche sah, war ich schockiert, wie dünn sie geworden ist. Sie bestand nur noch aus Haut und Knochen und meine Frau hat dann ja auch bald einen Termin hier bei Ihnen gemacht.

Th: Frau K., wie war das bei Ihnen?

M: Ich habe es leider auch viel zu spät bemerkt bzw. wollte es wahrscheinlich nicht wahrhaben. Zwei Freundinnen haben mich schon vor ca. acht Monaten darauf angesprochen, dass unsere Tochter ja aussehen würde, als sei sie magersüchtig. Ich bin darauf gar nicht eingegangen und habe es verneint, ohne mir diesbezüglich Gedanken zu machen. Ich war mir sicher, dass sie nur aufgrund des Stresses in der Schule etwas an Gewicht verloren hatte. Ich war mir auch sicher, dass sie in unseren gemeinsamen Ferien wieder zur Ruhe kommt und dann wieder an Gewicht zunimmt. Im Urlaub merkte ich aber, dass sie fast gar nichts aß. Morgens knabberte sie an einem halben Croissant, mittags aß sie eine Suppe und abends – wenn überhaupt– eine Scheibe Brot. Dieser Urlaub in Südfrankreich war für mich ganz schrecklich. Mein Mann war ja nicht dabei und ich hatte Angst, dass sie mir umkippt. Nach dem Urlaub besprach ich alles mit meinem Mann, der zu dem Zeitpunkt immer noch meinte, ich würde übertreiben. Dann auf einmal war er auch ganz erschrocken.

V: Sie hatte ja immer so weite Kleidung an, das habe ich dadurch gar nicht bemerkt.

Individuelles Störungsmodell

AB 5

Nicht nur der Patientin, sondern auch den Eltern sollte das multifaktorielle Entstehungsmodell erläutert werden (s. Abschn. 8.1.2). Das bereits in der einzeltherapeutischen Sitzung erarbeitete individuelle Störungsmodell der Patientin kann dabei als Grundlage genutzt werden (AB 5). Die Patientin kann ihren Eltern zunächst ihre Sichtweise über die Entstehung ihrer Essstörung anhand ihres Modells erläutern. Im Anschluss werden die Eltern befragt, ob sie einzelne Punkte ergänzen möchten bzw. bestimmte Aspekte diskutieren und gegebenenfalls korrigieren möchten. Wichtig ist, dass am Ende das individuelle Störungsmodell für alle Beteiligten plausibel erscheint und von ihnen angenommen wird.

Formulierung von Therapiezielen

AB 7

Den Eltern werden die bereits in der Einzelsitzung erarbeiteten Therapieziele (vgl. Abschn. 8.1.2 sowie AB 7) vorgestellt. Gemeinsam wird überlegt, ob neue Ziele hinzukommen bzw. einzelne Therapieziele umformuliert werden sollen. Dabei sollte die Therapeutin die Bedürfnisse der Patientin stärker berücksichtigen. Das heißt, dass ein Problem nur dann bearbeitet wird, wenn die Patientin damit auch einverstanden ist.

Beispiel

Besprechung der Therapieziele

Die 16-jährige Patientin leidet seit ca. 18 Monaten unter einer Bulimia nervosa (Gewicht: 55 kg; Größe: 162 cm; BMI: 21; BMI-Altersperzentile: 51). Sie gibt an, ca. einmal täglich Essanfälle mit Erbrechen zu erleben und viermal wöchentlich bis zu drei Stunden zu joggen. Weitere aktive Maßnahmen zur Gewichtsreduktion werden von ihr verneint. Zusätzlich leidet sie unter einer stark ausgeprägten Körperbildstörung und erlebt eine enorme Gier beim Essen. Zwischen dem Vater und der Patientin kommt es häufig zu Konflikten, da nach Auffassung der Patientin der Vater zu streng ist.

Th: Herr K., wenn Sie die Problem- und Zielliste Ihrer Tochter anschauen, was fällt Ihnen auf?

V: Naja, da sind zwar schon viele Probleme und die entsprechenden Ziele beschrieben, die meiner Meinung nach auch sehr wichtig sind. Ich denke aber, dass noch ein Punkt fehlt.

Th: Können Sie uns mitteilen, um welchen Punkt es sich handelt?

V: Hm, ich finde es ein großes Problem, dass unsere Tochter häufig die Schule schwänzt. Ihre schulischen Leistungen sind in den letzten Jahren sehr viel schlechter geworden und ich habe Angst, dass sie dadurch noch mehr in ihren Leistungen absackt.

P: Papa, du übertreibst mal wieder. Meine Leistungen sind innerhalb der letzten zwei Jahre auf keinen Fall schlechter geworden. In Mathematik und Physik waren meine Noten noch nie gut und das wird auch durch das Schwänzen nicht schlechter.

Th: Frau K., wie sehen Sie das?

M: Mein Mann hat schon Recht, durch die Erkrankung zieht sich unsere Tochter immer mehr zurück. Sie fühlt sich dann häufig schlapp und kommt manchmal früher aus der Schule.

Th: C., wie viele Stunden in der Woche schwänzt du?

P: Naja, derzeit so ungefähr 5–10 Stunden.

Th: Herr K., stimmen Sie Ihrer Tochter zu?

V: Ja.

Th: Das ist natürlich eine ganze Menge und ich habe Sorge, dass du – unter anderem aufgrund deiner Bulimie – bald immer weniger in die Schule gehen möchtest.

P: Ja, ich muss mich halt immer aufraffen, um überhaupt in die Schule zu gehen. Sport und Physik haben wir oft am Nachmittag. Da ich dann häufig totalen Hunger habe, gehe ich einfach nach Hause essen.

Th: Würdest du das als ein Problem bezeichnen?

P: Ja, das ist auf jeden Fall ein Problem. Wir können das auch in die Problem- und Zielliste eintragen, aber es soll an letzter Stelle stehen. Ich möchte zunächst an meinem chaotischen Essverhalten arbeiten.

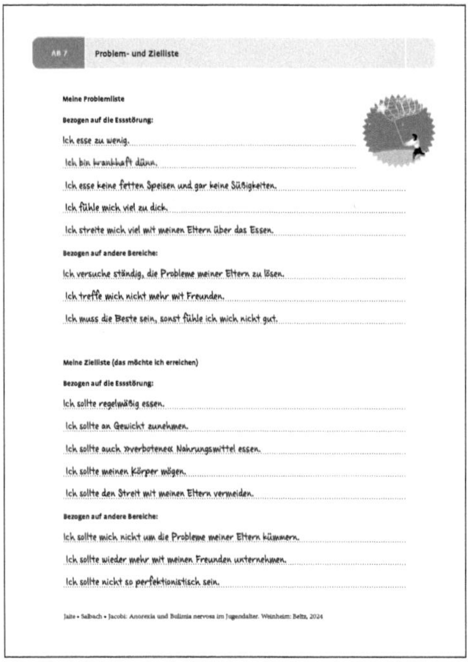

AB 7 Problem- und Zielliste

Meine Problemliste

Bezogen auf die Essstörung:

Ich esse zu wenig.

Ich bin krankhaft dünn.

Ich esse keine fetten Speisen und gar keine Süßigkeiten.

Ich fühle mich viel zu dick.

Ich streite mich viel mit meinen Eltern über das Essen.

Bezogen auf andere Bereiche:

Ich versuche ständig, die Probleme meiner Eltern zu lösen.

Ich treffe mich nicht mehr mit Freunden.

Ich muss die Beste sein, sonst fühle ich mich nicht gut.

Meine Zielliste (das möchte ich erreichen)

Bezogen auf die Essstörung:

Ich sollte regelmäßig essen.

Ich sollte an Gewicht zunehmen.

Ich sollte auch »verbotene« Nahrungsmittel essen.

Ich sollte meinen Körper mögen.

Ich sollte den Streit mit meinen Eltern vermeiden.

Bezogen auf andere Bereiche:

Ich sollte mich nicht um die Probleme meiner Eltern kümmern.

Ich sollte wieder mehr mit meinen Freunden unternehmen.

Ich sollte nicht so perfektionistisch sein.

Jaite • Salbach • Jacobi: Anorexia und Bulimia nervosa im Jugendalter. Weinheim: Beltz, 2024

8.2.4 Normalisierung des Essverhaltens

Besprechung des Zielgewichts, Gewichtskontrolle, Therapievertrag

Die Besprechung des Gewichts mit den Familienmitgliedern unterscheidet sich bei Patientinnen mit Anorexia und Bulimia nervosa. So werden Eltern von Patientinnen mit Bulimia nervosa lediglich bei extremen Gewichtsschwankungen über das Gewicht informiert. Bei jugendlichen Patientinnen mit Anorexia nervosa wissen die Eltern bis zum Erreichen des Zielgewichts über das Gewicht ihres Kindes Bescheid. Das Zielgewicht wird zu Beginn der Behandlung festgelegt (vgl. Abschn. 8.1.3, *Besprechung des Zielgewichts*) und den Eltern in der ersten Familiensitzung mitgeteilt. Analog zu den Sitzungen im Einzelsetting beginnt die Therapiestunde bei Patientinnen mit Anorexia und Bulimia nervosa mit der Gewichtskontrolle. Zu Beginn der Familiensitzung bespricht die Therapeutin zunächst kurz allein mit der Patientin das aktuelle Gewicht und geht mit ihr das Selbstbeobachtungsprotokoll durch (vgl. Abschn. 8.1.3, *Selbstbeobachtungsprotokoll*). Im Anschluss werden die Eltern eingeladen, an der Familiensitzung teilzunehmen.

Bei Patientinnen mit Anorexia nervosa teilt die Therapeutin oder die Patientin den Eltern das aktuelle Gewicht mit. Im Anschluss werden die Eltern gefragt, ob das aktuelle Gewicht den Erwartungen der Eltern entspricht. Stimmen die Vermutungen der Eltern nicht mit dem aktuellen Gewicht überein, so muss dies von der Therapeutin aufgegriffen werden, um evtl. auftretende Manipulationen des Gewichts zu thematisieren. Die Besprechung des Gewichts richtet sich bei Patientinnen mit Anorexia nervosa – analog zu den Einzelsitzungen – bis zum Erreichen des Zielgewichts nach dem Ausmaß der Gewichtszunahme. Hat die Patientin die geforderte Gewichtszunahme von 500 g erreicht, so wird die enorme Leistung der Patientin betont. Eventuell kann es erforderlich sein, mit allen Beteiligten zu besprechen, wie die Familie die Patientin darin unterstützen kann, weiter an Gewicht zuzunehmen. Befindet sich das Gewicht der Patientin unter der 3. BMI-Altersperzentile und hat keine ausreichende Gewichtszunahme bzw. eine -stagnation oder gar eine -abnahme stattgefunden, so sollte dieser Aspekt ausführlich mit der Familie besprochen werden. Die Therapeutin hat die Aufgabe, wiederholt auf die Bedeutung der Gewichtszunahme zur Überwindung der Erkrankung einzugehen, die Gefahren darzustellen und die Eltern aufzufordern, ihr Kind bei der Gewichtszunahme zu unterstützen. Es sollte erwähnt werden, dass bei fortschreitender Gewichtsstagnation bzw. -abnahme eine stationäre Behandlung angezeigt ist. Hat die Patientin bereits die 10. BMI-Altersperzentile erreicht und ist es zu keiner weiteren Gewichtszunahme gekommen, so sollte mit allen Beteiligten besprochen werden, wie die Eltern ihr Kind bei einer weiteren Gewichtszunahme unterstützen können. Das folgende Therapiebeispiel thematisiert während eines Familiengesprächs die Notwendigkeit der weiteren Gewichtszunahme.

Beispiel

Die 15-jährige Patientin leidet seit ca. 18 Monaten unter einer restriktiven Anorexia nervosa. Das Gewicht liegt zu Beginn der Therapie bei 45 kg (Größe: 172 cm; BMI: 15.2; BMI-Altersperzentile: < 1).

Th: R., du hast jetzt schon 4 kg an Gewicht zugenommen, was dir bestimmt nicht immer leichtgefallen ist. Derzeit liegst du mit deinem Gewicht etwas über der 3. BMI-Altersperzentile. Innerhalb der letzten Woche kam es jedoch leider zu keiner weiteren Gewichtszunahme. Kannst du dir vorstellen, was der Grund ist?

P: Ich habe keine Ahnung.

Th: Frau L., haben Sie eine Idee, warum das Gewicht Ihrer Tochter stagniert?

M: Ich denke, R. ist noch weiterhin mit dem Essen überfordert. Das Frühstück klappt gut, obwohl sie da auch nur selbst zubereitetes Müsli isst. Sie hat ständig Angst, dass ihr jemand fetthaltige Lebensmittel untermischt. Warme Mahlzeiten stellen weiterhin ein Problem dar. Sie braucht fast eine Stunde beim Mittagessen und lässt dann immer noch etwas auf dem Teller übrig.

P: Ich fühle mich vor allem nach dem Mittagessen immer so schrecklich voll und habe dann immer das Gefühl, dass mein Bauch sofort viel zu dick ist.

Th: Ich kann nachvollziehen, dass du dich nach einer warmen Mahlzeit immer sehr voll fühlst. Dieses Völlegefühl wird auch eine Zeit lang noch so bleiben, bis dein Magen sich wieder an normale Portionen gewöhnt hat. Wichtig dabei ist, dass du lernst, dieses Gefühl auszuhalten. Was können denn deine Eltern tun, um dich dabei zu unterstützen?

P: Es ist ja in Ordnung, dass sie kontrollieren, ob ich auch alles esse. Allerdings starrt mich meine Mutter permanent an, kontrolliert jede Handbewegung von mir und wirkt dabei immer total genervt und angespannt.

M: Ich kann oft nicht zuschauen, wenn du so schrecklich langsam und ohne Genuss isst und dabei so einen gequälten Gesichtsausdruck machst.

Th: Ich denke, für dich, R., ist es sehr schwer, warme Mahlzeiten zu essen. Wichtig aber ist, dass du weiterhin täglich eine warme Mahlzeit zu dir nimmst. Deine Eltern müssen künftig darauf achten, dass du auch genug isst, da eine weitere Gewichtszunahme zur Überwindung der Anorexia nervosa bei dir enorm wichtig ist. Ich weiß, dass du jetzt am liebsten nicht mehr an Gewicht zunehmen möchtest. Dein Gewicht ist aber immer noch weit vom Normalgewicht entfernt. Wäre es dir eine Hilfe, wenn deine Eltern zu Beginn der Mahlzeit versuchen, dich weniger zu beobachten und dich erst auf dein Essverhalten ansprechen, wenn du nach 20–30 Minuten immer noch nicht mit dem Essen fertig bist?

P: Ja, ich glaube, das wäre sehr hilfreich.

Wie schon erwähnt, sollte bei Patientinnen mit Bulimia nervosa das Gewicht lediglich in Familiensitzungen thematisiert werden, wenn die Patientinnen innerhalb kurzer Zeit stark an Gewicht verlieren.

Der bereits mit der Patientin besprochene Therapievertrag (vgl. Abschn. 8.1.3 *Therapievertrag*) sollte den Eltern gezeigt und auf die Therapievereinbarungen (vgl. in diesem Abschn. *Besprechung der kontinuierlichen Nahrungsaufnahme*) eingegangen werden.

Besprechung des Selbstbeobachtungsprotokolls

Damit die Patientin sowie die Eltern ein umfassendes Bild der Essstörungssymptomatik erhalten und die individuellen Auslöser für das restriktive Essverhalten, die Essanfälle und das Purging-Verhalten identifiziert werden können, ist die Besprechung von Selbstbeobachtungsprotokollen in der Therapie von Essstörungen unter Einbeziehung von Familienmitgliedern wichtig. Zunächst bespricht die Therapeutin allein mit der Patientin das Selbstbeobachtungsprotokoll (direkt nachdem das aktuelle Gewicht thematisiert wurde). Analog zu den Ausführungen in Abschnitt 8.1.3 (*Selbstbeobachtungsprotokoll*) verschiebt sich die Zielsetzung der Selbstbeobachtungsprotokolle im Verlauf der Behandlung. Während sich die Therapeutin zu Beginn der Therapie auf das Essverhalten und die Essstörungssymptomatik konzentriert, dienen die Protokolle am Ende der Behandlung auch zur Aufdeckung familiärer Konflikte.

Das Besprechen der Selbstbeobachtungsprotokolle allein mit der Patientin sollte bei Familiensitzungen nicht länger als 5–10 Minuten in Anspruch nehmen. Anschließend bittet die Therapeutin die restlichen Familienmitglieder in den Raum und thematisiert mit ihnen nach der Besprechung des Gewichts das Selbstbeobachtungsprotokoll. Die Eltern werden gefragt, ob die von ihrem Kind aufgezeichneten Angaben zum Essverhalten und zur Essstörungssymptomatik ihren Wahrnehmungen entsprechen. Stimmen die Angaben der Beteiligten nicht überein, so steht zunächst die Einigung im Fokus der Behandlung. Zeigen sich bezogen auf die Essstörungssymptomatik (u. a. Nahrungsaufnahme, Essanfälle, Erbrechen) keinerlei Fortschritte, so wird dieses Thema mit allen Beteiligten besprochen. Kommt es gar zu einer Verschlimmerung der Symptomatik, so werden die Eltern explizit von der Therapeutin aufgefordert, ihrem Kind zu helfen, ein regelmäßiges und ausgewogenes Essverhalten wieder zu erlangen. Dabei wird genau besprochen, wer das Kind zu den Hauptmahlzeiten begleiten und unterstützen kann (vgl. Abschn. *Familienessen*). Den Eltern ist zu verdeutlichen, dass sie das Essverhalten ihres Kindes so lange kontrollieren müssen, bis sich die Essstörungssymptomatik stabilisiert hat.

Hat sich das Essverhalten bei der Patientin einigermaßen stabilisiert, so können die Selbstbeobachtungsprotokolle im Verlauf der Familiensitzungen als Einstieg in die Besprechung familiärer Konflikte genutzt werden. Nachdem die Therapeutin das Selbstbeobachtungsprotokoll zunächst kurz mit der Patientin unter vier Augen besprochen hat, wird es im Anschluss mit der Familie thematisiert. Der folgende Dialog zeigt exemplarisch, wie ein solches Gespräch gestaltet werden könnte.

Beispiel

Besprechung des Selbstbeobachtungsprotokolls mit der Familie

Die 16-jährige Patientin leidet seit ca. zwei Jahren unter einer Bulimia nervosa. Sie erlebt ca. viermal in der Woche Essanfälle mit anschließendem Erbrechen, bei denen sie in sehr kurzer Zeit viele Lebensmittel (v. a. Süßigkeiten und Fast-Food-Produkte) verschlingt, ohne diese großartig zu zerkauen. Vor ca. einem Jahr hat sie für ca. sieben Monate nach einem Essanfall Laxanzien (ca. 10–15 mg Dulcolax® am Tag) eingenommen, während dieser Zeit hat sie nicht erbrochen. Derzeit wiegt sie 61 kg (Größe: 164 cm; BMI: 23.1; BMI-Altersperzentile: < 77), hat eine stark ausgeprägte Körperbildstörung, beschäftigt sich permanent mit Kochrezepten und gesunder Ernährung und hat das dringende Bedürfnis, an Gewicht abzunehmen.

Th: Frau T., wenn Sie sich das Selbstbeobachtungsprotokoll Ihrer Tochter anschauen, und vor allem den Dienstag herausgreifen, was fällt Ihnen dabei auf?

M: Hm, am Dienstag hatte sie leider wieder einen Essanfall und hat anschließend wieder erbrochen. Davon hat sie mir auch am Abend berichtet.

Th: Hat sie Ihnen am Abend auch erzählt, was an dem Tag vorgefallen ist?

M: Nein, das hat sie nicht, allerdings hatten wir am Abend auch nicht wirklich Zeit zu sprechen, da ich mit meinem Mann abends geschäftlich eingeladen war.

Th: K., möchtest du uns einmal erzählen, was geschehen ist?

P: Ja, das kann ich machen. Also, ich bin nach Hause gekommen und war mal wieder allein zu Hause.

Th: Du sagst das etwas genervt, hat dich das gestört?

P: Na ja, ich dachte, dass meine Mutter zu Hause ist und wollte ihr mitteilen, dass ich eine 2 in der Deutscharbeit geschrieben habe.

Th: Du warst also enttäuscht, dass du ihr diese erfreuliche Botschaft nicht mitteilen konntest.

P: Ja. Wenig später rief sie dann an und als ich ihr die Note mitteilte, hat sie nicht einmal darauf reagiert.

Th: Wie ging es dir damit?

P: Naja, ich war wütend auf meine Mutter. Bringe ich schlechte Noten nach Hause, so dreht sich der ganze Abend um das Thema Schule. Sind die Noten gut oder sogar sehr gut, kümmert es meine Eltern gar nicht.

Th: Deiner Meinung nach werden deine guten Noten von deinen Eltern nicht wertgeschätzt?

P: Ja, ich glaube so ist es.

Th: Frau T., können Sie den Gedanken Ihrer Tochter nachvollziehen?

M: Naja, wenn ich das im Nachhinein betrachte, dann schon. Mir war allerdings nicht bewusst, dass es dir so viel bedeutet, wenn ich dich für die Note lobe.

Th: Wann haben Sie das letzte Mal Ihre Tochter für eine gute schulische Leistung gelobt?

M: Das ist schon eine Weile her.

V: Ja, daran kann ich mich gar nicht mehr erinnern …

Tabelle 8.3 An dieser Stelle ist ein Ausschnitt des Selbstbeobachtungsprotokolls aus dem obigen Therapiebeispiel zu sehen. Die Grundlage für das Protokoll stellt Arbeitsblatt 9 dar.

Zeit	Ort, Aktivität	Nahrung und Getränke	Hunger %	Gedanken, Gefühle	Sport/ EA/E/ LAX/ DIU	Sonstige (z. B. pos. Ereignisse)
25.6., 7:00 Uhr	Zu Hause, Frühstück mit Mama und Schwester	1 Port. Müsli, 1 Scheibe Brot mit Käse, 1 Milchkaffee	100 %	Habe großen Hunger	–	–
25.6., 10:30 Uhr	Schulpause, unterhalte mich mit Freundinnen	1 Apfel,1 Keks	30 %	Ich muss mir jetzt noch den Keks gönnen, die Stunde war total anstrengend	–	–
25.6., 13:00 Uhr	Schulkantine beim Mittagessen mit Freundinnen	1 Portion Nudelauflauf, 1 Birnenkompott	30 %	Habe Lust auf den Nudelauflauf, obwohl der bestimmt mit Sahne gemacht ist	–	–
25.6., 17:00 Uhr	Zu Hause, Telefonat mit Mutter	2 Pkg. Kekse, 2 Tafeln Schokolade, 3 Brote mit Käse, 1 Limonade	40 %	Ärgere mich über das Telefonat und langweile mich allein zu Hause	EA, E	–
25.6., 20:00 Uhr	Zu Hause vor dem Fernseher	1 Brot mit Käse, 2 Mandarinen	30 %			

Gegen Ende der Behandlung sollten die externen Kontrollen bezüglich des Essverhaltens weitgehend aufgehoben sein (vgl. Abschn. 8.1.3). Zu diesem Zeitpunkt haben die Selbstbeobachtungsprotokolle während der Familiensitzungen daher lediglich die Funktion, Rückfallsituationen hinsichtlich ihrer Auslösebedingungen mit der Familie zu analysieren.

Besprechung der kontinuierlichen Nahrungsaufnahme
Mit den Eltern wird besprochen, wie die Kontrolle der Nahrungsaufnahme ihres Kindes erfolgen sollte und wie sie es während der Mahlzeiten unterstützen können, ausreichend und variationsreich Nahrung zu sich zu nehmen. Die Therapeutin berät die Eltern u. a. im Rahmen des Familienessens, der Familiensitzungen oder des Telefoncoachings. Die Eltern sind darin zu unterstützen, ihr Kind konsequent zu bestärken, die geforderte Nahrungsmenge zu essen, nicht nachzugeben und so lange mit ihrem Kind am Tisch zu bleiben, bis das Kind alles aufgegessen hat. Dabei sollten sie stetig ihrem Kind gegenüber vertreten, dass es zur Überwindung der Essstörung den individuellen Ernährungsplan einhalten muss. Die Therapeutin betont gegenüber den Eltern, wie wichtig es ist, dass die Eltern dieselbe Meinung vertreten und sich über auftretende Schwierigkeiten austauschen.

Grundsätzlich erfolgt die Kontrolle des Essens durch die Eltern in drei Stufen. Diese Stufen unterscheiden sich für Patientinnen mit Anorexia und Bulimia nervosa.

Patientin mit Anorexia nervosa

Stufe 1: Gewicht unterhalb der 3. BMI-Altersperzentile. Die Eltern müssen das Essverhalten ihres Kindes streng kontrollieren, während der Mahlzeiten anwesend sein, es unterstützen, sich ausreichend, variationsreich zu ernähren und wöchentlich 500 g an Gewicht zuzunehmen.
Stufe 2: Gewicht zwischen der 3.–10. BMI-Altersperzentile. Die Eltern müssen das Essverhalten ihres Kindes weiterhin kontrollieren und während der Mahlzeiten anwesend sein. Kommt es zu einer kontinuierlichen Gewichtszunahme (500 g wöchentlich), so kann die externe Kontrolle allmählich abgebaut werden (z. B. selbst portionieren unter Supervision der Eltern).
Stufe 3: Gewicht zwischen der 10. und 25. BMI-Altersperzentile. Die externe Kontrolle während der Haupt- und Zwischenmahlzeiten sollte abgebaut werden unter der Voraussetzung, dass eine kontinuierliche Gewichtszunahme erfolgt (500 g wöchentlich). Die Patientin wird zunehmend angeleitet, die Verantwortung für eine ausgewogene und ausreichende Ernährung selbst zu tragen.

Patientin mit Bulimia nervosa

Stufe 1: Essanfälle und aktive Maßnahmen zur Gewichtsreduktion treten mindestens 2 × in der Woche auf, das Essverhalten ist stark gestört. Die Eltern müssen das Essverhalten ihres Kindes streng kontrollieren, während der Mahlzeiten anwesend sein und es darin unterstützen, sich ausreichend und variationsreich zu ernähren.
Stufe 2: Essanfälle und aktive Maßnahmen zur Gewichtsreduktion treten höchstens 1 × in der Woche auf, das Essverhalten ist weiterhin gestört. Die Eltern müssen das Essverhalten ihres Kindes weiterhin kontrollieren und während der Mahlzeiten anwesend sein. Die externe Kontrolle kann aber langsam abgebaut werden (z. B.

nach den Zwischenmahlzeiten steht die Patientin nicht mehr unter Beobachtung der Eltern).

Stufe 3: Es treten keine Essanfälle und aktive Maßnahmen zur Gewichtsreduktion auf, das Essverhalten ist noch leicht gestört. Die externe Kontrolle während der Mahlzeiten sollte langsam abgebaut werden unter der Voraussetzung, dass eine Verbesserung des Essverhaltens erfolgt ist. Die Patientin wird zunehmend angeleitet, die Verantwortung für eine ausgewogene und ausreichende Ernährung selbst zu tragen.

Befindet sich die Patientin mit Anorexia nervosa auf Stufe 1, so haben die Eltern die Aufgabe, konsequent so lange neben ihrem Kind beim Essen zu sitzen, bis es die geforderte Mahlzeit zu sich genommen hat. Auf dieser Stufe hat es sich als günstig erwiesen, wenn die Eltern das Essen portionieren, da die Patientinnen damit zunächst noch überfordert sind. Die Patientin sollte auf der Stufe1 auch noch nicht beim Einkaufen im Supermarkt dabei sein, da die angebotenen Nahrungsmittel zu Überforderung bei der Patientin führen können und die Lebensmittel durch die Betroffenen oftmals lediglich auf ihren Kaloriengehalt, Fettanteil usw. hin überprüft werden.

Hat die Patientin die Stufe 2 erreicht, so sollte die externe Kontrolle langsam abgebaut werden unter der Voraussetzung, dass weiterhin eine kontinuierliche Gewichtszunahme stattfindet. Die Patientin sollte nun wieder unter Kontrolle der Eltern das Essen selbst portionieren. Es ist durchaus möglich, dass die Patientin unter externer Kontrolle beim Zubereiten des Essens mithilft und ein Gericht gegebenenfalls selbst unter Kontrolle der Eltern kochen kann. Erreicht die Patientin die Stufe 3, so haben die Eltern die Aufgabe, ihr Kind dabei zu unterstützen, allein ausgewogene Mahlzeiten zu sich zu nehmen. In dieser Phase nimmt die Patientin Zwischenmahlzeiten allein zu sich, portioniert sich alle Mahlzeiten selbst, gegebenenfalls kauft sie für die Familie im Supermarkt ein und kocht eventuell für alle Familienmitglieder eine warme Mahlzeit.

Erreicht die Patientin zunehmend ihr Zielgewicht, so sollte die externe Kontrolle der Eltern bezüglich der Nahrungsaufnahme abgebaut werden. Die Eltern sollten ihr Kind lediglich täglich kurz fragen, ob es alle Mahlzeiten zu sich genommen hat.

Bei Patientinnen mit Bulimia nervosa wird analog verfahren. Auf Stufe 1 kontrollieren die Eltern die Nahrungsaufnahme komplett, portionieren das Essen und schrittweise erfolgt ein Abbau dieser externen Kontrolle. Bei Patientinnen mit Purging-Verhalten müssen die Eltern zusätzlich schauen, dass ihr Kind langsam isst, das Essen ausreichend zerkaut und kein Purging-Verhalten erfolgt. Hier hat es sich als sinnvoll erwiesen, wenn sich die Patientin auf Stufe 1 noch eine Stunde nach den Hauptmahlzeiten und 30 Minuten nach den Zwischenmahlzeiten in der Nähe der Betreuungsperson befindet. Hat die Jugendliche die Stufe 2 erreicht, so sollte diese Kontrolle dahingehend abgebaut werden, dass die Bezugsperson nur noch nach den Hauptmahlzeiten anwesend ist. Auf Stufe 3 findet nach den Mahlzeiten keine externe Kontrolle mehr statt.

Familienessen

Das Familienessen ermöglicht der Therapeutin einige Essrituale der Familie kennenzulernen und etwas über die Interaktion innerhalb der Familie während des Essens zu erfahren. Dysfunktionale Interaktionen können wahrgenommen werden, die eventuell dazu beigetragen haben, das pathologische Essverhalten aufrechtzuerhalten. Mithilfe dieser Beobachtungen können entsprechende therapeutische Strategien geplant und durchgeführt werden.

Vorbereitungsphase. Vor jedem Familienessen wird die Familie aufgefordert, eine Mahlzeit mitzubringen. Die Patientin wird gebeten, zum Familienessen erlaubte und verbotene Nahrungsmittel (vgl. Abschn. 8.1.3) mitzubringen. Sollten Eltern kalorienarme Nahrungsmittel mit zum Familienessen bringen, so hat die Therapeutin die Aufgabe, ihnen das zurückzumelden. Eltern magersüchtiger Kinder müssen oft noch einmal eingehend darüber informiert werden, welche Lebensmittel ihr Kind konsumieren muss, damit eine Gewichtszunahme erfolgen kann. Eltern bulimischer Patientinnen sollten erneut ausführlich darüber in Kenntnis gesetzt werden, dass das ständige Fasten ihres Kindes von ihnen konsequent verboten werden sollte, da es mit hoher Wahrscheinlichkeit Essanfälle und anschließendes Erbrechen nach sich zieht.

Familienessen unter Beobachtung in den Räumen der Therapeutin rufen bei vielen Familienmitgliedern häufig Ängste hervor. Die Aufgabe der Therapeutin ist daher zunächst, diese Ängste anzusprechen und der Familie mitzuteilen, dass solche Familienessen zu Beginn für viele Familien als unangenehm angesehen werden. Da sie aber für die Überwindung der Essstörung sehr nützlich sind, sollte die Familie sich darauf einlassen. Die Therapeutin hebt anschließend hervor, dass sie an dem Essen nicht aktiv teilnehmen wird, sondern lediglich als Beobachterin fungiert und der Familie während der Vorbereitung des Essens und während des Essens Fragen zum Umgang mit Essen und Essgewohnheiten stellt (z. B. welches Familienmitglied sich normalerweise um den Einkauf und das Zubereiten des Essens kümmert).

Aktionsphase. Die Therapeutin fordert die Familienmitglieder auf, mit der Vorbereitung des Essens zu beginnen und sich dabei möglichst so zu verhalten, dass die Situation der häuslichen Realität entspricht. Sobald die Familie mit den Vorbereitungen beginnt, beobachtet die Therapeutin zunächst sehr allgemein die Interaktion zwischen den Familienmitgliedern und schaut, wie die Essstörung durch die Interaktion bzw. die Interaktion durch die Essstörung beeinflusst wird. Diese Beobachtungen werden ebenfalls während des Essens fortgeführt. Hilfreiche Fragen im Verlauf des Familienessens sind im folgenden Kasten zusammengestellt.

Fragen, die während des Familienessens der Familie gestellt werden

(1) Wer tätigt die Einkäufe im Supermarkt?
- Hat sich das nach der Entwicklung der Anorexia bzw. Bulimia nervosa geändert?

(2) Gibt es Familienmitglieder, die mit dem Essen wählerisch sind?

- Hat sich das nach der Entwicklung der Anorexia bzw. Bulimia nervosa geändert?

(3) Wer bereitet das Essen vor?
- Hat sich das nach der Entwicklung der Anorexia bzw. Bulimia nervosa geändert?

(4) Wer nimmt an den gemeinsamen Mahlzeiten teil?
- Hat sich das nach der Entwicklung der Anorexia bzw. Bulimia nervosa geändert?

Beispiel

Erstes Familienessen

P. ist 17 Jahre alt und leidet seit ca. drei Jahren unter einer Bulimia nervosa (Größe: 171 cm; Gewicht: 57 kg; BMI: 19.5; BMI-Altersperzentile: 25). Sie hat einen vier Jahre jüngeren Bruder und wohnt bei ihren Eltern. Sie hat dreimal wöchentlich Essanfälle mit anschließendem Erbrechen. Laxanzien- und Diuretikaabusus werden von ihr verneint.

Th: Ich würde heute gerne erfahren, wie Sie als Familie normalerweise zu Hause gemeinsam essen. Die Situation ist für Sie sicherlich unangenehm, das kann ich mir vorstellen. Vor einer Therapeutin zu essen und dabei beobachtet zu werden, ist eine sehr künstliche Situation und entspricht nicht der häuslichen Realität. Es wäre aber schön, wenn Sie versuchen könnten, sich nichtallzu anders zu verhalten als wenn Sie jetzt zu Hause wären. Vielleicht ist es für Sie eine kleine Erleichterung zu erfahren, dass es auch für andere Familien anfangs recht schwierig ist, die Familien aber am Ende davon sehr profitiert haben. Während Sie jetzt hier in dem Zimmer das Essen vorbereiten und gemeinsam essen, werde ich Ihnen ein paar Fragen stellen. Zunächst würde ich gerne von Ihnen erfahren, wer bei Ihnen normalerweise das Essen einkauft?

V: Da ich während der Woche erst spät nach Hause komme, kaufen normalerweise meine Frau und P. ein.

M: Ja, das stimmt. P. und ich gehen einkaufen. Meistens kaufen wir gemeinsam ein. Das ist auch ganz gut so, da wir so viele unterschiedliche Lebensmittel benötigen. Ihr Bruder ernährt sich eigentlich nur von Pizza, Cornflakes und Joghurt. Mein Mann hat einen sehr hohen Cholesterinspiegel, muss sich daher cholesterinarm ernähren, d. h. er isst vor allem fettarme Produkte. P. ernährt sich – wenn sie nicht gerade einen Essanfall hat – eh fast nur von Obst und Gemüse. Wenn ich dann etwas für sie einkaufe, nehme ich sowieso nur die falschen Produkte.

P: Meine Mutter kauft halt nicht immer die Lebensmittel ein, die mir schmecken. Deshalb gehe ich einfach mit zum Einkaufen.

Th: Bist du auch vor der Essstörung mit deiner Mutter in den Supermarkt gegangen?

P: Ja, manchmal.

M: Naja, ich würde sagen eher selten. Sie hat mir einfach gesagt, was ich ihr mitbringen soll und das habe ich gemacht. Seitdem sie aber die Bulimie hat, möchte sie lieber dabei sein und sich ihr Obst, ihr Gemüse und ihre fettarmen Milchprodukte selbst auswählen.

P: Wenn ich das nicht mache, sind oft nicht die Produkte dabei, die ich gern esse.

Th: Wenn jeder in der Familie unterschiedliche Wünsche hat, wie kann ich mir denn dann ein gemeinsames Abendessen zu Hause vorstellen?

M: In der letzten Zeit essen eigentlich nur mein Mann und ich gemeinsam. Wenn unser Sohn das von mir zubereitete Essen lecker findet, isst er mit oder schiebt sich eine Pizza oder Pommes in den Ofen. P. hat meistens schon gegessen oder hat keinen Hunger.

V: Ja, genauso ist es. Wenn P. mit uns gemeinsam am Tisch sitzt, so isst sie nur Salat und sagt, dass ihr das zubereitete Essen nicht schmeckte bzw. zu fettig sei. Am Abend schwirrt sie dann aber ständig in der Küche herum und macht den Kühlschrank ständig auf und zu, weil sie noch nicht satt ist.

Th: Wie waren denn die gemeinsamen Mahlzeiten zu Hause, bevor P. die Essstörung entwickelt hat?

M: Das war total angenehm. Es gab ein Gericht, z. B. Spaghetti Bolognese, und alle haben es gerne gegessen. Unser Sohn war schon immer sehr speziell mit dem Essen, man musste immer darauf achten, dass er auch genug isst.

Grundsätzlich sollte die Therapeutin während des Familienessens darauf achten, dass die Eltern hinsichtlich der Nahrungsaufnahme gegenüber ihrem Kind eine Meinung vertreten und unterschiedlichen Auffassungen der Eltern direkt rückmelden.

Während die Therapeutin die Familie beim Familienessen berät, sollte sie ebenfalls die Ängste und Bedürfnisse der Beteiligten berücksichtigen. Vor allem die bei der Patientin auftretenden Gedanken und Gefühle sind von der Therapeutin wahrzunehmen. Es sollte hervorgehoben werden, wie schwierig es für die Patientin ist, die Kontrolle der Eltern während der Esssituationen zu akzeptieren. Außerdem ist es wichtig, die Patientin darin zu unterstützen, die oft während des Essens auftretenden unangenehmen Emotionen vor den Eltern zu verbalisieren. Dies ermöglicht den Eltern nachzuvollziehen, wie schwer der Patientin die Nahrungsaufnahme fällt.

Beispiel

Verbalisierung auftretender Emotionen während des Essens

Eine 15-jährige magersüchtige Jugendliche (Größe: 177 cm; Gewicht: 49 kg; BMI: 15.6; BMI-Altersperzentile: < 1) lebt derzeit gemeinsam mit ihren Eltern und ihrer zwei Jahre älteren Schwester zusammen. Das restriktive Essverhalten begann vor ca. 16 Monaten. Derzeit isst sie sehr reduziert, meidet Süßigkeiten und fetthaltige Speisen und treibt viel Sport (täglich 60 Minuten laufen im Wald und 100 Sit-ups).

Th: M., deine Eltern und deine Schwester sind mit dem Essen fertig und du hast nur einen ganz kleinen Teil von deiner Portion auf dem Teller gegessen. Warum isst du nicht mehr?

P: Ich finde die Spaghetti mit der Soße total eklig. Sie schmecken mir nicht und ich finde sie viel zu fettig. So etwas mag ich nicht. Dann esse ich lieber später zu Hause etwas anderes, z. B. ein Brot.

Th: Kann es sein, dass du die Mahlzeit nicht essen möchtest aus Angst, an Gewicht zuzunehmen?

P: Ich weiß nicht.

S: Natürlich hast du Angst, wieder mehr zu wiegen. Früher hast du doch auch gerne Spaghetti und Süßigkeiten gegessen, hast mit mir gemeinsam Nudeln gekocht und Eis zum Nachtisch gegessen. Jetzt stellst du dich permanent nach dem Essen auf die Waage und kontrollierst dein Gewicht, das hat dich noch vor einiger Zeit gar nicht interessiert.

V: Naja, immerhin hat sie heute schon etwas von den Spaghetti gegessen. Zu Hause hätte sie das auf keinen Fall gemacht.

Th: Die meisten Familien, mit denen ich bis jetzt zusammengearbeitet habe, haben die Essstörung oft nicht angesprochen aus Angst, sich falsch zu verhalten. Sie haben sich meistens nicht in das Essverhalten ihrer Tochter eingemischt. Ich kann mir vorstellen, dass es auch nicht leicht ist, sich mit der eigenen Tochter über ihr gestörtes Essverhalten zu unterhalten. Und ich fordere Sie jetzt dennoch auf, Ihre Tochter dazu zu bringen, wieder normale Mahlzeiten zu sich zu nehmen, damit sie wieder an Gewicht zunimmt.

M: Das ist aber nicht so einfach, weil M. eigentlich immer alles besser weiß, wenn es um Ernährung geht. Sie findet immer eine Ausrede, warum sie das von mir Gekochte nicht essen kann.

Th: Sie als Ihre Eltern wissen bestimmt, wie viel Nahrung Ihre Tochter benötigt, um gesund zu werden. Sind Sie denn der Ansicht, dass Ihre Tochter heute von der Portion genug gegessen hat?

V: Natürlich hat sie viel zu wenig gegessen und benötigt viel mehr, um gesund zu werden.

Th: M., ich kann mir vorstellen, dass es für dich sehr unangenehm ist, uns zuzuhören und mitzubekommen, dass ich deine Eltern ermutige, dich zum Essen zu bewegen. Sie als Elternteil werden vielleicht denken, dass M. in ihrem Alter selbst wissen muss, was sie essen möchte. Ihre Tochter beschäftigt sich allerdings am Tag extrem viel mit Essen und überlegt, ob sie sich lieber den Apfel oder die Gurke gönnen soll, oder lieber doch nichts zu sich nehmen soll. Daher müssen Sie für Ihre Tochter entscheiden, was sie wann für eine Mahlzeit braucht. Es wird natürlich immer Mahlzeiten geben, die Ihre Tochter nicht mag, das sollten Sie dann mit ihr gemeinsam besprechen. Sie dürfen aber nicht vergessen, dass Ihr Kind unter einer Essstörung leidet und sich aus diesem Grund so verhält.

Endphase. Die gemeinsamen Familienessen werden so lange fortgesetzt, bis die Eltern verstanden und ein Gefühl dafür entwickelt haben, wie sie ihr Kind bei der regelmäßigen und ausgewogenen Nahrungsaufnahme helfen können. Videoaufnahmen von Familienessen können hier als Unterstützung eingesetzt werden und zu unterschiedlichen Zeitpunkten mit unterschiedlichen Zielsetzungen im therapeutischen Prozess verwendet werden.

Ziele der Videoaufzeichnungen in verschiedenen Phasen der Behandlung

Anfangsphase:
- »Bestandsaufnahme«, genaue Beschreibung des Essverhaltens aller Beteiligten
- »Bestandsaufnahme«, genaue Beschreibung der Interaktionen (verbale und nonverbale Kommunikation) zwischen den Beteiligten
- Besprechung kritischer Situationen

Therapieverlauf:
- Veränderung des Essverhaltens aller Beteiligten
- Veränderung der Interaktion (verbal und nonverbale Kommunikation) zwischen den Beteiligten
- Besprechung kritischer Situationen

Endphase:
- Identifikation noch bestehender »kritischer« Situationen bezogen auf das Ess- und Interaktionsverhalten

Die Videoaufnahmen können mit der gesamten Familie, mit einzelnen Familienmitgliedern oder mit der Patientin allein besprochen werden. Da das Betrachten von Videoaufzeichnungen angstbesetzt sein kann, ist es wichtig, zu Beginn die Ressourcen der Patientin bzw. der Familie aufzuzeigen. Nachdem sich die Familienmitglieder an die Videos gewöhnt haben, steht die Besprechung kritischer Momente im Zentrum.

Am Ende jedes Familienessens sollten die Eltern – auch wenn der Fortschritt nicht allzu groß war – mit einem positiven Gefühl nach Hause gehen. Sie sollten davon überzeugt sein, ihrem Kind bei der Überwindung der Erkrankung helfen zu können. Das an einer Essstörung leidende Kind sollte das Bedürfnis verspüren, die Erkrankung besiegen zu wollen.

Abbau der Thematisierung des Essverhaltens. Nachdem das Essverhalten der Patientin einigermaßen stabilisiert ist, verändert sich der Fokus der gemeinsamen Sitzungen mit den Eltern. Die Therapeutin sollte die Fortschritte der Patientin betonen, die u. a. durch die Hilfe der Eltern erfolgten, und klar herausstellen, dass der Fokus der therapeutischen Gespräche sich nun verändert. So wird das Essverhalten nur noch bei auftretenden Problemen besprochen bzw. bei Unsicherheiten im Umgang mit bestimmten Esssituationen. Fühlt sich die Patientin z. B. noch unsicher, im Beisein von Gleichaltrigen zu essen und hat sie das Bedürfnis, dies gemeinsam mit der Therapeutin und den Eltern zu besprechen, so sollte dies thematisiert werden.

Beispiel

Patientin mit Bulimia nervosa

T., eine 17-jährige Patientin mit Bulimia nervosa (Größe: 170 cm; Gewicht: 61 kg; BMI: 21.1; BMI-Altersperzentile: 49), lebt derzeit mit ihren Eltern und ihrer zwei Jahre jüngeren Schwester zusammen. Zu Beginn der Behandlung litt sie seit ca. einem Jahr unter einer Bulimia nervosa mit zweimal wöchentlich auftretenden Essanfällen und anschließendem Erbrechen. T. zeigte am Anfang der Behandlung eine stark ausgeprägte Körperbildstörung und beschäftigte sich viel mit Nahrungsmitteln und gesunder Ernährung. Durch die Erkrankung zog sie sich zurück und mied den Kontakt zu Gleichaltrigen. Sechs Monate nach Therapiebeginn war sie frei von Essanfällen mit anschließendem Erbrechen, aß regelmäßig und ausgewogen. Sie hatte aber immer noch Angst, vor Dritten zu essen und musste fortan ermutigt werden, in Kontakt mit Gleichaltrigen zu treten.

P: Mich hat ein Junge aus der Parallelklasse zum Essen eingeladen. Mittlerweile esse ich ja auch wieder Fleisch, allerdings habe ich schreckliche Angst davor, dass er meine Bulimie bemerken könnte.

Th: Woran würde er das denn jetzt merken?

P: Ich weiß es nicht.

Th: Wann hattest du denn zum letzten Mal einen Essanfall?

P: Das ist schon lange her. Moment, ich schaue mal in meinen Essprotokollen nach. Mmh, das letzte Mal vor knapp sechs Wochen.

Th: Was könntest du denn machen, damit es nicht zum Essanfall kommt?

P: Na ja, das machen, was ich immer tue. Ich würde halt während des Tages die gewohnten Mahlzeiten zu mir nehmen und nichts auslassen.

Th: Wie können denn deine Eltern dir dabei helfen?

P: Ich glaube, es wäre gut, wenn mich meine Mutter morgens früh weckt, so gegen 6:30 Uhr, damit ich ausreichend Zeit zum Frühstücken habe und mir auch meine Mahlzeiten für die Schule zubereiten kann.

M: Das kann ich gerne machen.

8.2.5 Bearbeitung familiärer Probleme

Wiederherstellen altersangemessenen Verhaltens
Das Wiederherstellen von typischem jugendlichem Verhalten sollte im Zentrum der therapeutischen Gespräche stehen. Die Eltern haben die Aufgabe, ihr Kind dabei zu unterstützen, die oft durch die Erkrankung entstandene soziale Isolierung zu durchbrechen und wieder mehr Kontakt zu Gleichaltrigen aufzunehmen. Dazu gehört auch das Unterstützen und Forcieren von für das Alter typischem Verhalten (z. B. Freunde treffen, auf Partys gehen). Auch wenn es den Eltern manchmal schwerfällt, so sollten sie Autonomiebestrebungen in dieser Phase seitens ihres Kindes verstärken, es darin unterstützen, sich der Außenwelt zu öffnen und befürworten, dass das Kind sich zunehmend von den Eltern entfernt. Eine Möglichkeit, dies zu fördern, stellt das Prinzip der Zielerreichungsskalierung (goal-attainment-scaling) von Kiresuk und Sherman (1968) dar. Dieses wird häufig im einzeltherapeutischen Setting eingesetzt (s. Abschn. 8.1.4), kann aber durchaus auch in therapeutischen Gesprächen mit der Familie angewendet werden. Jugendliche haben allerdings oft Schwierigkeiten, ihre Probleme vor den Eltern zu äußern. In solchen Fällen hat es sich als günstig erwiesen, wenn die Therapeutin der Familie eine Liste mit Problemen an die Hand gibt, die häufig im Zusammenhang mit dem Wiederherstellen von altersadäquatem Verhalten bei Patientinnen mit Anorexia und Bulimia nervosa stehen (vgl. auch Reich, 2003).

Typische familiäre Probleme im Zusammenhang mit dem Wiederherstellen altersadäquaten Verhaltens

(1) Autonomiebestrebungen seitens der Jugendlichen werden von den Eltern gebremst (z. B. Bedürfnis, von zu Hause auszuziehen, wird nicht gebilligt).
(2) Familiäre Interaktionen sind extrem eng und intensiv, es herrschen keine klaren Grenzen zwischen den Generationen (z. B. die beste Freundin der Mutter ist die Tochter und umgekehrt).
(3) Typisches Verhalten im Jugendalter wird von den Eltern problematisiert oder nicht akzeptiert (z. B. abends weggehen mit Freunden, Urlaub ohne Eltern).
(4) Eigene Meinungen der Kinder werden von den Eltern nicht toleriert.

(5) Familiäre Probleme werden nicht ausdiskutiert und konstruktiv gelöst.
(6) Spitzenleistungen werden von den Eltern durchgehend erwartet.
(7) Eltern vergleichen ständig und treten in Konkurrenz zu anderen Familien.
(8) Intimschranken werden verletzt (z. B. Betreten des Zimmers der Jugendlichen, ohne zuvor zu fragen bzw. anzuklopfen).
(9) Kinder werden in elterliche Konflikte einbezogen.

Die Patientin sucht sich gemeinsam mit ihren Eltern die für die Familie zutreffenden Probleme heraus, diese werden genau beschrieben und die einzelnen Schritte zur Veränderung werden mit allen Beteiligten geplant.

Beispiel

Ein 17-jähriger magersüchtiger Patient beschreibt als wichtigen familiären Problembereich die Verletzung von Intimschranken. So haben die Türschlösser zu Hause alle keine Schlüssel und jeder betritt, ohne zu klopfen, Zimmer und auch Bäder. Dies hat zur Folge, dass er sich nie zurückziehen kann und das Gefühl hat, permanent von den Eltern kontrolliert zu werden. Der Vater kann das Problem seines Sohnes nachvollziehen, die Mutter erlebt die »offenen Türen« zu Hause als sehr positiv und sieht es als Möglichkeit, sich permanent austauschen zu können. Im Gespräch muss sie lernen zu akzeptieren, dass sich vor allem ihr Sohn zu Hause nach Rückzugsmöglichkeiten sehnt.

Für den Problembereich »Intimschranken stärker berücksichtigen« werden von allen Beteiligten folgende kurzfristigen Ziele und Schritte formuliert:

- Alle Türschlösser zu Hause mit Schlüsseln versehen und diese bei Bedarf nutzen.
- Darauf bestehen, das Bad für sich allein zu nutzen. Falls jemand während dieser Zeit in das Bad möchte, muss angeklopft werden.
- Sobald die eigene Zimmertür geschlossen ist, muss angeklopft werden.
- Wenn an der Zimmertür das Schild »Bitte nicht stören« steht, so sollte dies berücksichtigt werden.

Analysieren familiärer Konflikte

Eine weitere Möglichkeit, familiäre Konflikte und damit zusammenhängende dysfunktionale Interaktionen zwischen den Familienmitgliedern herauszuarbeiten, bietet die Analyse problematischer familiärer Interaktionen (vgl. auch Miller et al., 2007). Durch das gemeinsame Arbeiten mit der Therapeutin in den vergangenen Wochen haben Eltern und Patientin meistens die Kompetenz der Therapeutin schätzen gelernt und sind aufgeschlossen, sich auch konflikthaften familiären Themen zu öffnen. Bei der Durchführung dieser Analysen zur Besprechung familiärer konfliktreicher Interaktionen ist es wichtig, dass die bei dem besprochenen Konflikt beteiligten Personen anwesend sind, um ihre Gedanken, Gefühle und konkreten Handlungen darlegen zu können mit dem Ziel, gemeinsam Veränderungsstrategien zu erarbeiten. Bevor solche Analysen mit der Familie durchgeführt werden, sollte die Jugendliche zuvor im Einzelsetting darüber umfassend informiert werden und dem Vorgehen zustimmen. Im Anschluss werden die anwesenden Familienmitglieder über das Ziel der Verhaltensanalyse informiert und es werden folgende Regeln besprochen, die von allen Beteiligten eingehalten werden müssen:

- Jeder kann seine Sichtweise über die betreffende Situation darstellen.
- Die Familienmitglieder sollen bei der Darstellung ihrer Sichtweise beschreibend vorgehen und Bewertungen vermeiden.
- Die Schilderungen der betroffenen Familienmitglieder werden als Ergänzungen und nicht als Kritik angesehen.

AB 19

In der Regel wird die Jugendliche als erste aufgefordert, die Situation aus ihrer Sicht darzustellen. Nachdem sie ihre Sichtweise erläutert hat, ergänzen die an dem Konflikt beteiligten Familienmitglieder ihre Sicht der Dinge. Die Therapeutin hat die Aufgabe, alle an der Situation beteiligten Familienmitglieder zu Wort kommen zu lassen, funktionale familiäre Interaktionen zu bestärken, dysfunktionale Interaktionen aufzudecken und Veränderungsstrategien mit den Beteiligten zu erarbeiten (AB 19). Rollenspiele bieten hier eine gute Möglichkeit, die neuen, von allen Beteiligten als funktional betrachteten Interaktionen einzuüben. Diese können auf Video aufgenommen und anschließend gemeinsam angeschaut werden. Hier hat es sich als günstig herausgestellt, nicht nur den Fokus auf die noch auftretenden dysfunktionalen Interaktionen zu legen, sondern ebenfalls funktionale Interaktionen und die Ressourcen der Familienmitglieder genauer zu betrachten. Im Folgenden wird ein Beispiel für ein im Rahmen eines Elterngesprächs ausgefülltes Arbeitsblatt 19 aufgeführt.

AB 19 **Analyse problematischer familiärer Interaktionen** 1/3

Diese Aufgabe soll dazu dienen, problematische familiäre Interaktionen mit den Beteiligten zu besprechen. Dafür ist es wichtig, dass Sie sich/du dir noch einmal genau die entsprechende Situation vor Augen führst.

(1) Problematische Konfliktsituation
Bitte beschreiben Sie/Bitte beschreibe die problematische Konfliktsituation im Detail.

Person A:

Patientin war allein mit ihrem Vater zu Hause und hatte mit ihm in der Küche eine konfliktreiche Auseinandersetzung, nachdem sie nicht die Geschirrspülmaschine ausräumte. Daraufhin lief sie aus dem Haus, rannte zu ihrer Freundin, schlief die Nacht dort, ohne es den Eltern mitzuteilen. Die Mutter und ihr jüngerer Bruder waren während des Streits nicht zu Hause.

(2) Vorausgehende Bedingungen
Welches Ereignis geschah vor dem Konflikt? Was haben Sie/was hast du getan und gefühlt, bevor der Konflikt begann?

Die Patientin und ihr Vater waren gemeinsam in der Küche. Der Vater las die Zeitung und sie bereitete für sich und ihn einen Milchkaffee zu. Währenddessen äußerte die Patientin traurig, dass ihre beste Freundin ihr schon wieder einen Termin abgesagt hat. Sie war enttäuscht, da sie gerne mit ihrer Freundin shoppen gegangen wäre. Die Freundin hatte ihr schon am Tag zuvor abgesagt und sie befürchtete daher, dass ihre Freundin vielleicht keine Lust hat, sich mit ihr zu treffen.

Der Vater bemerkte, dass seine Tochter über die Situation enttäuscht ist, wollte sie aufmuntern und äußerte »Ach, die ist doch eh ziemlich zickig, ich kann gar nicht verstehen, warum du immer noch so viel mit ihr unternimmst«. Die Patientin ärgerte sich über die Äußerung des Vaters, da ihr die Freundschaft viel bedeutete und sie Angst hatte, dass die Freundin sich nicht mehr für sie interessiert. Sie fühlte sich von dem Vater falsch verstanden, teilte ihm dies jedoch nicht mit.

Als kurze Zeit später der Vater seine Tochter darum bat, die Geschirrspülmaschine aufzuräumen, antwortete sie in einem aggressiven Ton, dass sie darauf keine Lust habe. Sie war weiterhin verärgert und enttäuscht über die Äußerung des Vaters und dachte, dass sie auf keinen Fall das machen würde, was der Vater von ihr wollte.

Nach Auffassung des Vaters kam das aggressive Verhalten seiner Tochter wie »aus dem Nichts«, er ärgerte sich darüber, dass seine Tochter seinen Aufforderungen mal wieder nicht

Jaite • Salbach • Jacobi: Anorexia und Bulimia nervosa im Jugendalter. Weinheim: Beltz, 2024

AB 19 **Analyse problematischer familiärer Interaktionen** 2/3

nachkommt. Nachdem er sie dann nochmals aufforderte, sie sich dennoch wiederholt weigerte und sich verbal aggressiv gegenüber dem Vater verhielt, wurde dieser laut und strich ihr das Taschengeld.

(3) Anfälligkeitsfaktoren
Welche Faktoren könnten dazu beigetragen haben, dass Sie sich/du dich so verhalten hast? Folgendes sollte berücksichtigt werden: Essverhalten, Schlaf, körperliche Erkrankungen, intensive Gefühle, eigenes Verhalten, was von Ihnen/von dir als belastend erlebt wurde

Der Vater hatte die Nacht zuvor bis 2.00 Uhr gearbeitet und war demzufolge noch müde. M. war etwas hungrig, da sie ihre Zwischenmahlzeit nicht gegessen hatte.

(4) Konsequenzen
Welche kurz- und langfristigen Konsequenzen (Gedanken, Gefühle, Verhalten) folgten dem Konflikt?

Vater:

Kurzfristig: Nachdem der Vater der Tochter mitteilte, dass er ihr das Taschengeld strei-chen wird, kam es beim Vater kurzfristig zur Reduktion der Anspannung und der Wut. Er dachte, dass er damit seiner Tochter zeigen kann, dass ihr Verhalten nicht richtig ist.

Langfristig: Schuld- und Versagensgefühle treten auf.

Patientin:

Kurzfristig: Sofort nachdem die Patientin das Haus verließ, kam es zu einer Reduktion der Anspannung und der Wut, M. fühlte sich befreit und dachte, dass sie es ihrem unsensiblen und ungerechten Vater schon zeigen werde.

Langfristig: Sie ärgerte sich über sich selbst und hatte Angst, dass sich ihre Eltern Sorgen um sie machen würden.

(5) Lösungsanalyse
Gehen Sie/gehe noch einmal gemeinsam die Analyse durch. Identifizieren Sie/identifiziere die Punkte, an denen der Konflikt evtl. hätte umgangen werden können.

Der Vater hätte sich stärker in die Situation seiner Tochter hineinversetzen sollen und keine wenig überlegten Äußerungen bzgl. der Freundin preisgeben sollen. Des Weiteren hätte er seine Tochter freundlich fragen können, warum sie seiner Aufforderung (Geschirrspül-maschine ausräumen) nicht nachkommt und hätte ihr nicht so schnell drohen sollen, das Taschengeld zu streichen.

Jaite • Salbach • Jacobi: Anorexia und Bulimia nervosa im Jugendalter. Weinheim: Beltz, 2024

AB 19 **Analyse problematischer familiärer Interaktionen** 3/3

Die Patientin hätte ihrem Vater mitteilen sollen, dass sie die Äußerung ihres Vaters ärgerte und sie sich von ihm falsch verstanden fühlt. Sie hätte sich darüber im Klaren sein müssen, dass die Eltern sich extreme Sorgen machen, wenn sie über Nacht nicht nach Hause kommt.

Die Kommunikation zwischen der Tochter und dem Vater sollte verbessert werden.

(6) Präventionsstrategien
Was können Sie/was kannst du in Zukunft tun, um Ihre/deine Anfälligkeit zu verringern?

Die Patientin und der Vater sollten lernen, ihre Gedanken und Gefühle schneller zu äußern. Sie sollten dem anderen direkt mitteilen, wenn sie enttäuscht sind oder aber sich über ihn ärgern.

Der Vater sollte ausreichend schlafen und die Tochter stärker darauf achten, regelmäßig Nahrung zu sich zu nehmen.

(7) Wiedergutmachung
Welche Möglichkeiten zur Wiedergutmachung haben Sie/habt ihr (z. B. gemeinsam ins Kino gehen)?

M. und ihr Vater verbringen einen gemeinsamen Abend und gehen ins Kino.

Jaite • Salbach • Jacobi: Anorexia und Bulimia nervosa im Jugendalter. Weinheim: Beltz, 2024

8.2.6 Typische Situationen und Fallstricke

Im Rahmen der Behandlung von essgestörten Patientinnen und deren Familien treten phasenweise kritische Situationen auf, die für alle Beteiligten problematisch sind. Im Folgenden werden einige typische Situationen und Fallstricke dargestellt. Kritische Therapiesituationen, die sich nicht nur auf den familiären Rahmen beschränken, finden sich im Manual von Jacobi et al. (2016).

Situation 1. *Eine 16-jährige magersüchtige Patientin (BMI-Altersperzentile < 3) schafft es nicht, wöchentlich 500g an Gewicht zuzunehmen. Die Patientin äußert, dass sie sich strikt an ihren Ernährungsplan halte. Auch die Eltern sind davon überzeugt, dass ihre Tochter die Menge an Nahrung zu sich nimmt, die im Ernährungsplan festgelegt ist.*
In einem gemeinsamen Gespräch mit Eltern und Patientin überprüft die Therapeutin, ob mindestens ein Elternteil oder gegebenenfalls eine andere Bezugsperson während des Essens anwesend ist und sicherstellen kann, dass die Patientin tatsächlich ihre Mahlzeiten zu sich nimmt. Des Weiteren wird mit allen Beteiligten besprochen, inwieweit sichergestellt ist, dass die Patientin keine aktiven Maßnahmen zur Gewichtsreduktion einsetzt. Sollten die besprochenen Punkte nicht auf die Patientin zutreffen, so sollte der tägliche Energiebedarf erhöht werden.

Situation 2. *Eine 15-jährige magersüchtige Patientin liegt mit ihrem Gewicht auf der 3. BMI-Altersperzentile. Nach anfänglicher geringer Gewichtszunahme schafft sie es nicht, weiterhin an Gewicht zuzunehmen. Die Eltern der Patientin sind wenig kooperativ und unterstützen ihre Tochter nicht dabei, weiterhin an Gewicht zuzunehmen.*
Hier ist es notwendig, die Eltern nochmals umfassend über die medizinischen Komplikationen und Folgeschäden der Anorexia nervosa aufzuklären. Weiterhin sind die Eltern darauf hinzuweisen, dass ein schnelles Erreichen des Mindestnormalgewichts zur Überwindung der Erkrankung wichtig ist. Dabei wird deutlich hervorgehoben, dass die Eltern die Verantwortung dafür tragen, dass ihr Kind den individuellen Ernährungsplan einhält. Demzufolge sind die Eltern aufgefordert, die regelmäßige und variationsreiche Nahrungsaufnahme ihrer Tochter zu kontrollieren. Sollten die Eltern sich nicht darum bemühen, dass ihre Tochter in ausreichendem Maße Mahlzeiten zu sich nimmt und in kurzer Zeit an Gewicht zunimmt, so ist den Eltern gegenüber die Notwendigkeit hervorzuheben, die Patientin stationär behandeln zu lassen.

Situation 3. *Die 15-jährige magersüchtige Patientin liegt mit ihrem Gewicht unterhalb der 1. BMI-Altersperzentile (BMI: 13.7), leidet zusätzlich unter einer schweren Zwangsstörung und besucht seit ca. vier Monaten nicht mehr die Schule. Die Eltern und die Tochter sind gegen eine stationäre Behandlung.*
Der Patientin sowie den Eltern ist bewusst zu machen, dass eine ambulante Behandlung derzeit auf keinen Fall ausreicht, die Patientin dringend stationär behandelt werden muss, da sie vital gefährdet ist. In den meisten Fällen lassen sich die Eltern und das Kind von der Notwendigkeit einer stationären Behandlung überzeugen. Sollten sie dennoch weiterhin dagegen sein, so besteht die Möglichkeit, über das zuständige

Jugendamt eine Inobhutnahme nach § 42 SGB VIII einzuleiten, die bei vitaler Gefährdung auch gegen den Willen der Jugendlichen mit freiheitsentziehenden Mitteln erfolgen kann. Bis zum Ablauf des Folgetages muss das Jugendamt jedoch eine familienrichterliche Klärung herbeiführen.

Situation 4. *Die Eltern einer 14-jährigen bulimischen Patientin erscheinen nicht zu den vereinbarten Familiengesprächen und geben an, für diese Gespräche keine Zeit zu haben.*
Hier ist es empfehlenswert, die Eltern direkt anzurufen und sie darauf hinzuweisen, dass mindestens ein Elternteil an den gemeinsamen Sitzungen teilnehmen muss, da ihre Tochter noch jung ist und die Unterstützung ihrer Eltern zur Überwindung der Erkrankung benötigt. Im Rahmen des Telefonats wird ein Termin mit mindestens einem Elternteil vereinbart und darum gebeten, diese Sitzung im Interesse ihres Kindes wahrzunehmen.

Situation 5. *Die Eltern einer bulimischen Patientin streiten sich des Öfteren wegen der Nahrungsaufnahme ihrer Tochter. Der Vater vertritt die Auffassung, dass die ständigen Diskussionen am Esstisch über die notwendige Nahrungsaufnahme seiner Tochter störend sind. Nach Meinung der Mutter ist die Tochter mit dem Einhalten des Ernährungsplans überfordert, benötigt Unterstützung und keine strengen Maßregelungen von Seiten des Vaters.*
Es ist wichtig, den Eltern verständlich zu machen, dass Konflikte bezüglich des Essens möglichst vermieden werden sollten. Wenn auch dies manchmal nicht unbedingt einfach erscheint, so sollten die Eltern ihrem Kind gegenüber dieselbe Meinung vertreten. Meinungsverschiedenheiten können in Abwesenheit des Kindes besprochen werden und es sollte dann konstruktiv nach möglichen Lösungen gesucht werden. Die gefundenen Lösungen sollten dem Kind gemeinsam übermittelt werden.

8.3 Telefoncoaching

8.3.1 Telefoncoaching mit der Patientin

Telefoncoaching kommt zunehmend bei Patientinnen unterschiedlicher psychischer Störungen als zusätzliches therapeutisches Medium zum Einsatz und wird ebenfalls immer öfter bei Jugendlichen eingesetzt (Miller et al., 2007). Wisniewski und Ben-Porath (2005) zeigten auf, dass sich Telefoncoaching bei Patientinnen mit Essstörungen als Ergänzung zur Therapie positiv auf den Verlauf auswirkt. Während der Telefonberatung werden die Patientinnen von der Therapeutin unterstützt und darin bestärkt, gelernte Strategien zur Reduktion von dysfunktionalem Essverhalten einzusetzen.

Schon zu Beginn der Therapie wird der Patientin der Nutzen des Telefoncoachings dargelegt und das Vorgehen erläutert. Beim Telefoncoaching ist eine klare Struktur hilfreich, d. h. alle Anrufe haben möglichst einen ähnlichen Ablauf. Generell sollte ein Telefonat nicht länger als zehn Minuten beanspruchen und eines der folgenden vier Ziele verfolgen:

- Besprechen von Strategien zur Verhinderung von dysfunktionalem Essverhalten
- Besprechen von Strategien zur Problemlösung aktuell auftretender Konflikte (u. a. familiärer Konflikte)
- Übermittlung von »guten Nachrichten«
- (Wieder)herstellen einer guten therapeutischen Beziehung

Befindet sich eine Patientin in einer schwierigen Situation und verspürt das Bedürfnis, dysfunktionales Essverhalten zu zeigen (z. B. Nicht-Essen, Erbrechen oder Laxanzienabusus), so lässt sich die Therapeutin zunächst die aktuelle Situation der Patientin kurz beschreiben, fragt die Patientin, welche Strategien sie bereits angewendet hat, um das dysfunktionale Essverhalten zu verhindern (vgl. Abschn. 8.1.3), geht mit ihr weitere Strategien durch und ermutigt sie, diese nach dem Telefonat einzusetzen. Hat die Patientin allerdings bereits dysfunktionales Essverhalten (z. B. Mahlzeiten ausgelassen, Erbrechen) gezeigt, so erinnert die Therapeutin sie lediglich an das Einhalten kontinuierlicher und variationsreicher Nahrungsaufnahme und beendet das Gespräch.

Bei der Besprechung von Strategien zur Problemlösung aktuell auftretender Konflikte wird analog verfahren. Die Patientin teilt kurz den Konflikt mit und nennt die Strategien, die sie bereits zur Problemlösung eingesetzt hat. Im Anschluss werden gemeinsam weitere mögliche Strategien besprochen, die Patientin wird in der Anwendung der Strategien bestärkt und muss versprechen, dass sie diese Strategien anschließend einsetzen wird.

Um die Verknüpfung zwischen Problemverhalten und Telefonkontakten zu durchbrechen, kann die Patientin ebenfalls anrufen, wenn sie »gute Nachrichten« übermitteln möchte (z. B. wenn eine Patientin mit restriktiver Anorexia nervosa es geschafft hat, eine normale Portion zum Mittagessen zu essen).

Es kommt durchaus vor, dass Missverständnisse oder Fehleinschätzungen, die während der Therapie zum Vorschein kommen, erst nach Ende der therapeutischen Sitzung als störend empfunden werden. Damit die Patientin nicht bis zur nächsten Sitzung mit dem Problem geplagt ist, besteht die Möglichkeit, dies am Telefon mit der Therapeutin zu besprechen. Jugendliche, impulsive Patientinnen mit Essstörungen (v. a. mit aktiver Anorexia nervosa und Bulimia nervosa) verlassen manchmal vorzeitig das Therapiezimmer, sodass die Therapiestunde dann abrupt und früher als erwartet beendet wird. Diesen Patientinnen soll die Möglichkeit gegeben werden, sich vorzeitig für ihr Verhalten zu entschuldigen und nicht bis zur nächsten Therapiestunde damit zu warten.

Die Grenzen der Therapeutin sollten beim Telefoncoaching berücksichtigt werden. Auch wenn Telefongespräche erfahrungsgemäß nicht so häufig von Jugendlichen in Anspruch genommen werden, so sollte jede Therapeutin für sich selbst die Entscheidung treffen, ob sie solche Telefontermine anbietet. Grundsätzlich ist es günstig, bestimmte Telefonzeiten (z. B. zwischen 9:00 Uhr und 20:00 Uhr) anzugeben. Wichtig ist, der Patientin vorher mitzuteilen, dass die Therapeutin nicht immer Zeit zum Telefonieren hat. Die Therapeutin sollte der Patientin aber versprechen, sie in der Woche spätestens 24 Stunden später und am Wochenende 48 Stunden später telefonisch zu kontaktieren.

Beispiel

Telefoncoaching mit einer Patientin

P., eine 17-jährige bulimische Jugendliche (Größe: 165 cm; Gewicht: 58 kg; BMI: 21.3; BMI-Altersperzentile: 52) lebt mit ihrer Mutter allein. Sie zeigt seit ca. drei Jahren bulimisches Essverhalten und hat fast tägliche Essanfälle mit anschließendem Erbrechen. Weitere aktive Maßnahmen zur Gewichtsreduktion werden von ihr verneint. Sie berichtet, dass sie sich andauernd mit Nahrungsmitteln und Kalorienzählen beschäftigt und oft eine Gier verspürt, v. a. hochkalorische Lebensmittel zu konsumieren. Sie besitzt eine ausgeprägte Körperbildstörung und hatte im Alter von 14 Jahren eine kurze Episode einer Anorexia nervosa. Zusätzlich leidet sie unter mangelndem Selbstvertrauen und vermehrtem Rückzugsverhalten.

Th: Hallo?

P: Guten Tag, Herr Dr. K., P. am Telefon.

Th: P., es freut mich, dass du mich anrufst. Was ist der Grund für deinen Anruf?

P: Meine Mutter hat mir gerade vorgeworfen, dass ich im Haushalt gar nichts tue und mich nur um mich kümmern würde. Daraufhin wurde ich etwas ausfallend, sodass wir uns sehr gestritten haben und ich vor Wut aus dem Haus und in den nächsten Bäcker gerannt bin. Dort habe ich dann drei Schokoladencroissants und ein Eis gegessen und verspüre nun den Drang zu erbrechen.

Th: Okay, offensichtlich haben deine Mutter und du gerade ein Problem und es ist sicher nicht schön für dich, wenn dir deine Mutter solche Vorwürfe macht. Aber welche Strategien hast du gelernt, um mit solchen Situationen umzugehen?

P: Ich habe gelernt mich abzulenken, z. B. eine Freundin anzurufen, mich mit einer Freundin zu treffen, im Internet zu chatten, spazieren zu gehen.

Th: Haben diese Strategien in der Vergangenheit geholfen?

P: Ja.

Th: Gut, könntest du jetzt eine dieser Strategien anwenden?

P: Ja, ich könnte meine Freundin L. anrufen. Sie ist eigentlich immer für mich da und hat ein offenes Ohr für meine Probleme.

Th: Was aber ist, wenn du sie nicht erreichst? Welche Strategie könntest du dann anwenden?

P: Na, dann würde ich im Internet chatten.

Th: Gut, und was noch?

P: Naja, ich könnte bestimmt auch zu C. gehen und mit ihr Musik hören.

Th: P., ich weiß, dass dich das Problem mit deiner Mutter belastet und wir werden es in der nächsten Stunde genauer besprechen. Aber ich möchte, dass du jetzt deiner Mutter aus dem Weg gehst und zunächst deine Freundin L. anrufst. Im Anschluss kannst du dann, wenn du das brauchst und möchtest, im Internet chatten. Solltest du danach noch das Bedürfnis haben, mit deiner Freundin C. Musik zu hören, dann tue es. Solltest du danach noch den Wunsch verspüren, zu erbrechen, rufe mich erneut an. Ist das Vorgehen für dich so in Ordnung?

P: Ja, ich werde jetzt sofort L. anrufen. Auf Wiederhören und vielen Dank.

Th: Auf Wiederhören.

8.3.2 Telefoncoaching mit den Eltern

Eltern haben ebenfalls die Möglichkeit, die Therapeutin telefonisch zu kontaktieren. Es sollten dabei folgende Regeln beachtet werden:

- Die Jugendliche wird darüber informiert, dass die Eltern angerufen haben.
- Verspüren sowohl die Jugendliche als auch die Eltern das Bedürfnis, die Therapeutin anzurufen, so muss der Jugendlichen der Vortritt gegeben werden.
- Während des Anrufs erfahren die Eltern keine Einzelheiten aus der Einzeltherapie der Jugendlichen.
- Die Absprachen erfolgen, bevor das erste Telefonat zwischen Therapeutin und Elternteil stattfindet.
- Der Jugendlichen wird in der nächsten Stunde berichtet, dass das Telefonat stattgefunden hat.
- Das Telefoncoaching sollte ebenfalls nicht länger als 10 Minuten beanspruchen und folgende zwei Ziele verfolgen:
  - Besprechen von Strategien, die eingesetzt werden, um dysfunktionales Essverhalten beim eigenen Kind zu minimieren.
  - Besprechen von Strategien zur Problemlösung aktuell auftretender familiärer Konflikte.

Das Telefoncoaching mit den Eltern läuft ähnlich ab wie die Telefonate zwischen Therapeutin und Patientin. In einem ersten Schritt lässt sich die Therapeutin das problematische Essverhalten von einem Elternteil beschreiben (z. B. restriktives Essverhalten, Bedürfnis nach Essanfall und/oder Erbrechen). Im Anschluss wird überprüft, welche Strategien die Patientin mithilfe der Eltern schon eingesetzt hat. Danach wird eruiert, welche Strategien die Patientin anwenden kann, ob die angebotenen Strategien der Patientin nützen werden und inwieweit die Eltern ihr dabei eine Hilfe sein können. Zum Schluss resümiert die Therapeutin noch einmal das Vorgehen und holt sich die Zustimmung der Eltern, die besprochenen Strategien einzusetzen. Beim Telefoncoaching zum Besprechen von Strategien zur Problemlösung aktuell auftretender familiärer Konflikte wird analog verfahren.

Beispiel

Telefoncoaching mit einer Mutter

L., eine 14-jährige magersüchtige Jugendliche (Größe: 170 cm; Gewicht: 44 kg; BMI: 15.2; BMI-Altersperzentile: 1), lebt derzeit mit ihrer Mutter und ihren zwei bzw. drei Jahre älteren Brüdern zusammen. Sie zeigt seit ca. zehn Monaten restriktives Essverhalten und hat v. a. auch durch extreme sportliche Betätigung (Basketball, Fahrradfahren) an Gewicht verloren. Sie zeigt eine verzögerte Pubertätsentwicklung und findet sich v. a. im Gesicht und am Bauch zu dick. Aktive Maßnahmen zur Gewichtsreduktion werden von ihr verneint.

Th: Guten Tag, hier spricht Herr H., Sie hatten mich angerufen.

M: Schön, dass Sie mich zurückrufen.

Th: Frau S., weiß Ihre Tochter, dass wir miteinander telefonieren?

M: Ja, sie fand es eine gute Idee bei Ihnen anzurufen, wollte aber, dass ich mit Ihnen spreche.

Th: Gut, wie kann ich Ihnen helfen?

M: Heute klappt es mit L. und dem Essen gar nicht.

Th: Könnten Sie das Problem etwas genauer beschreiben?

M: Naja, zum Frühstück hat L. gut gegessen. Das heißt, sie hat eine kleine Portion Müsli mit Milch und eine Scheibe Schwarzbrot mit etwas Käse zu sich genommen. Dafür hat sie zwar eine halbe Stunde gebraucht, allerdings war dann auch alles aufgegessen. Um 11:00 Uhr hat sie noch einen kleinen Apfel als Zwischenmahlzeit verzehrt und seitdem äußert sie, keinen Hunger zu haben.

Th: Gut, jetzt ist es 14:00 Uhr und Ihre Tochter hat dann wahrscheinlich das Mittagessen noch nicht zu sich genommen?

M: Genauso ist es. Ich habe mit ihr vereinbart, dass wir Spaghetti mit einer leichten Tomatensoße essen und damit war sie eigentlich einverstanden. Dann kam ihr älterer Bruder nach Hause und sie haben sich mal wieder gestritten.

Th: Es hört sich so an, als ob der Konflikt zwischen L. und ihrem Bruder ebenfalls besprochen werden müsste. Das werden wir dann in der nächsten Therapiestunde gemeinsam mit Ihren Kindern besprechen. Jetzt müssen wir uns darauf fokussieren, wie wir Ihre Tochter wieder dazu bewegen können, kontinuierlich Nahrung zu sich zu nehmen.

M: Okay.

Th: Was haben Sie bis jetzt versucht, um Ihre Tochter dazu zu bringen, das Mittagessen zu sich zu nehmen?

M: Ich habe sie ermutigt, Strategien einzusetzen, die ihr helfen, das Essen zu sich zu nehmen und habe sie darin bestärkt, die Erkrankung zu besiegen.

Th: Welche Strategien hat Ihre Tochter bis jetzt eingesetzt?

M: Naja, sie hat versucht, sich während des Essens mit Musik abzulenken, das hat aber nicht geklappt. Sie hat nicht einmal den Löffel angerührt.

Th: Okay, das heißt, sie hat eine Strategie angewendet, die ihr allerdings nicht geholfen hat. Hat sie noch andere Strategien eingesetzt?

M: Nein, nicht, dass ich wüsste.

Th: Es ist gut, dass Sie mich angerufen haben, nachdem die eingesetzte Strategie nicht geholfen hat. Wir müssen jetzt schauen, was Sie und Ihre Tochter tun können, damit sie das Mittagessen noch etwas verspätet isst. Was hat in der Vergangenheit immer gut funktioniert?

M: Naja, wenn sie gar nichts von dem gegessen hat, ist es eigentlich immer am besten, wenn sie erst einmal raus an die frische Luft geht, sich mit einem Buch kurz auf eine Bank setzt und liest. Wenn sie dann zurückkommt, ist sie meistens weniger angespannt und schafft es, die Mahlzeit zu essen.

Th: Glauben Sie, dass Ihre Tochter heute jetzt in der Lage ist, aus dem Hause zu gehen, an der frischen Luft zu lesen und anschließend das Mittagessen zu sich zu nehmen?

M: Ich denke schon.

Th: Gibt es irgendetwas, was dazu beitragen könnte, dass sie das Essen doch nicht isst?

M: Ja, ein erneuter Streit mit ihrem Bruder. Da der aber beim Sport ist und spät nach Hause kommt, erscheint mir das nicht problematisch.

Th: Schön, dann haben wir jetzt gemeinsam einen guten Plan ausgearbeitet.

M: Ja, ich hoffe, er geht auf.

Th: Falls Ihre Tochter dennoch nicht isst, so melden Sie sich bitte noch einmal bei mir.

M: Ja, das machen wir auf jeden Fall.

Th: Erzählen Sie Ihrer Tochter bitte ausführlich, was wir als Fahrplan besprochen haben und sagen Sie ihr, dass sie mich natürlich gerne auch direkt kontaktieren kann.

M: Ja, das mache ich. Auf Wiederhören und vielen Dank.

Th: Auf Wiederhören.

9 Medizinische Maßnahmen

Ulrich Hagenah

9.1 Somatische Rehabilitation

Als Folge der Mangelernährung (Semistarvation) im Rahmen der Anorexia nervosa, aber auch im Zusammenhang mit Essanfällen und gegenregulierenden Maßnahmen bei der Bulimia nervosa, finden sich häufig akute, körperliche Komplikationen, die bei schweren Verlaufsformen zu lebensbedrohlichen Situationen führen können. Die Anorexia nervosa weist eine um das etwa sechsfach erhöhte, standardisierte Mortalitätsrate (SMR) auf, höher als bei Asthma, Diabetes sowie bei allen anderen psychiatrischen Erkrankungen (Arcelus et al., 2011). Die medizinische Diagnostik umfasst neben der Abschätzung der akuten Gefährdung durch die Essstörung und möglicher Komplikationen auch die Erkennung anderer medizinischer Ursachen von Gewichtsverlust und Erbrechen sowie relevanter komorbider körperlicher Erkrankungen.

Vor Beginn einer psychotherapeutischen Behandlung, aber auch im Verlauf, sind eine sorgfältige medizinische Untersuchung sowie Verlaufskontrollen zur Einschätzung des akuten Gefährdungsgrads der Patientin unerlässlich. Eine verbindlich geregelte Rücksprache mit dem für die medizinischen Behandlungsaspekte verantwortlichen Arzt vergrößert während der Durchführung einer ambulanten psychotherapeutischen Behandlung bei Anorexia oder Bulimia nervosa die Chance, rechtzeitig auf Verschlechterungen der körperlichen Verfassung reagieren zu können.

Mit zunehmender Dauer der Erkrankung steigt im Langzeitverlauf das Risiko für schwere medizinische Folgeschäden (v. a. erhöhtes Risiko für die Entwicklung einer Osteoporose bereits in der dritten oder vierten Lebensdekade, potenziell tödliche Komplikationen des Herz-Kreislaufsystems).

Als Folge der Mangelernährung kommt es häufig zu Wachstumsverzögerungen und Verzögerung der pubertären Entwicklung, wobei nach einer aktuellen systematischen Übersichtsarbeit (Neale et al., 2020) in vielen Fällen ein Aufholen nach Normalisierung von Ernährung und Gewicht beobachtet werden kann. Risikofaktoren für einen schlechteren Verlauf stellen vor allem ein jüngeres Alter bei Beginn der Erkrankung und eine längere Dauer der Erkrankung dar.

Gut belegt sind deutliche Volumenminderungen des Gehirns als Konsequenz einer ausgeprägten Mangelernährung sowohl der grauen wie auch der weißen Substanz. Diese scheinen sich im Verlauf der Normalisierung von Ernährung und Gewicht weitgehend zurückzubilden. Es existieren Hinweise, dass dabei Veränderungen der grauen Substanz State-Marker für die Mangelernährung und auch für die Dauer der Erkrankung darstellen, während Veränderungen des Kleinhirns und der weißen Substanz eher Trait-Marker mit Bedeutung für die klinische Prognose sind (Übersicht bei Seitz et al., 2018).

Zunehmend werden in letzter Zeit Veränderungen des menschlichen Mikrobioms, d. h. der Besiedelung des Darms mit Mikroben, im Zusammenhang mit der Mangelernährung im Rahmen von Anorexia nervosa untersucht. Möglicherweise lassen sich hieraus Ansätze für zusätzliche, auf das Mikrobiom gerichtete Interventionen, entwickeln (Ruusunen et al., 2019; Seitz et al., 2019).

9.1.1 Körperliche Symptomatik

Je schneller und ausgeprägter die Gewichtsabnahme erfolgt und je jünger die Patientinnen sind, desto schwerwiegender sind die körperlichen Komplikationen. Da Kinder gegenüber Erwachsenen oder Jugendlichen über eine bedeutend geringere Fettmasse verfügen, sind die somatischen Folgen des Hungerns bei den frühen Essstörungsformen von Anorexia und Bulimia nervosa meist gravierender. Bei sehr frühem Erkrankungsbeginn in der Kindheit oder zu Beginn der Adoleszenz wird die Gewichtsabnahme bzw. fehlende Gewichtszunahme fast ausschließlich durch restriktives Essverhalten und/oder verstärkte körperliche Aktivität erzielt. Gelegentlich kann vor allem bei kindlichen Patientinnen zusätzlich eine Einschränkung oder sogar vollständige Verweigerung der Flüssigkeitsaufnahme beobachtet werden (Lowinger et al., 1999), die mit der extremen Angst vor einer Gewichtszunahme erklärt werden und sehr rasch zu einem lebensbedrohlichen Zustand führen kann. Einige Patientinnen entwickeln eine Anorexia nervosa im Anschluss an eine Gewichtsabnahme bei vorher bestehendem Übergewicht und können sich dann trotz relativ normalem Gewicht bereits in einem bedrohlichen körperlichen Zustand befinden. Definitionsgemäß besteht bei Patientinnen mit Anorexia nervosa eine primäre oder sekundäre Amenorrhoe. Bei jungen Patientinnen, die noch nie oder noch nicht regelmäßig ihre Periode hatten, liefert dieses Kriterium wenig Anhaltspunkte.

Eine große Bedeutung bei der Entwicklung vieler starvationsbedingter Symptome hat das Neuropeptid Leptin, welches überwiegend im Fettgewebe gebildet wird. Die Höhe der Serumleptinspiegel ist abhängig von der Körperfettmasse und der Energiezufuhr. Neben einem hungerdämpfenden (anorexigenen) Effekt bewirkt Leptin u. a. eine Steigerung des Energieverbrauchs. Für das Wiedereinsetzen der Menstruation muss ein bestimmter Leptin-Schwellenwert überschritten werden (Holtkamp et al., 2003). Bei bulimischen Patientinnen mit ausgeprägten Gewichtsschwankungen sind Zyklusstörungen häufig, aufgrund der im Rahmen der Essanfälle aufgenommenen Energiemengen besteht meist keine vollständige Amenorrhoe.

Auch wenn der untergewichtige Zustand von Patientinnen mit Anorexia nervosa von außen leicht erkennbar ist, wird das Ausmaß der Mangelernährung (Kachexie) häufig durch das Tragen weiter Kleidung, oft auch mehrerer Kleidungslagen übereinander, kaschiert und erst im Rahmen der körperlichen Untersuchung entdeckt. Unabdingbar ist deshalb neben einer sorgfältigen Erhebung der Ernährungs- und Gewichtsanamnese eine vollständige körperliche Untersuchung der Patientin in Unterwäsche sowie in der Regel auch die Durchführung von Blutuntersuchungen und EKG (Tab. 9.1).

Die meisten körperlichen Veränderungen bei Anorexia nervosa sind direkt auf den Starvationszustand und den Gewichtsverlust zurückzuführen. Kalte Hände und Füße mit blauen Fingern und Zehen (Akrozyanose) deuten auf eine bedeutsame Reduzierung des Ruhe-Energieumsatzes hin. Entsprechend berichten die Patientinnen auf Nachfrage meist über häufiges Frieren. Als Folge der Ernährungsstörung ist in vielen Fällen die Haut trocken-schuppig verändert, außerdem berichten die Patientinnen bei Nachfrage über dünnere, weniger glänzende Haare und Haarausfall als Folge des Östrogenmangels. Darüber hinaus besteht bei untergewichtigen Patientinnen häufig eine flaumartige Lanugo-Behaarung, wie sie sonst nur bei Frühgeborenen zu sehen ist. Bei Kindern und Jugendlichen mit einem hohen Ausgangsgewicht bzw. Übergewicht oder Adipositas vor dem Beginn der Erkrankung besteht die Gefahr, das Ausmaß der akuten Gefährdung erheblich zu unterschätzen, da selbst wenn die Grenze zum Untergewicht noch nicht oder nur gering unterschritten ist, genauso schwere ausgeprägte körperliche und psychische Symptome vorliegen können wie bei Patientinnen mit typischer Anorexia nervosa und ausgeprägtem Untergewicht (Sawyer et al., 2016).

Eine besondere Herausforderung stellt die Behandlung einer Subgruppe von Anorexia-nervosa-Patientinnen mit einem lang andauernden Verlauf mit chronischem Untergewicht über einen längeren Zeitraum und wiederholtem Scheitern evidenzbasierter Therapien dar. Für die Behandlung dieser in der Literatur als »Severe and Enduring Anorexia Nervosa« (Hay et al., 2012) bezeichneten Verlaufsform liegt aktuell wenig wissenschaftliche Evidenz vor. In vielen Fällen erhalten diese Patienten keine aktive Behandlung der Essstörung (Wonderlich et al., 2020), obwohl sie ein besonders hohes Risiko für Komplikationen aufweisen.

Im Gegensatz zu den deutlich unterernährten Patientinnen mit Anorexia nervosa finden sich bei Bulimia-nervosa-Patientinnen kaum äußerlich sichtbare Anhaltspunkte für die Erkrankung. Kleine Wunden, Hautreizungen oder sogar Hornhaut über den Gelenken der Finger und Mittelhand (*Russell-Zeichen*) entstehen durch den Kontakt mit den Schneidezähnen beim Auslösen von Erbrechen und weisen auf eine bulimische Symptomatik hin. Allerdings gelingt es vielen Erkrankten im Verlauf der Essstörung, Erbrechen auch ohne derartige Manipulation willkürlich, z. B. durch Einsatz der Bauchmuskulatur, auszulösen, sodass diese körperlichen Veränderungen dann fehlen. Deutlichste Hinweise auf eine bulimische Symptomatik zeigen sich häufig im Zahnstatus. Durch das Erbrechen sind die Zähne bulimischer Patientinnen verstärkt der Magensäure und oft auch einer verstärkten Mundhygiene als Gegenmaßnahmen ausgesetzt. In der Folge kann es zu einem Verlust der Zahnhartsubstanz (Erosion) mit Übersensitivität der Zähne, häufig mit Schmerzen bei heißen, kalten oder sauren Nahrungsmitteln und Problemen beim Kauen härterer Speisen, kommen (Imfeld & Imfeld, 2005). Auch eine ausgeprägte Karies kann bei vielen Patientinnen im Verlauf beobachtet werden. Patientinnen mit bulimischer Symptomatik können im Verlauf eine wie »Hamsterbacken« wirkende, vorübergehende oder dauerhafte, schmerzlose beidseitige Schwellung der Speicheldrüsen entwickeln. Der genaue Mechanismus ist unklar, möglicherweise ist er auf eine verstärkte Produktion von Speichel im Zusammenhang mit den Essanfällen zurückzuführen. Angesichts der wenigen äußerlich sichtbaren Veränderungen bei Patientinnen mit Bulimia nervosa kommt den Zahnärzten im Hinblick auf die Früherkennung dieser Erkrankung eine besondere Verantwortung zu.

Als Folge der chronischen Mangelernährung bestehen zahlreiche weitere körperliche Symptome einschließlich von Veränderungen der sog. Vitalparameter (Blutdruck, Pulsfrequenz, Körpertemperatur). Bereits bei der Begrüßung mit Händedruck fällt bei den Patientinnen mit Anorexia nervosa häufig eine sehr kalte Hand auf, bei Nachfragen berichten die Patientinnen häufig auch über ein verstärktes Frieren. Unter Ruhebedingungen fallen eine Verlangsamung des Herzschlags (Bradykardie) sowie ein meist deutlich verringerter Blutdruck auf. Schwindel, besonders beim schnellen Aufstehen, ist häufig, wird aber von den Patientinnen oft nicht ernst genommen. Kreislaufreaktionen mit kurzzeitigem Bewusstseinsverlust (Synkopen) sind ein Alarmsignal und machen eine unmittelbare medizinische Untersuchung erforderlich. Bei stationär aufgenommenen Patientinnen mit Anorexia nervosa finden sich häufig anatomische und funktionelle Veränderungen des Herzens wie Flüssigkeitsansammlungen im Herzbeutel (Perikarderguss), eine verringerte Herzmuskelmasse oder Veränderungen der Herzklappe, z. B. in Form eines Mitralklappenprolaps (Oflaz et al., 2013). Während eine Verlangsamung der Herzfrequenz bei herzgesunden Patientinnen mit Anorexia nervosa in der Regel keine besondere Überwachung benötigt, ist eine im EKG festgestellte Verlängerung der QTc-Zeit ein sehr ernstzunehmendes Alarmzeichen für das Risiko eines plötzlichen Herztods (Cooke et al., 1994). Besonders gefährdet sind an Anorexia nervosa erkrankte Patientinnen mit Elektrolytverlusten (v. a. Hypokaliämie) durch Erbrechen oder auch Abführmittelmissbrauch. Eine chronische Hypokaliämie kann zu irreversiblen Nierenschäden führen. Insbesondere im Zusammenhang mit einer exzessiven Flüssigkeitsaufnahme kann es zu einem ausgeprägten Natriummangel im Blut (Hyponatriämie) mit einem erhöhten Risiko für Krampfanfälle kommen. Sowohl exzessives Fasten als auch ein zu schneller Nahrungsaufbau können zu Funktionsstörungen der Leber und Bauchspeicheldrüse mit Erhöhung von Transaminasen, Lipase und Amylase führen. Im Zusammenhang mit der starvationsbedingten Hypoleptinämie findet sich bei untergewichtigen Patientinnen ein verringerter Schilddrüsenhormonstatus (fT3, fT4), ohne dass es zu einem Anstieg von TSH (Thyreoidea-stimulierendes Hormon) kommt (»Low-T3«-Syndrom). Hierbei handelt es sich um einen physiologischen Prozess mit dem Ziel, den Ruhe-Energieumsatz des Organismus niedrig zu halten. Eine Behandlung mit Schilddrüsenhormonen sollte bei dieser Konstellation auf keinen Fall erfolgen.

Eine seltene, aber potenziell lebensbedrohliche Komplikation stellt das sog. »Refeeding-Syndrom« dar, welches sich bei extrem untergewichtigen Patientinnen vor allem in den ersten Tagen nach Beginn des Nahrungsaufbaus, insbesondere bei enteraler oder parenteraler Ernährung nach einer langandauernden Mangelernährung oder über mehrere Tage vollständiger Nahrungskarenz entwickeln kann (Mehanna et al., 2008). Hierdurch ausgelöst kommt es zu einer Verschiebung von Flüssigkeit und Elektrolyten im Organismus mit Herzrhythmusstörungen, Herzversagen, Muskelschwäche und Krampfanfällen sowie Koma. Die Hauptveränderungen sind eine Hypophosphatämie und Hypomagnesiämie im Serum, daneben können aber auch andere Elektrolytveränderungen sowie Veränderungen des Eiweiß-, Glukose- und Fettmetabolismus beobachtet werden.

Der Verdauungsprozess ist bei Patientinnen mit Anorexia nervosa deutlich verlangsamt, sodass daraus selbst nach nur geringer Nahrungsaufnahme ein verlängertes Völlegefühl resultiert. Bei bulimischen Patientinnen kann es durch die großen Nahrungsmittelmengen im Rahmen der Essanfälle zu einer erheblichen Vergrößerung des Magenvolumens mit sekundären Komplikationen, zum Beispiel Durchblutungsstörungen durch Komprimierung großer, versorgender Blutgefäße im Bauchraum, kommen. Auch Todesfälle durch Rupturen der Magenwand sind in der Literatur beschrieben (Gyurkovics et al., 2006; Watanabe et al., 2008).

Der starvationsinduzierte, oft extreme Bewegungsdrang der Patientinnen trägt häufig zu einem bedeutsamen Energieverbrauch bei. Begleitete Ruhezeiten im Anschluss an die Mahlzeiten durch Mitarbeitenden der Station, im ambulanten Rahmen z. B. auch durch Eltern, können auch anderen von den Patientinnen häufig eingesetzten gegensteuernden Maßnahmen entgegenwirken. Vollständige Bettruhe sollte nicht nur wegen des hierdurch verstärkten Knochensubstanzverlusts unbedingt vermieden werden. Diese Maßnahme bedeutet für die Patientinnen in der Regel eine erhebliche psychische Belastung und kann zu einer Verringerung der Behandlungsbereitschaft mit der Gefahr eines vorzeitigen Therapieabbruchs beitragen. Bei nicht zu vermeidender Bettlägerigkeit aufgrund der Erkrankung sollte die Patientin täglich durch die Krankengymnastik zunächst passiv, im Verlauf aktiv mobilisiert werden.

Bei vielen Patientinnen ist im Verlauf parallel mit dem Leptinanstieg (relative Hyperleptinämie) ein deutlich höherer Ruhe-Energieumsatz gegenüber gleichaltrigen, gesunden Probandinnen zu beobachten. Dies muss bei der Anpassung der Ernährungspläne besonders während des Übergangs in die ambulante Weiterbehandlung nach Erreichen des Zielgerichts berücksichtigt werden (vgl. Abschn. 8.1.3).

9.1.2 Somatische Differentialdiagnostik

Bei körperlichen Erkrankungen mit Gewichtsverlust fehlt die Gewichtsphobie, allerdings können im Einzelfall auch körperliche Erkrankungen wie Colitis ulcerosa, Morbus Crohn oder eine Zöliakie bei jungen Mädchen gemeinsam mit einer Magersucht auftreten. Insbesondere die Zöliakie führt häufig zu Verwechslungen. Wahrscheinlich gibt es auch eine Wechselwirkung beider Erkrankungen, so erhöht eine vorbestehende Zöliakie die Wahrscheinlichkeit für das Auftreten einer Anorexia nervosa und umgekehrt (Ricca et al., 2006; Leffler et al., 2007). Bei entsprechendem Verdacht sollten zunächst für die Zöliakie spezifische Antikörper im Serum untersucht werden und in Zweifelsfällen eine Dünndarmbiopsie erfolgen. Wenn Kinder oder Jugendliche bereits glutenfrei ernährt werden, lassen sich die histologischen Veränderungen und die spezifischen Antikörper nicht nachweisen, in solchen Fällen kann die Bestimmung von HLA-DQ 2 oder -DQ 8 zur Klärung beitragen, da ein Fehlen solcher Antigene eine Zöliakie weitgehend ausschließt. Allerdings weisen 25–35 % der Bevölkerung diese Antigene auf, sodass allein durch den Nachweis die Diagnose einer Zöliakie nicht gesichert werden kann. Die Zöliakie kann über einen chronischen Verlauf immer zu einem zu beobachtenden Gewichtsverlust und bei Kindern zu verzögertem Längenwachstum auch zu einem gestörten Essverhalten führen. In Einzelfällen wurde auch das Auftreten einer Bulimia nervosa im Rahmen einer Zöliakie beobachtet (Jost et al., 2005). Chronisch entzündliche Darmerkrankungen, wie die Colitis ulcerosa und der Morbus Crohn, beginnen ähnlich wie die Essstörungen häufig zwischen dem 15. und 25. Lebensjahr. Bei der Colitis ulcerosa führt die typische Symptomatik mit blutigem Durchfall in der Regel recht schnell zur Diagnosestellung. Dagegen sind die Symptome des Morbus Crohn oft nicht so eindeutig, sodass eine Verwechslung mit einer Anorexia nervosa möglich ist. Eine Schilddrüsenüberfunktion als Ursache einer Gewichtsabnahme sollte ausgeschlossen werden. Insgesamt sollten folgende körperliche Erkrankungen differentialdiagnostisch bei Anorexia und Bulimia nervosa ausgeschlossen werden:

Somatische Differenzialdiagnosen bei Anorexia und Bulimia nervosa

- Malabsorptionssyndrome (z. B. Zöliakie)
- Maldigestionssyndrome (z. B. chronische Pankreatitis)
- Dysphagie (neuromuskulär oder mechanisch bedingt)
- Funktionelle Störungen des Magen-Darm-Traktes
- Gastritis
- Ulcus ventriculi oder Ulcus duodeni
- Hepatitis
- Diabetes mellitus
- Entzündliche Darmerkrankungen (Colitis ulcerosa, Morbus Crohn)
- Hypophysenvorderlappeninsuffizienz (Morbus Simmonds)
- Schilddrüsenerkrankungen (Hypo- oder Hyperthyreose)
- Nebenniereninsuffizienz (Morbus Addison)
- Hyperparathyreodismus
- Unerwünschte Wirkung von Medikamenten oder Drogen
- Maligne Erkrankungen (z. B. Gehirn, Magen, Darm, Leukämie)

Die notwendigen Untersuchungen zur differentialdiagnostischen Abklärung sind in Tabelle 9.1 aufgeführt.

Tabelle 9.1 Medizinische Diagnostik bei Anorexia und Bulimia nervosa

	Medizinische Diagnostik
Körperliche Untersuchung	Körperlänge, Gewicht, Body-Mass-Index (BMI) mit Bezug auf die Alters-perzentile
	Puls, Blutdruck, Körpertemperatur
	Inspektion der Hautoberfläche
	Inspektion der Mundhöhle
Laboruntersuchungen	Blutbild mit Differentialblutbild im Serum, Elektrolyte (Natrium, Kalium, Calcium, Chlorid, Magnesium, Phosphat), Kreatinin, Harnstoff, Eiweiß, Blutzucker, Leberenzyme, Amylase, Schilddrüsenhormonstatus (TSH, fT3, fT4), Gewebs-Transglutaminase-IgA-Antikörper (tTG-IgA-Ak, Endomysium-IgA-Antikörper (EmA-IgA-Ak), Gesamt-IgA
EKG	Einschließlich Bestimmung der QTc-Zeit
EEG, craniales MRT oder CT	Nur bei spezieller Indikation, z. B. nicht typischer Essstörungssymptomatik (u. a. bei männlichen Kindern und Jugendlichen), Beginn der Erkrankung vor der Pubertät, Auftreten von Krampfanfällen

9.1.3 Somatische Behandlung

Die somatische Rehabilitation von essgestörten Patientinnen im Jugendalter beinhaltet vorrangig die folgenden Punkte:

- Behandlung somatischer Komplikationen
- Gewichtsrehabilitation mit Erreichen des Gewichts, bei dem die Menstruation wieder eintritt (bei Anorexia nervosa; vgl. Abschn. 8.1.1 sowie 8.1.3)
- Unterbrechung des Teufelskreises von Essanfällen und Erbrechen (bei Bulimia nervosa, vgl. Abschn. 8.1.1 sowie 8.1.3)

9.1.4 Sondenernährung

Eine normale Ernährung setzt hohe Anforderungen an die Verdauungsleistung. Zunehmende Nahrungsmengen, wie sie für die Gewichtssteigerung erforderlich sind, führen gerade zu Beginn der Therapie zu vermehrten gastrointestinalen Beschwerden. Eine Ernährung mithilfe einer Magensonde wird nötig, wenn die Patientin nicht in der Lage ist, die notwendige Energieaufnahme über das Essen zu bewältigen. Bei sehr untergewichtigen Patientinnen mit bereits eingetretenen Veränderungen der Vitalparameter sollte die Entscheidung zur Sondenernährung nicht lange herausgezögert werden, da sich hieraus sehr rasch bedrohliche Situationen entwickeln können. Ein pragmatischer Umgang in Verbindung mit klaren medizinischen Kriterien bei der Indikationsstellung zur Sondenernährung – wie bei anderen schwer körperlich kranken Patientinnen, die sich nicht ausreichend ernähren können (Beispiel: Frühgeborene, Patientinnen mit Mukoviszidose) – verringert das Risiko, dass die Patientin die Sonde als Bestrafung oder Beweis für ein persönliches Versagen erlebt. Nicht wenige Patientinnen berichten, durch die Ernährung über eine Magensonde auch entlastet zu sein, da sie nicht mehr selbst »schuld«, bzw. verantwortlich für die mit der höheren Energiezufuhr verbundene Gewichtszunahme sind. Dünnlumige Sonden (5–8 Ch) sind zur Ernährung ausreichend und werden nach mehreren Tagen von den meisten Patientinnen nicht mehr als störend erlebt. Die anfallenden Nahrungsvolumina der Sondenernährung sind gegenüber der normalen Ernährung vergleichsweise gering. Dies trägt zu einer Verringerung des Völlegefühls nach den Mahlzeiten bei. Zudem sind die weitgehend aufgeschlüsselten Nahrungsbestandteile der Flüssigkost leicht verdaulich. Bei zu schneller Applikation der Sondennahrung oder einem zu raschen Übertritt der Nahrung vom Magen in den Dünndarm, aufgrund einer ungünstigen Lage der Sondenspitze in Nähe des Magenausgangs, kann es zu Übelkeit und anderen gastrointestinalen Unverträglichkeitsreaktionen (»Dumping«-Syndrom) kommen.

Entgegen früheren Befürchtungen scheint nach neueren systematischen Reviews (Garber et al., 2016; Friedli et al., 2017) in vielen Fällen eine höhere Kalorienmenge zu Beginn des Nahrungsaufbaus zumindest für Patientinnen mit moderatem Untergewicht nicht mit einem höheren Risiko für ein »Refeeding-Syndrom« (s. o.) assoziiert zu sein als ein in älteren Leitlinien empfohlener Beginn mit einer niedrigen Kalorienmenge. Eine zusätzliche Phosphatsubstitution mit Beginn des Nahrungsaufbaus kann möglicherweise das Risiko für die Entwicklung eines »Refeeding-Syndroms« verringern. Allerdings besteht derzeit nicht genügend Evidenz für ein solches Vorgehen bei extrem mangelernährten, chronisch kranken Patientinnen. Bei Ernährung über eine Magensonde sind in den ersten 2–3 Wochen aufgrund des höheren Risikos für die Entwicklung eines »Reefeding-Syndroms« regelmäßige Kontrollen der entsprechenden Laborparameter (v. a. Phosphat, Magnesium, Kalium) obligat. Viele Patientinnen berichten zu Beginn des Nahrungsaufbaus, am ehesten als Folge der verzögerten Magen-Darm-Passage, über ein extremes Völlegefühl. Aufgrund der Gefahr von Flüssigkeitsmangel oder Wassereinlagerungen (Ödemen) sollten zu Beginn der stationären Behandlung schwer kranke Patientinnen täglich gewogen werden. Eine Steigerung der Energiezufuhr um 200 kcal sollte alle 2–3 Tage bis zu einer Kalorienmenge von 2200–2500 kcal/Tag erfolgen.

9.2 Medikamentöse Behandlung

9.2.1 Behandlung der Kernsymptomatik bei Anorexia nervosa

Die empirische Evidenz zur medikamentösen Behandlung der Anorexia nervosa ist insgesamt unbefriedigend. Für das Jugendalter existieren derzeit keine kontrollierten Studien, die eine überlegene Wirksamkeit einer Substanz gegenüber Placebo in der Behandlung der Anorexia nervosa nachweisen konnten. Bei erwachsenen Patientinnen mit Anorexia nervosa konnten zwei kleine kontrollierte Studien Vorteile einer Behandlung mit dem atypischen Neuroleptikum Olanzapin gegenüber Placebo bzw. einem herkömmlichen, niedrigpotenten Neuroleptikum (Chlorpromazin) hinsichtlich anorexietypischer Gedanken und Zwangssymptome aufzeigen (Brambilla et al., 2007; Bissada et al., 2008). In einer aktuellen kontrollierten Studie (Attia et al., 2019) bei erwachsenen Frauen mit Anorexia nervosa (n = 152) zeigte sich ein moderater Effekt von Olanzapin gegenüber Placebo hinsichtlich einer Gewichtszunahme nach 16 Wochen. Unter sorgfältiger Überwachung von EKG und Blutwerten kann Olanzapin bei schwer erkrankten Patientinnen mit Anorexia nervosa im Jugendalter im Rahmen eines individuellen Heilversuchs nach § 41 Arzneimittelgesetz eine Therapieoption darstellen (S3-Leitlinie Diagnostik und Behandlung der Essstörungen, 2019, AWMF, Registernummer 051-026). In der Behandlung schwerstkranker Jugendlicher mit Anorexia nervosa erweist sich die Substanz neben Benzodiazepinen in niedriger Dosierung manchmal als hilfreich zur Reduktion der quälenden, ständig um Essen und Gewicht kreisenden Gedanken und des häufig ausgeprägten, starvationsinduzierten Bewegungsdrangs von Anorexia-nervosa-Patientinnen. Eine den Einsatz limitierende Nebenwirkung stellt die von vielen Jugendlichen als sehr ausgeprägt beschriebene Müdigkeit dar.

Für den Einsatz von Antidepressiva, zum Beispiel Serotonin-Wiederaufnahmehemmern, gibt es weder für die Akutbehandlung der Anorexia nervosa noch zur Rückfallprophylaxe empirische Evidenz. Zur Behandlung einer depressiven Symptomatik bei Jugendlichen mit Anorexia nervosa im Zustand des Untergewichts sind Serotonin-Wiederaufnahmehemmer nicht wirksam. Bei einer weiter bestehenden depressiven Symptomatik oder einer Zwangsstörung kann nach ausreichender Gewichtsrehabilitation der Einsatz von Serotonin-Wiederaufnahmehemmern indiziert sein.

Störungen der Magen-Darm-Motilität. Zur Verringerung der durch die herabgesetzte Magen-Darm-Motilität bedingten Beschwerden während der frühen Phase des Nahrungsaufbaus, insbesondere dem ausgeprägten Völlegefühl im Anschluss an die Mahlzeiten, kann die Gabe des prokinetisch wirksamen, selektiven Dopamin-D2-Antagonisten Domperidon (5–10 Tropfen zu den Mahlzeiten) eingesetzt werden. Allerdings sind für die Substanz ausgeprägte Verlängerungen der QTc-Zeit (Drolet et al., 2000) und Herzrhythmusstörungen beschrieben, sodass der Einsatz dieser Substanz besonders bei einer Kombination mit anderen, die QTc-Zeit potenziell verlängernden Medikamenten oder bei einem erniedrigten Kalium im Serum durch EKG-Untersuchungen sorgfältig überwacht werden muss. Bei chronischer Obstipation kann, z. B. wenn eine ballaststoffreiche Ernährung noch nicht möglich ist, um die Verdauung zu unterstützen, die Gabe von Macrogol (Polyethylenglykol), notwendig werden. Interessanterweise findet sich in einer aktuellen britischen Kohorten-Studie in Wales (n = 15.558) anhand von Daten von Hausarztpraxen und Krankenhausaufnahmen bei Patientinnen mit Essstörungen in den zwei Jahren vor und drei Jahren nach Diagnosestellung eine deutlich erhöhte Verschreibungsrate von Medikamenten zur Behandlung gastrointestinaler Symptome (Demmler et al., 2020).

Osteoporose-Prophylaxe. Bei Patientinnen mit einem langjährigen Verlauf eine Anorexia nervosa oder besonders untergewichtigen Patientinnen mit einer Bulimia nervosa stellt das Auftreten einer Osteopenie (verminderte Knochendichte) oder Osteoporose eine häufige und schwerwiegende medizinische Komplikation dar. Als wirksamster Faktor gegen die Entwicklung solcher Komplikationen wird im Allgemeinen die Normalisierung der Ernährung und des Gewichts angesehen (Herpertz-Dahlmann, 2009). Allerdings nimmt die Anorexia nervosa in vielen Fällen einen chronischen Verlauf. Ungeklärt ist derzeit, ob mit der Überwindung einer Essstörung eine vollständige Wiederherstellung der Knochenmasse erreicht werden kann (Mika et al., 2007). Nach einem systematischen Review (Robinson et al., 2017) stellen ein junges Alter bei Erstmanifestation und eine lange Dauer der Erkrankung und Amenorrhoe sowie ein sehr niedriges Gewicht (BMI) Prädiktoren für eine verringerte Knochendichte bei Anorexia-nervosa-Patientinnen dar. Diese lässt sich vor allem im Bereich der Wirbelsäule nachweisen und stellt sich bereits innerhalb der ersten zwölf Monaten nach Diagnosestellung ein. Pubertät und frühes Erwachsenenalter stellen für den Knochenaufbau eine sehr sensible Phase dar, da innerhalb eines Zeitfensters von nur wenigen Jahren nach Abschluss des Längenwachstums die maximale Knochenmasse (»Peak-Bone«-Masse) erreicht wird. Durch die Anorexia nervosa wird infolge der Mangelernährung der Knochenaufbau vermindert, wobei hier ein komplexes Zusammenspiel verschiedener hormoneller Faktoren beteiligt ist. Anders als bei der Osteoporose nach der Menopause zeigen Jugendliche und junge Frauen mit Anorexia nervosa einen verminderten Knochenanbau und eine gesteigerte Resorption. Neben dem Östrogenmangel spielt hierbei auch ein sich ebenfalls als Folge der Ernährungsstörung entwickelnder Mangel an IGF-1 (»human insulinlike growth factor«, Insulin-ähnlicher Wachstumsfaktor) eine bedeutsame Rolle, da IGF-1 eine Osteoblastenbildung stimulierende Funktion haben. Die ergänzende Substitution von Calcium (1.200–1.500 mg/Tag) in Kombination mit Vitamin D (400 IE) kann insbesondere in der Frühphase der Gewichtsrehabilitation unterstützend wirken (Gatti et al., 2015). Eine Östrogen-Substitution, meist in Form eines oralen Kontrazeptivums, ist in der Vergangenheit zwar in der klinischen Praxis häufig durchgeführt worden, mehrere Placebo-kontrollierte, randomisierte Studien (Seeman et al., 1992; Klibanski et al., 1995; Strokosch et al., 2006) haben aber keine signifikante Verbesserung in der Knochendichte gegenüber den Kontrollgruppen ermitteln können. Durch die mit der Einnahme eines oralen Kontrazeptivums verbundenen monatlichen Blutungen ist die Einschätzung des Gesundheitszustands der Patientinnen erschwert, da ein Zyklus vorgetäuscht wird. Eine Verordnung bei sexuell aktiven Patientinnen zur Empfängnisverhütung ist dennoch zu empfehlen, da trotz Amenorrhoe ein sicherer Schutz gegen eine Schwangerschaft nicht besteht. Eine therapeutische Option stellt die transdermale 17-β-Östradiol-Gabe in physiologischer Dosis mit zyklischer Progesteron-Applikation dar. Auch wenn hierdurch oft kein vollständiges Aufholen der verminderten Knochendichte bewirkt werden kann, sollte diese Behandlung in Absprache mit einem pädiatrischen Endokrinologen bei jugendlichen Anorexia-nervosa-Patientinnen mit einem Knochenalter > 12 Jahre diskutiert werden, wenn die Krankheit bereits über mehrere Jahre besteht. Bei Jugendlichen > 15 Jahre sollte eine regelmäßige Östrogen-Gestagen-Applikation durchgeführt werden, wenn sie an einer chronifizierten Form mit mangelnder Gewichtszunahme leiden und seit mehr als einem Jahr nicht mehr menstruieren. Der Einsatz von rekombinanten »Insulin-ähnlichen Wachstumsfaktor« (IGF-1) hat in kleineren Studien bei erwachsenen Frauen (Grinspoon et al., 2002) und weiblichen Jugendlichen, die an Anorexia nervosa erkrankt waren (Misra et al., 2009), einen positiven Effekt auf den Knochenstoffwechsel gezeigt. Biphosphonate führen bei erwachsenen Frauen und jugendlichen Patientinnen mit Anorexia nervosa zu einer signifikanten Zunahme der Knochensubstanz, zeigen allerdings ein erhöhtes teratogenes Risiko, sodass der Einsatz bei weiblichen Jugendlichen und jungen Frauen nicht unkritisch erfolgen sollte, zumal keine ausreichenden Langzeitdaten zur Sicherheit vorliegen (Robinson et al., 2017).

9.2.2 Behandlung der Kernsymptomatik bei Bulimia nervosa

Die Effekte einer Pharmakotherapie bei Bulimia nervosa sind in zahlreichen Studien empirisch belegt (Hay & Bacaltchuk, 2003). Eingesetzt werden hauptsächlich Antidepressiva, aufgrund des geringeren Nebenwirkungsrisikos insbesondere Serotonin-Wiederaufnahmehemmer. In Deutschland ist für diese Behandlungsindikation lediglich Fluoxetin zugelassen, allerdings nur im Erwachsenenalter und in Kombination mit psychotherapeutischen Interventionen. Aus diesem Grund muss eine pharmakologische Behandlung der Bulimia nervosa bei Jugendlichen grundsätzlich »off label« bzw. im Rahmen eines individuellen Heilversuchs durchgeführt werden. Die zur Reduktion von Essanfällen und Erbrechen eingesetzten Dosierungen sind deutlich höher als bei der Behandlung der Depression, in der Regel werden 40–60 mg Fluoxetin/Tag benötigt. Hierdurch kommt es häufiger zum Auftreten von Nebenwirkungen, z. B. von Obstipation, aber auch Müdigkeit, Übelkeit, Mundtrockenheit sowie Libidostörungen. Rückfallraten nach Absetzen werden bei fast einem Drittel der Patientinnen beobachtet (Agras et al., 1992), sodass eine Behandlung über mindestens 9–12 Monate empfohlen wird (Powers & Bruty, 2009). Bei komorbider Depression oder ausgeprägter sozialphobischer Symptomatik kann in Einzelfällen bereits bei geringeren Dosierungen (20–30 mg) eine Verbesserung der Essstörungssymptomatik beobachtet werden. Für die medikamentöse Behandlung bei Depressionen ist Fluoxetin ab dem Alter von acht Jahren in Deutschland zugelassen. Da es unter Fluoxetin auch zu einer Zunahme von restriktivem Essverhalten kommen kann, müssen entsprechende Risiken (Zunahme anregender Symptome, wieder zunehmende Teufelskreise von Hungern und Heißhunger) beachtet werden.

Bei gesicherter Diagnose einer komorbiden Aufmerksamkeitsstörung (ADHS) kann eine Behandlung mit Stimulanzien (Methylphenidat, Amphetamin) oder Atomoxetin erforderlich sein. Aufgrund der appetithemmenden Wirkung der Stimulanzien besteht ein Missbrauchspotenzial, welches beachtet werden muss. Bei Patientinnen mit komorbidem insulinpflichtigem Diabetes mellitus kann es zu bedrohlichen Entgleisungen der Stoffwechsellage kommen, wenn sie Insulineinheiten weglassen, um einer damit verbundenen Gewichtszunahme entgegenzuwirken (»Insulin-purging«). Neben akut lebensbedrohlichen Zuständen drohen hierdurch unmittelbare und Langzeitschäden (z. B. Nierenschädigungen, Nervenschädigungen, Sehverlust). Dies sollte mit den Patientinnen aktiv in der Psychotherapie erörtert werden, erfordert aber auch oft eine Abstimmung mit den behandelnden Ärzten für Kinder- und Jugendmedizin oder Hausärzten.

10 Manual für eine Einzel- und/oder Gruppentherapie

Das im Folgenden dargestellte kognitiv-verhaltenstherapeutische standardisierte Behandlungsprogramm wird ambulant durchgeführt und dauert sechs Monate. Dieses Behandlungskonzept richtet sich schwerpunktmäßig an jugendliche Patientinnen mit der Diagnose einer Anorexia bzw. Bulimia nervosa. Für magersüchtige Patientinnen mit deutlichem Untergewicht reicht das hier beschriebene Manual häufig nicht aus und wird eine eventuell notwendige stationäre Behandlung nicht ersetzen können (s. Kap. 11). Hervorzuheben ist, dass chronifizierte Essstörungen einer längerfristigen Behandlung bedürfen, die über die hier dargestellte sechsmonatige Behandlung hinausgeht.

Für die Umsetzung des Manuals sind 25 Sitzungen à 50 Minuten im Einzelsetting geplant. Ist aus organisatorischen Gründen lediglich die Durchführung einer gruppentherapeutischen Behandlung möglich, so kann dies ebenfalls im Rahmen von 25 Sitzungen à 100 Minuten geschehen. Da sich familientherapeutische Ansätze sowohl in der Behandlung von Anorexia nervosa als auch in der Behandlung von Bulimia nervosa im Jugendalter als wirksam erwiesen haben (vgl. Kap. 5), werden die Eltern in das einzel- oder gruppentherapeutische Setting mit einbezogen. Mindestens ein Elternteil nimmt an mindestens acht einzel- oder gruppentherapeutischen Sitzungen teil. Je nach Alter der Patientinnen kann die Anzahl der Sitzungen mit den Eltern erhöht bzw. reduziert werden. Es ist ratsam, bei jüngeren Patientinnen die Anzahl der Familiensitzungen zu erhöhen und bei Jugendlichen, die nur noch wenig Kontakt zu ihren Eltern haben, weniger Sitzungen mit der Familie einzuplanen.

Die Gruppentherapie sollte von zwei Therapeuten geleitet werden. Eine Gruppengröße von sechs Patientinnen ist zu empfehlen. Da die Eltern teilweise ebenfalls an den Sitzungen teilnehmen, sollten allerdings nicht mehr als sechs Patientinnen die Gruppe besuchen. Die Inhalte der einzelnen Stunden sind nachfolgend genau festgelegt. Es empfiehlt sich jedoch, bei Bedarf die einzelnen im Folgenden vorgestellten Sitzungen flexibel zu gebrauchen und diese an die jeweilige Situation anzupassen.

Vor Beginn der Behandlung sollten mit der Patientin und ihren Angehörigen Vorgespräche erfolgen, welche der Diagnostik dienen, über die bevorstehende Behandlung informieren und einen ersten Beziehungsaufbau ermöglichen (s. Abschn. 7.2).

Die Behandlung lässt sich grob in drei Phasen gliedern:

Phase I (Sitzung 1–9)

- Diagnostik: Erhebung der Lebensgeschichte der Patientin, speziell der Vorgeschichte der Essstörung, der Familienanamnese, des individuellen Störungsmodells. Besprechung des Zielgewichts und der Therapievereinbarungen, Erkennen von Auslösern für Nahrungsrestriktion, Essanfälle und Erbrechen. (Eventuell) Identifikation

von individuellen und familiären Problembereichen, die dem gestörten Essverhalten zugrunde liegen
- Vertrag: Unterschreiben des Therapievertrags
- Psychoedukation: Aufklärung über die Notwendigkeit einer regelmäßigen und ausgewogenen Nahrungsaufnahme, vermitteln von Folgeschäden und medizinischen Komplikationen der Anorexie und Bulimie, Besprechung der Bedeutsamkeit des Mindestnormalgewichts (Set-Point) und des Zusammenhangs zwischen chronischem Diätverhalten und Symptomen der Essstörung
- Einführung des Telefoncoachings
- Durchführung und Analyse der Familienessen
- Beobachtung des Essverhaltens (u. a. Selbstbeobachtungsprotokolle, Familienessen) und Identifikation der Auslöser für gestörtes Essverhalten
- Veränderung des Essverhaltens (u. a. Erweiterung der Nahrungsauswahl, Etablierung eines Ernährungsplans, Reduktion von Diätverhalten), Einführen von Strategien zur Reduktion von Essanfällen, Erbrechen, Abführmitteln

Phase II (Sitzung 10–21)
- Fortführung und Festigung der Veränderungen im Essverhalten (u. a. Erweiterung der Nahrungsauswahl, Etablierung eines Ernährungsplans, Reduktion von Diätverhalten), Festigung der Strategien zur Reduktion von Essanfällen, Erbrechen, Abführmitteln
- Durchführung und Analyse der Familienessen
- Durchführung von Nahrungsmittelexpositionen
- Analyse und Veränderung individueller und familiärer Problembereiche und dysfunktionaler Kognitionen: Bearbeitung zugrunde liegender individueller und familiärer Konflikte, die mit der Essstörung in Zusammenhang stehen und Erprobung alternativer Verhaltensweisen. Analyse dysfunktionaler automatischer Gedanken und irrationaler Überzeugungen bezogen auf Essen, Figur und Gewicht
- Bearbeitung der Körperbildstörung

Phase III (Sitzung 22–25)
- Stabilisierung: Festigung der erzielten Veränderungen, Bilanzierung der erreichten und nicht erreichten Veränderungen, Thematisieren der Beendigung bzw. Fortführung der Therapie bzw. anderer therapeutischer Hilfsangebote
- Rückfallprophylaxe: Erkennen von Warnsignalen, Thematisierung des Umgangs mit Rückfällen

Phase I: Sitzung 1 und 2

Vorstellen des Therapeuten. Falls Sie die Vorgespräche nicht selbst durchgeführt haben, sollten Sie sich zu Beginn der Stunde kurz vorstellen und etwas zu Ihrem fachlichen Hintergrund erzählen sowie zu Ihren Vorerfahrungen in der Behandlung von Essstörungen im Jugendalter. Sie sollten der Jugendlichen für den Entschluss, eine Therapie zu beginnen, Anerkennung signalisieren.

Formales. Die Patientin wird über die wichtigsten formalen Aspekte der Behandlung informiert. Je nachdem, wie umfassend diese bereits in den Vorgesprächen angesprochen wurden, gehen Sie auf folgende Aspekte mehr oder weniger ein: Zeitpunkt und Dauer der jeweiligen Sitzungen, Dauer der Therapie, Frequenz der Sitzungen, Regelmäßigkeit der Teilnahme, kontinuierliche Gespräche mit den Eltern, Notwendigkeit des Ausfüllens von Fragebögen zur Überprüfung von Veränderungen bzw. im Rahmen von Folgeuntersuchungen usw. Die Vertraulichkeit der Sitzungen auch gegenüber den Eltern sollte der Patientin zugesichert werden. Die Patientin sollte genügend Zeit bekommen, Fragen zu beantworten.

Information über Struktur der Behandlung. Klären Sie die Patientin ausführlich über die inhaltlichen Schwerpunkte der drei Behandlungsphasen sowie über die Therapiebausteine auf (Informationsvermittlung, Normalisierung des Essverhaltens und Gewichts, Veränderung von Problembereichen [individuell und familiär] und dysfunktionalen Kognitionen, Behandlung der Körperbildstörung, Stabilisierung und Rückfallprophylaxe). Erläutern Sie ihr das Telefoncoaching (s. Abschn. 8.3) und weisen Sie auf die Dringlichkeit der Zusammenarbeit mit den Eltern hin. Die Notwendigkeit der Familienessen (s. Abschn. 8.2.4) sollte ihr verdeutlicht werden. Es ist wichtig zu betonen, dass der Schwerpunkt der Behandlung verstärkt in der Gegenwart und nicht in der Vergangenheit liegt. Motivieren Sie die Patientin, Verhaltensänderungen einzuleiten und aufrechtzuerhalten, anstatt diese aufzuschieben.

Beschreibung der Symptomatik und Erheben der Lebensgeschichte. Die Patientin sollte genau die Symptome ihrer Essstörung, die Entwicklung der Essproblematik sowie den familiären Umgang mit Essen und der Essstörung beschreiben. In diesem Zusammenhang sind die folgenden Fragen zu beantworten:

- Genaue Beschreibung des Essverhaltens (Art und Menge der Nahrung etc.) und der Essstörungssymptomatik (sportliche Aktivität, Essanfälle und Erbrechen, Einnahme von Laxanzien bzw. Diuretika)
- Beginn der Essstörungssymptomatik, vermutete Ursachen bzw. Auslöser der Erkrankung, Veränderungen im Laufe der Zeit
- Gewicht: aktuelles Gewicht, minimales und maximales Gewicht, Wunschgewicht
- Umgang mit gemeinsamen Mahlzeiten innerhalb der Familie
- Familiärer Umgang mit Gewicht, Diät, Aussehen und der Essstörung des Kindes. Um ausführlich die Lebensgeschichte und Essstörungssymptomatik besprechen zu können, ist es von Vorteil, wenn die Patientin für die erste Einzelstunde einen persönlichen Lebenslauf verfasst.

AB 8

AB 7

Anamnestische Gewichtskurve, Klärung der wöchentlichen Gewichtskontrollen, Besprechung des Zielgewichts, Therapievertrag. Die Erstellung und Besprechung einer anamnestischen Gewichtskurve ist sinnvoll (AB 8), um die Entwicklung des Gewichts in Zusammenhang mit durchgeführten Diäten, exzessivem Sport, Erbrechen oder Faktoren wie kritische Lebensereignisse und Beginn der Pubertät zu betrachten. Dies ermöglicht zudem die Formulierung erster Hypothesen über mögliche Problembereiche, die mit der Essstörung in Beziehung stehen (vgl. Abschn. 8.1.4, 8.2.5 und AB 7).

Klare Absprachen zum Vorgehen bei Gewichtsabnahmen bzw. Ausbleiben von vereinbarten Gewichtszunahmen sollten zu diesem frühen Therapiezeitpunkt vor allem bei Patientinnen mit Anorexia nervosa vereinbart werden (s. Abschn. 8.1.3., *Besprechung des Zielgewichts, Gewichtskontrolle, Therapievertrag*). Des Weiteren ist mit untergewichtigen Patientinnen zu besprechen, dass eine wöchentliche Gewichtszunahme von durchschnittlich 500 g bis zum Erreichen des Zielgewichts (entspricht 25. BMI-Altersperzentile) erforderlich ist. Weiterhin ist zu klären, wo die wöchentlichen Gewichtskontrollen stattfinden. Günstig wäre es, wenn der Kinder- bzw. Hausarzt das wöchentliche Wiegen übernimmt, da dieser die Patientinnen ohne Aufwand in Unterwäsche wiegen kann. Dadurch kann ein mögliches Manipulieren des Gewichts teilweise minimiert werden. Erfolgt die wöchentliche Gewichtskontrolle durch den Kinder- bzw. Hausarzt, so sollte dieser Ihnen das aktuelle Gewicht z. B. per Telefon mitteilen oder der Patientin einen Zettel mit Arztstempel mitgeben. Untergewichtigen Patientinnen sollte mitgeteilt werden, dass ein Zielgewicht angestrebt wird, welches um die 25. BMI-Altersperzentile liegt. Halten Sie dieses Zielgewicht in einem Therapievertrag schriftlich fest. Weitere Bestandteile des Vertrags sind bei Patientinnen mit Anorexia nervosa die drei Stufen der Gewichtszunahme (vgl. Abschn. 8.1.3, *Therapievereinbarungen*), die regelmäßige Aufnahme von variationsreichen Nahrungsmitteln und das Unterlassen von Gegenmaßnahmen (u. a. Sport, Erbrechen). Darüber hinaus werden die Konsequenzen beim Verstoß gegen den Therapievertrag schriftlich festgehalten (AB 3). Bei Patientinnen mit Bulimia nervosa wird im Vertrag festgeschrieben, dass Nahrungsmittel regelmäßig und variationsreich gegessen werden und gegensteuernde Maßnahmen unterlassen werden sollten. Die drei Stufen der Zielerreichung werden der Patientin mit Bulimia nervosa verdeutlicht und die Auswirkungen bei Nichteinhaltung des Vertrags mit ihr besprochen und im Vertrag festgehalten (AB 4). AB 3 AB 4

Mit der Patientin werden die Vor- und Nachteile des Vertrags diskutiert. Sie darf den Vertrag mit nach Hause nehmen. Die Behandlung kann aber nur fortgeführt werden, wenn die Patientin den Vertrag bis zur nächsten Stunde unterschreibt. Teilen Sie der Patientin mit, dass den Eltern der unterschriebene Vertrag zur Information in der nächsten Stunde gezeigt wird.

Sitzung 1–2 im Überblick

Ziele:

- Vorstellen der Therapeutin
- Formales
- Informationen über Struktur der Behandlung
- Beschreibung der Symptomatik und Erheben der Lebensgeschichte
- Gewichtskurve, Besprechung des Zielgewichts und wöchentlicher Gewichtskontrollen
- Besprechung des Therapievertrags

Hausaufgaben:
- Als Aufgabe zur ersten Sitzung (nach Vorgespräch): Schreiben eines persönlichen Lebenslaufes
- Am Ende der ersten Sitzung: Anfertigen der anamnestischen Gewichtskurve

Phase I: Sitzung 3 (Familiensitzung)

Vorstellen der Therapeutin. Falls Sie die Eltern im Rahmen der Vorgespräche noch nicht kennengelernt haben, stellen Sie sich zu Beginn der Familiensitzung kurz den Eltern und gegebenenfalls Geschwistern vor und erzählen Sie analog zur ersten Sitzung etwas zu Ihrem fachlichen Hintergrund sowie zu Ihren Vorerfahrungen in der Behandlung von Essstörungen im Jugendalter.

Formales und Informationen über Struktur der Behandlung. Informieren Sie die Eltern über die wichtigsten formalen Aspekte sowie inhaltlichen Schwerpunkte der Behandlung (analog zu Sitzung 1), sofern diese nicht schon bereits in den Vorgesprächen umfassend angesprochen wurden. Der Familie sollte die Möglichkeit gegeben werden, ausführlich Fragen zu stellen.

Elterliche Beschreibung der Symptomatik und der Hypothesen zum Erkrankungsbeginn. Bitten Sie die Eltern ebenfalls in Anwesenheit ihres Kindes darum, die Symptome ihres Kindes aus ihrer Sicht darzustellen. Des Weiteren sollte auf mögliche Krankheiten und psychische Störungen innerhalb der Familie eingegangen und der Umgang mit Essen und der Essstörung des Kindes sollte angesprochen werden (vgl. Abschn. 8.2.3, *Informationen zum Erkrankungsbeginn*). Folgende Fragen sind im Verlauf der Sitzung mit allen Beteiligten zu besprechen:
- Beschreibung des Essverhaltens (Art und Menge der Nahrung etc.) und der Essstörungssymptomatik (sportliche Aktivität, Essanfälle und Erbrechen, Einnahme von Laxanzien bzw. Diuretika) aus Sicht des Vaters, der Mutter und evtl. der Geschwister
- Beginn der Essstörungssymptomatik, vermutete Ursachen bzw. Auslöser der Erkrankung, Veränderungen im Laufe der Zeit aus der Perspektive der Eltern
- Vorliegen psychischer Störungen und speziell Essstörungen innerhalb der Familie aus Sicht aller Beteiligten

AB 3, 4

Therapievertrag. Thematisieren Sie mit allen Beteiligten die Notwendigkeit der Einhaltung des Therapievertrags und besprechen die drei Stufen zur Erreichung der anzustrebenden Ziele (AB 3, 4 und Abschn. 8.1.3). Die Eltern werden darüber informiert, dass sie ebenfalls für die Einhaltung des Therapievertrags ihres Kindes verantwortlich sind und bei Nichteinhaltung einschreiten müssen.

Bei Patientinnen mit Anorexia nervosa wird das aktuelle sowie das anzustrebende Zielgewicht festgelegt. Sie klären die Eltern darüber auf, dass eine wöchentliche Gewichtszunahme von 500 g bis zum Erreichen des Zielgewichts angestrebt wird. Den Eltern von Patientinnen mit Bulimia nervosa wird mitgeteilt, dass sie lediglich bei extremen Gewichtsschwankungen über das Gewicht informiert werden. Alle Eltern werden darauf hingewiesen, dass wöchentliche Gewichtskontrollen wünschenswerterweise beim Haus- bzw. Kinderarzt und nicht im Rahmen der ambulanten Therapie erfolgen sollen. Liegt die Gewichtskontrolle in den Händen des Kinder- bzw. Hausarztes, so müssen die Eltern bzw. die Jugendliche sicherstellen, dass Sie über das aktuelle Gewicht informiert werden (vgl. Abschn. 8.2.4, *Besprechung des Zielgewichts*).

Regelmäßige und ausgewogene Nahrungsaufnahme. Besprechen Sie mit der Patientin und ihren Eltern die Notwendigkeit, regelmäßig und ausgewogen Nahrung zu sich zu nehmen (drei Haupt- und drei Zwischenmahlzeiten), gehen Sie mit ihnen den Ernährungsplan durch (vgl. Abschn. 8.1.3, *Ernährungsplan*) und passen Sie ihn individuell an die Patientin an (evtl. mithilfe einer Ökotrophologin, vgl. Abschn. 8.1.1, INFO 6, 7). Bis zum Erreichen der 10. BMI-Altersperzentile bzw. zur Reduktion chaotischen Essverhaltens mit häufigen Essanfällen sowie anschließendem Erbrechen sollte eine Bezugsperson bei den Haupt- und Zwischenmahlzeiten anwesend sein. Diese »externe Kontrolle« sollte dann nach Erreichen eines adäquaten Essverhaltens sukzessiv abgebaut werden (vgl. Abschn. 8.1.3 und 8.2.4). INFO 6, 7

Das langfristige Ziel im Zusammenhang mit der Etablierung strukturierter Esstage ist eine reduzierte Bedeutsamkeit von Essen und Nahrungsmitteln. Verdeutlichen Sie der Patientin den »funktionalen« Aspekt von Nahrungsmitteln als Energielieferant.

Telefoncoaching. Der Patientin sowie den Eltern werden die Ziele und der Ablauf des Telefoncoachings (vgl. Abschn. 8.3) erläutert. Stellen Sie die Ziele des Telefoncoachings für die Patientin und die Eltern deutlich heraus und erwähnen Sie, dass das Telefoncoaching für die Patientin zusätzliche Funktionen erfüllt (vgl. Abschn. 8.3.1). Die Regeln, die bei der Durchführung der Telefonberatung zu beachten sind, müssen mit der Patientin und ihren Eltern ebenfalls thematisiert werden. Speziell die Tatsache, dass der Patientin stets der Vortritt beim Telefonieren gelassen wird, ist wichtig zu erwähnen. Außerdem sollten Sie klar herausstellen, dass die Eltern während des Telefonats mit der Therapeutin keine Einzelheiten aus der Einzeltherapie der Jugendlichen erfahren. Ihre eigenen Grenzen (z. B. zu welchen Uhrzeiten die Patientin und die Eltern Sie kontaktieren können) müssen Sie ebenfalls mit der Familie besprechen (vgl. Abschn. 8.3).

Sitzung 3 im Überblick (Familiensitzung)

Ziele:

- Vorstellen der Therapeutin
- Formales und Information über Struktur der Behandlung
- Elterliche Beschreibung der Symptomatik und der Hypothesen zum Erkrankungsbeginn
- Besprechung des Therapievertrags
- Besprechung der regelmäßigen und ausgewogenen Nahrungsaufnahme
- Erläuterung der Ziele und des Vorgehens beim Telefoncoaching

Hausaufgaben:

- Patientin: Einhalten des Ernährungsplans
- Eltern: Kontrollieren, dass das Kind regelmäßig und ausgewogen isst und den Ernährungsplan einhält

Phase I: Sitzung 4–5

Aktuelles Gewicht besprechen. Das aktuelle Gewicht sollte zu Beginn der Sitzung diskutiert werden.

Nachbesprechung der gemeinsamen Sitzung mit den Eltern. Die Patientin sollte Gelegenheit bekommen, das Gespräch mit den Eltern nochmals zu reflektieren und ihre Gedanken und Gefühle diesbezüglich zu äußern.

AB 5

Erarbeitung des individuellen Störungsmodells. Erarbeiten Sie gemeinsam mit der Patientin das individuelle Störungsmodell (vgl. Abschn. 8.1.2; AB 5). Zunächst sollte auf die prädisponierenden Faktoren (familiär, individuell, soziokulturell, biologisch) eingegangen werden. Im Anschluss werden die individuellen auslösenden und aufrechterhaltenden Bedingungen der Patientin identifiziert. Hierfür könnten der Patientin Beispiele gegeben werden, welche auslösenden (z. B. kritische Lebensereignisse) und aufrechterhaltenden Faktoren (z. B. gezügeltes Essverhalten, Stress) bereits aus der Literatur bekannt sind. Die Patientin soll dadurch angeregt werden zu reflektieren, welche Auslöser bei ihr zur Entstehung der Essstörung geführt haben könnten und welche Faktoren die Erkrankung aufrechterhalten.

AB 6

Im Anschluss können Sie mithilfe des Arbeitsblattes 6 mögliche funktionale und dysfunktionale familiäre Interaktionen, Normen und Werte (vgl. Abschn. 8.2.5, *Bearbeitung familiärer Beziehungen*) mit der Patientin diskutieren.

AB 5, 7

Therapieziele besprechen. Gemeinsam besprechen Sie mit der Patientin die konkreten Probleme und erarbeiten realistische und konkrete Ziele (AB 7). Die Patientin kann dabei ihr individuelles Störungsmodell (AB 5) zur Hilfe nehmen und reflektieren, welche Probleme bei ihr vorliegen und welche Schritte notwendig sind, um diese Probleme zu überwinden. Wichtig ist es, der Patientin zu verdeutlichen, dass es zunächst sinnvoll ist, mit den aufrechterhaltenden Faktoren, dem gestörten Essverhalten, zu beginnen und dadurch die psychischen und körperlichen Folgeerscheinungen zu reduzieren. Im Anschluss sollten die mit der Entstehung der Essstörung assoziierten Probleme angegangen werden. Eine ebenfalls hilfreiche Methode zur Identifikation von Therapiezielen besteht darin, der Patientin die Wunderfrage zu stellen (vgl. Abschn. 8.1.2, *Wunderfrage*).

AB 9

Einführung des Selbstbeobachtungsprotokolls. Erläutern Sie der Patientin das Selbstbeobachtungsprotokoll. Die Patientin wird dazu ermutigt, täglich ihre Nahrungsaufnahme, die Dauer und Art ihrer körperlichen Aktivität, die Frequenz von Essanfällen, Erbrechen, Abführmittel- und Diuretikaeinnahme in ein Selbstbeobachtungsprotokoll (vgl. Abschn. 8.1.3, AB 9) einzutragen. Zu Behandlungsbeginn dient das Selbstbeobachtungsprotokoll der Erfassung der Schwere der Ausprägung des gestörten Essverhaltens und der Überprüfung der zugrunde liegenden Mechanismen. Das zu verändernde Verhalten kann dadurch in einem ersten Schritt beobachtet werden. Das Ausfüllen des Selbstbeobachtungsprotokolls sollte der Patientin am Ende der 5. Sitzung genau erläutert werden. Die Patientin ist darauf hinzuweisen, dass das Protokoll sehr zeitnah nach der Nahrungsaufnahme ausgefüllt werden sollte, um ein möglichst realistisches Abbild des Essverhaltens zu erhalten. Des Weiteren ist der Patientin bewusst zu machen, dass das Führen des Selbstbeobachtungsprotokolls als verbindliche Vereinbarung getroffen wird und Teil der Therapie ist. Manche Patientinnen haben beim Ausfüllen der Protokolle Schwierigkeiten, da das Ausfüllen mit viel Zeitaufwand und unangenehmen Gefühlen (u. a. Scham, Schuld, Ärger) verbunden sein kann. Hier gilt es, mögliche Schwierigkeiten der Patientin zu explorieren und mit ihr Lösungsansätze herauszuarbeiten. Es kann auch hilfreich sein, Vor- und Nachteile der Selbstbeobachtungsprotokolle mit der Patientin zu wiederholen.

Sitzung 4–5 im Überblick

Ziele:
- Wöchentliche Gewichtskontrolle besprechen
- Nachbesprechung der gemeinsamen Sitzung mit den Eltern
- Erarbeitung des individuellen Störungsmodells
- Therapieziele besprechen
- Einführung des Selbstbeurteilungsprotokolls

Hausaufgaben:
- Am Ende von Sitzung 4: Auslösende und aufrechterhaltende Faktoren der Essstörung identifizieren, Einhalten des Ernährungsplans
- Am Ende von Sitzung 5: Ausfüllen des Selbstbeobachtungsprotokolls, Schreiben zweier Briefe an die Essstörung. »Essstörung, du bist meine beste Freundin« und »Essstörung, du bist meine größte Feindin« (vgl. Abschn. 7.1, AB 1) AB 1

Phase I: Sitzung 6

Aktuelles Gewicht besprechen. Zu Beginn der Sitzung wird das aktuelle Gewicht besprochen.

Besprechung des Selbstbeobachtungsprotokolls. Das Selbstbeobachtungsprotokoll sollte mit der Patientin ausführlich besprochen werden, um ein umfassendes Bild über die Nahrungsaufnahme, die Essstörungssymptomatik (Essanfälle, Erbrechen, Laxanzien, Diuretika, sportliche Aktivität) und die Gedanken und Gefühle vor und nach der Nahrungsaufnahme zu erhalten. Ermutigen Sie die Patientin dazu, das Protokoll möglichst ausführlich auszufüllen. Vergessen Sie dabei nicht, dass das Ausfüllen für einige Patientinnen als sehr beschämend erlebt wird. Sollten die Protokolle ungenau ausgefüllt worden sein, so ist es wichtig, die Patientin nochmals genau im Umgang mit den Protokollen zu instruieren und ihr die Zielsetzung zu verdeutlichen. Sinnvoll ist es, der Patientin zu erläutern, dass es sich hier um eine Methode handelt, mit deren Hilfe sie auch unabhängig von Ihnen wichtige Beobachtungen machen und diese auch nach Abschluss der Therapie in »Krisenzeiten« erneut anwenden kann. Nur wenige Patientinnen werden zu Beginn der Therapie das Selbstbeobachtungsprotokoll vollständig ausfüllen. Daher sollten Sie auch in den folgenden Sitzungen darum bemüht sein, die Zielsetzung der Selbstbeobachtung zu wiederholen. Es ist empfehlenswert, das Protokoll am Ende jeder Sitzung zu kopieren, um im Nachhinein auf einige Aspekte zurückkommen zu können. Bitten Sie die Patientin darum, sich einen Hefter für die Selbstbeobachtungsprotokolle sowie weitere Therapieunterlagen anzulegen.

AB 1

Vor- und Nachteile der Essstörung. Sie besprechen mit Ihrer Patientin die zwei Briefe (»Essstörung, du bist meine größte Freundin«, »Essstörung, du bist meine größte Feindin«; AB 1), die Sie Ihrer Patientin als Hausaufgabe aufgegeben haben und leiten Sie dazu an, die Pro- und Kontraargumente der Essstörung herauszuarbeiten. Achten Sie dabei darauf, dass die Patientin das Gefühl erhält, dass die Vorteile ihrer Essstörung von Ihnen akzeptiert werden. Die Patientin erfährt dadurch, dass ihr Verhalten durchaus nachvollziehbar ist. Im Anschluss wird die Patientin aufgefordert, die Vor- und Nachteile ihrer Essstörung zu gewichten und tabellarisch darzustellen (vgl. Abschn. 7.1).

INFO 1

Psychoedukation. Klären Sie die Patientin über ihr Störungsbild (Info 1), die Folgeschäden und die medizinischen Komplikationen von Essstörungen auf (vgl. Abschn. 8.1.1). Bezüglich der Folgeschäden ist es hilfreich, wenn Sie die Jugendliche direkt nach ihren derzeit vorliegenden körperlichen und psychischen Beschwerden befragen. Diese können dann anschließend schriftlich festgehalten werden (AB 2). Danach werden der Patientin die häufigsten Folgeschäden ihrer Erkrankung und die Set-Point-Theorie vermittelt (INFO 4, 5) und sie wird über eine regelmäßige und ausgewogene Ernährung mit drei Haupt- und drei Zwischenmahlzeiten aufgeklärt.

AB 2

INFO 4, 5

AB 11

Besprechen der »verbotenen« Nahrungsmittel. Erstellen Sie gemeinsam mit der Patientin eine Liste »verbotener« Nahrungsmittel (AB 11). Diskutieren Sie, warum sich die Patientin die Nahrungsmittel verbietet. Meistens erlauben sich Patientinnen lediglich kalorienarme Nahrungsmittel. Irrationale Annahmen, nach denen bestimmte Nahrungsmittel vermieden werden, liegen manchmal ebenfalls zugrunde (z. B. Vorstellung von Fasten, Trennkost). Diese Annahmen sollten Sie ausführlich mit der Patientin hinterfragen.

Ausblick Familienessen. Schildern Sie der Patientin den Ablauf der nächsten Stunde mit den Eltern (Familienessen) und teilen Sie ihr mit, dass Sie diesbezüglich telefonisch ihre Eltern kontaktieren werden. In dem Telefonat werden die Eltern gebeten, zum nächsten Mal eine Hauptmahlzeit (je nach Uhrzeit Frühstück, Mittag- oder Abendessen) mitzubringen. Dabei werden sie aufgefordert, darauf zu achten, ausgewogene, variationsreiche Nahrung zu kaufen und dabei ebenfalls mindestens ein von ihrem Kind als »verboten« deklariertes Nahrungsmittel zum Familienessen in die Therapie mitzubringen.

Sitzung 6 im Überblick

Ziele:
- Wöchentliche Gewichtskontrolle besprechen
- Besprechung des Selbstbeurteilungsprotokolls
- Informationsvermittlung über die Essstörung
- Herausarbeiten der Vor- und Nachteile der Essstörung
- Besprechen der »verbotenen« Nahrungsmittel

Hausaufgaben:
- Ausfüllen des Selbstbeobachtungsprotokolls und Einhalten des Ernährungsplans
- Durchlesen von Informationsblättern zu Folgeschäden, medizinischen Komplikationen und der Set-Point-Theorie (Info 4, 5)

INFO 4, 5

Phase I: Sitzung 7 und 8 (Familiensitzung)

Besprechung des aktuellen Gewichts sowie des Selbstbeobachtungsprotokolls. Das aktuelle Gewicht sowie das Selbstbeobachtungsprotokoll sollten zu Beginn der Sitzung zunächst allein mit der Patientin besprochen werden und im Anschluss gemeinsam mit den Eltern. Falls notwendig, erläutern Sie einzelne Aspekte nochmals genauer.

Darstellung der Therapieziele. Die Patientin stellt ihrer Familie die gemeinsam mit Ihnen erarbeitete Problem- und Zielliste (AB 7) vor. Mit allen Beteiligten wird überlegt, ob diese Liste eventuell verändert bzw. ergänzt werden soll (vgl. Abschn. 8.2.3, *Formulierung von Therapiezielen*).

AB 7

Familienessen. Das Familienessen findet in Ihren Räumen statt. Sie sind präsent, nehmen aber nicht aktiv am Familienessen teil. Zunächst besprechen Sie mit der Familie die mit dem Essen verbundenen Ängste und zeigen auf, wie wichtig die Durchführung dieses Familienessens ist. Im Anschluss bitten Sie die Familienmitglieder, mit der Vorbereitung des Essens zu beginnen. Sie erwähnen, dass sich alle Beteiligten möglichst so verhalten sollen, als ob sie sich zu Hause befinden würden. Im Rahmen der Vorbereitung sowie während des Essens beobachten Sie die Interaktion zwischen den Familienmitgliedern und stellen der Familie Fragen zum Umgang mit Essen und der Essstörung (vgl. Abschn. 8.2.4, *Familienessen*). Des Weiteren besprechen Sie mit den Eltern, wie sie in schwierigen Situationen (z. B. Nichtessen, Stopfen) reagieren sollen und betonen, wie wichtig es ist, dass die Eltern grundsätzlich eine Meinung vertreten. Sie versuchen, die bei der Patientin auftretenden Gedanken und Gefühle wahrzunehmen und bestärken sie darin, weiterhin variationsreich und regelmäßig Nahrung zu sich zu nehmen. Das Familienessen sollte möglichst auf Video aufgenommen werden, damit die evtl. während des Essens auftretenden schwierigen Situationen bzw. Verhaltensweisen im Anschluss mit allen Beteiligten nochmals analysiert werden können (vgl. Abschn. 8.2.4, *Familienessen*).

Nachbesprechung des Familienessens. Die Nachbesprechung sollte direkt im Anschluss an das Familienessen erfolgen. Jedes Familienmitglied bekommt zunächst die Gelegenheit, über die persönlichen Erfahrungen zu berichten. Folgende Aspekte können von Ihnen angesprochen werden:

- Familiäre Atmosphäre während des gemeinsamen Essens
- Nahrungsaufnahme jedes einzelnen Familienmitglieds
- Besprechen von Essensregeln (evtl. auch INFO 8)

INFO 8

Besprechen Sie gemeinsam mit der Familie, was gut geklappt hat, und entwickeln Sie Verbesserungsvorschläge. Motivieren Sie die Familie, diese Vorschläge zu Hause umzusetzen. Laden Sie die Familie ein, Sie bei auftretenden Schwierigkeiten telefonisch zu kontaktieren (vgl. Abschn. 8.3, *Telefoncoaching*).

Sitzung 7 und 8 im Überblick (Familiensitzung – Doppelstunde)

Ziele:

- Besprechung des aktuellen Gewichts sowie des Selbstbeobachtungsprotokolls
- Darstellung der Therapieziele
- Durchführung des Familienessens
- Nachbesprechung des Familienessens

Hausaufgaben:

- Patientin: Ausfüllen des Selbstbeobachtungsprotokolls, Einhalten des Ernährungsplans und Einbeziehen verbotener Nahrungsmittel
- Familie: Umsetzung der im Rahmen des Familienessens erarbeiteten Verbesserungsvorschläge
- Eltern: Kontrollieren, dass das Kind den Ernährungsplan einhält und regelmäßig sowie ausgewogen Nahrung zu sich nimmt

Phase I: Sitzung 9

Aktuelles Gewicht besprechen. Besprechen Sie das aktuelle Gewicht zu Beginn der Sitzung.

Besprechung des Selbstbeobachtungsprotokolls. Das Selbstbeobachtungsprotokoll sollte im Anschluss an die Besprechung des Gewichts mit der Patientin thematisiert werden. Erläutern Sie, falls notwendig, einzelne Aspekte nochmals genauer.

Besprechung der regelmäßigen und ausgewogenen Nahrungsaufnahme. Verdeutlichen Sie der Patientin, wie wichtig es ist, den individuellen Ernährungsplan einzuhalten und ihn gegebenenfalls zu verändern (vgl. Abschn. 8.1.3, *Individueller Ernährungsplan*). Betonen Sie dabei nochmals die Notwendigkeit, dass die Patientin drei Hauptmahlzeiten sowie drei Zwischenmahlzeiten zu sich nimmt und die Mahlzeiten mit Zeit und Ruhe einnimmt.

Nachbesprechung der letzten Familiensitzung. Besprechen Sie mit der Patientin nochmals ausführlich das zurückliegende Familienessen und thematisieren Sie die für die Patientin als schwierig angesehenen Situationen. Des Weiteren könnten Sie gemeinsam diskutieren, inwieweit die in der vorherigen Sitzung besprochenen Veränderungsvorschläge bereits von den Familienmitgliedern umgesetzt wurden.

Identifikation und Abbau von Nahrungsrestriktion, Essanfällen, Erbrechen, Laxanzien- und Diuretikaeinnahme. Mithilfe des Selbstbeobachtungsprotokolls können Auslösebedingungen für Nahrungsrestriktion, Essanfälle und aktive Maßnahmen zur Gewichtsreduktion besprochen werden. Diese können dann anhand von Verhaltensanalysen genau betrachtet werden und nach alternativen Strategien für dysfunktionales Essverhalten kann gesucht werden (AB 10). Es ist ratsam, konkrete kurzfristige Strategien für den Umgang mit kritischen Situationen gemeinsam mit der Patientin ausführlich zu besprechen. Sollte Ihre Patientin über einen längeren Zeitraum Abführmittel eingenommen haben, so müssen diese schrittweise reduziert werden.

AB 10

Reduktion/Aufbau sportlicher Aktivitäten. Patientinnen mit Anorexia nervosa neigen des Öfteren zu extremer sportlicher Aktivität mit dem Ziel, Kalorien zu verbrennen. Daher sollten stark untergewichtigen Patientinnen (≤ 3. BMI-Altersperzentile) sportliche Aktivitäten bis zum Erreichen der 10. BMI-Altersperzentile untersagt werden. Im Anschluss wäre es durchaus wünschenswert, Patientinnen mit Anorexia nervosa dazu zu motivieren, sich in Maßen sportlich zu betätigen (ein- bis maximal dreimal in der Woche für je eine Stunde).

Patientinnen mit Bulimia nervosa sollten – solange der Sport nicht als gegensteuernde Maßnahme genutzt wird – schon zu Beginn der Behandlung ermutigt werden, sich körperlich zu betätigen. Auf diese Weise können Essanfälle mit anschließendem Erbrechen verhindert werden und die Unzufriedenheit mit dem eigenen Körper – vielleicht wenigstens für einen Moment – etwas reduziert werden.

Ausblick Familienessen. Mit der Patientin wird die Durchführung des zweiten Familienessens vorbesprochen und mögliche Ängste der Patientin werden thematisiert. Teilen Sie ihr mit, dass Sie erneut ihre Eltern telefonisch kontaktieren werden. In dem Telefonat mit den Eltern bitten Sie diese erneut, eine Hauptmahlzeit (je nach Uhrzeit Frühstück, Mittag- oder Abendessen) mitzubringen und darauf zu achten, dass es sich dabei um ausgewogene und variationsreiche Lebensmittel handelt. Bestehen seitens der Eltern ebenfalls Befürchtungen im Zusammenhang mit dem Familienessen, so können diese am Telefon angesprochen werden.

Sitzung 9 im Überblick

Ziele:

- Wöchentliche Gewichtskontrolle besprechen
- Besprechung des Selbstbeurteilungsprotokolls
- Besprechung der regelmäßigen und ausgewogenen Nahrungsaufnahme
- Nachbesprechung der Familiensitzung
- Identifikation von auslösenden Bedingungen und Abbau von Nahrungsrestriktion, Essanfällen, Erbrechen, Laxanzien- und Diuretikaeinnahme
- Diskutieren sportlicher Aktivitäten
- Vorbesprechen des nächsten Familienessens

Hausaufgaben:

- Ausfüllen des Selbstbeobachtungsprotokolls, Einhalten des Ernährungsplans und Einbeziehen verbotener Nahrungsmittel

Phase II: Sitzung 10 und 11 (Familiensitzung – Doppelstunde)

Besprechung des aktuellen Gewichts und des Selbstbeobachtungsprotokolls. Besprechen Sie zu Beginn der Doppelsitzung allein mit der Patientin das aktuelle Gewicht sowie das Selbstbeobachtungsprotokoll. Falls notwendig, sollten einzelne Aspekte nochmals genauer erläutert werden. Im Anschluss werden das Gewicht und das Protokoll ebenfalls mit den Familienmitgliedern besprochen.

Besprechung der regelmäßigen und ausgewogenen Nahrungsaufnahme. Erläutern Sie der Familie, wie wichtig es ist, den individuellen Ernährungsplan einzuhalten und ihn gegebenenfalls zu verändern (vgl. Abschn. 8.1.3, *Individueller Ernährungsplan*). Dabei sollten die Eltern nochmals ermutigt werden, darauf zu achten, dass ihr Kind drei ausgewogene Hauptmahlzeiten sowie drei Zwischenmahlzeiten in Ruhe zu sich nimmt.

Nachbesprechung der letzten Familiensitzung. Besprechen Sie gemeinsam mit der Familie, in welchem Maße sich die bei der letzten Sitzung besprochenen Veränderungsvorschläge umsetzen ließen und welche Folgen sich daraus ergaben. Gegebenenfalls ist es notwendig, dass Sie Änderungsvorschläge zur besseren Umsetzbarkeit benennen.

Familienessen. Das Familienessen findet erneut in den Räumen der Therapeutin statt. Sie nehmen wieder nicht aktiv am Familienessen teil und fordern die Familienmitglieder auf, sich erneut möglichst so zu verhalten, dass die Situation der häuslichen Realität entspricht.

Während die Familie die Mahlzeit einnimmt, nehmen Sie funktionales sowie dysfunktionales Essverhalten einzelner Familienmitglieder wahr, thematisieren dieses direkt und suchen bezogen auf dysfunktionales Essverhalten gemeinsam mit der Familie nach Lösungsalternativen. Des Weiteren sollten Sie adäquate sowie dysfunktionale Interaktionen identifizieren und diese gemeinsam mit der Familie besprechen. Zeichnen Sie das Familienessen auf Video auf, um bei der Nachbesprechung auf einzelne Szenen eingehen zu können.

Nachbesprechung des Familienessens. Erneut sollte direkt nach dem Familienessen eine Nachbesprechung mit der gesamten Familie erfolgen, wobei die Patientin als erste befragt wird. Alle Familienmitglieder erhalten hier die Gelegenheit, über ihre gemachten Erfahrungen zu berichten und spezielle Probleme zu thematisieren. Mithilfe der Videoaufnahmen können einzelne Szenen visualisiert werden. Folgende Aspekte können von Ihnen angesprochen werden:

- Familiäre Atmosphäre während des gemeinsamen Essens
- Familiengespräche während des Familienessens
- Nahrungsaufnahme jedes einzelnen Familienmitglieds
- Positive familiäre Interaktionen
- Eventuell auftretende Konflikte

Am Ende der Sitzung sollten Sie nochmals hervorheben, was bereits gut geklappt hat und Verbesserungsvorschläge für noch vorhandene problematische Situationen gemeinsam mit der Familie erarbeiten.

Sitzung 10 und 11 im Überblick (Familiensitzung)

Ziele:
- Besprechung des aktuellen Gewichts sowie des Selbstbeobachtungsprotokolls
- Durchführung eines Familienessens
- Analysieren des Familienessens u. a. mithilfe von Videosequenzen

Hausaufgaben:
- Patientin: Ausfüllen des Selbstbeobachtungsprotokolls, regelmäßige und ausgewogene Nahrungsaufnahme und Einbeziehen verbotener Nahrungsmittel
- Familie: Umsetzung der erarbeiteten Verbesserungsvorschläge
- Eltern: Kontrollieren, dass das Kind den Ernährungsplan einhält

Phase II: Sitzung 12–15

Wesentliche Ziele der Sitzungen 12 bis 15 sind die Fortführung von konkreten Veränderungen des Essverhaltens (u. a. ausgewogene und ausreichende Nahrungsaufnahme, Rückgang der Essanfälle und des Erbrechens) und das Erkennen der Funktionalität der Anorexia bzw. Bulimia nervosa. Die Auseinandersetzung mit individuellen sowie familiären Problembereichen rückt somit vermehrt ins Zentrum der Behandlung. Selbstbeobachtungsprotokolle dienen als Basis dafür, auslösende Bedingungen für das gestörte Essverhalten zu eruieren, die dann mithilfe von Verhaltensanalysen (AB 10) untersucht werden können. Im Anschluss können Lösungsmöglichkeiten herausgearbeitet werden. Unklarheiten mit dem Ausfüllen von Protokollen und Verhaltensanalysen sollten geklärt werden.

AB 10

Aktuelles Gewicht besprechen. Zu Beginn der Sitzung wird das aktuelle Gewicht besprochen.

Besprechung des Selbstbeobachtungsprotokolls. Das Selbstbeobachtungsprotokoll wird im Anschluss mit der Patientin thematisiert und als Grundlage für die Durchführung der Verhaltensanalysen genutzt (s. u.). Erläutern Sie, falls notwendig, einzelne Aspekte nochmals genauer.

Besprechung der regelmäßigen und ausgewogenen Nahrungsaufnahme. Die Wichtigkeit, den individuellen Ernährungsplan einzuhalten und ihn ggfs. zu verändern (vgl. Abschn. 8.1.3, *Individueller Ernährungsplan*) sollte mit der Patientin wiederholt besprochen werden. Streichen Sie dabei nochmals die Notwendigkeit heraus, dass die Patientin in Ruhe drei Hauptmahlzeiten sowie drei Zwischenmahlzeiten zu sich nimmt.

Reduktion sportlicher Aktivitäten. Haben Patientinnen mit Anorexia nervosa noch nicht die 10. BMI-Altersperzentile erreicht, so sollten sportliche Aktivitäten weiterhin vermieden werden. Patientinnen mit Bulimia nervosa können – solange sportliche

Aktivitäten nicht als gegensteuernde Maßnahmen genutzt werden – in ausgewogenem Maße (maximal dreimal in der Woche) Sport treiben.

Nachbesprechung der letzten Familiensitzung. Das Familienessen sollten Sie mit der Patientin nochmals nachbesprechen und schwierige familiäre Interaktionen thematisieren. Diskutieren Sie außerdem mit der Patientin, inwieweit die in der vorherigen Sitzung besprochenen Veränderungsvorschläge bereits von den Familienmitgliedern umgesetzt wurden und welche Konsequenzen sich daraus ergeben haben.

Nahrungmittelexposition. Mithilfe dieser Übung sollen Patientinnen mit Anorexia nervosa einen Rückgang der Angst- und/oder Ekelgefühle vor bestimmten, für sich als »verboten« deklarierten Nahrungsmitteln erleben. Patientinnen mit Bulimia nervosa sollen durch die Konfrontation mit »verbotenen« Nahrungsmitteln lernen, nicht die Kontrolle zu verlieren und keinen Essanfall zu erleiden (vgl. Abschn. 8.1.3, *Exposition gegenüber verbotenen Nahrungsmitteln*).

Es ist wichtig, die Patientin zu Beginn ausführlich über das Ziel und den Ablauf der Konfrontationsübung zu informieren. Anschließend wird die Patientin aufgefordert, in die Therapiestunde ein Nahrungsmittel mitzubringen, welches sie für sich als »verboten« deklariert.

Sie fordern die Patientin mit Anorexia nervosa dann während der Therapiestunde auf, die verbotene Nahrung (z. B. Kuchen) genau zu betrachten, an ihr zu riechen, ein Stück abzubeißen, Ihnen die Geschmacksempfindung mitzuteilen und das Nahrungsmittel langsam aufzuessen. Die gemachten Erfahrungen soll sie Ihnen im Anschluss mitteilen. Nachdem die Patientin die Nahrung gegessen hat, sollte sie sich mit Ihrer Hilfe ablenken (z. B. ein Spiel gemeinsam spielen). Die Ablenkungsstrategie sollten Sie mit Ihrer Patientin solange fortführen, bis es zu einem Abfall des Völlegefühls und der Angst- und/oder Ekelgefühle gekommen ist. Während der Übung fragen Sie Ihre Patientin mehrmals, wie stark bei ihr die Angst- und/oder Ekelgefühle sowie das Völlegefühl sind. Diese werden in die dafür vorgesehene Grafik (AB 12) eingefügt. Abschließend wird die Konfrontationsübung anhand des Arbeitsblattes 12 mit der Patientin nachbesprochen.

AB 12

Die Patientin mit Bulimie wird ebenfalls angeleitet, ihr in die Therapie mitgebrachtes »verbotenes« Nahrungsmittel (z. B. Eis) genau zu betrachten, an ihm zu riechen, kleine Bissen zu nehmen und den Geschmack des Lebensmittels zu verbalisieren. Sie fordern Ihre Patientin während der Konfrontation mehrmals auf, ihr Verlangen, die Nahrung zu verzehren, einzuschätzen und bitten sie, dieses Verlangen in die Grafik einzuzeichnen (AB 13). Die Exposition wird von Ihnen so lange fortgeführt, bis ein Abfall des Verlangens erreicht ist. Im Anschluss besprechen Sie die Konfrontationsübung mit Ihrer Patientin (vgl. Tuschen-Caffier & Florin, 2012).

AB 13

Identifikation und Abbau von Nahrungsrestriktion, Essanfällen, Erbrechen, Laxanzien- und Diuretikaeinnahme. Mithilfe von Verhaltensanalysen werden die durch das Selbstbeobachtungsprotokoll herausgearbeiteten Auslösebedingungen für gestörtes Essverhalten genau analysiert. Im Anschluss sollte nach kurz- und langfristigen Strategien für dysfunktionales Essverhalten gesucht werden (vgl. Abschn. 8.1.3, AB 10).

AB 10

Besprechung individueller und familiärer Problembereiche. Bei vielen Patientinnen mit Bulimia nervosa haben Essanfälle und Erbrechen die Funktion, unangenehme Gefühlszustände sowie Situationen mit starker innerer Anspannung zu regulieren. Neben dieser positiven Funktion können Essanfälle allerdings durchaus auch die Funktion von Selbstbestrafung für die Patientin haben, begleitet mit Selbstabwertung, und damit sehr autoaggressiv sein. Für Patientinnen mit Anorexia nervosa geht die Nahrungsverweigerung oft mit positiven Gefühlen wie Stolz auf die eigene Disziplin, Gefühl von Kontrolle und Sicherheit sowie Überlegenheit gegenüber anderen einher. Diese Aspekte sollten mit der Patientin besprochen werden.

Durch die Exploration biografisch bedeutsamer Ereignisse können individuelle und familiäre Konflikte herausgearbeitet werden. Es besteht ebenfalls die Möglichkeit, über verbales und nonverbales Verhalten der Patientin sowie über beobachtbare familiäre Interaktionen Zugang zu bestehenden Konflikten zu erhalten. Mithilfe der Verhaltensanalysen lassen sich ebenfalls individuelle und familiäre Probleme aufdecken und bearbeiten (AB 10, 19; vgl. Abschn. 8.1.4). Die bereits mit der Patientin erstellte Problem- und Zielliste (AB 7) sowie die in Abschnitt 8.2.5 dargestellte Liste von häufig anzutreffenden typischen familiären Problemen bei essgestörten Jugendlichen können als Hilfe herangezogen werden.

AB 7, 10, 19

Der Schweregrad der begleitenden Konflikte bei Jugendlichen mit Anorexia und Bulimia nervosa kann sehr unterschiedlich sein. Die Zieldefinition ist für den Umgang mit den Konflikten im Rahmen eines standardisierten therapeutischen Vorgehens von entscheidender Bedeutung: Es müssen bei schweren Problemen, die der Essstörung zugrunde liegen und/oder die diese aufrecht erhalten, »realistische Ziele« festgelegt werden. Eine Patientin, die in einer Familie mit massiven Konflikten lebt, deren Mutter ebenfalls an einer Bulimia nervosa leidet und die Schwierigkeiten mit der familiären Ablösung hat, wird ihre Probleme wahrscheinlich nur ansatzweise bearbeiten können und sich nach Beendigung der 25 Sitzungen weiterhin in Einzel- oder Familientherapie begeben müssen. Die Therapeutin sollte der Patientin und ihren Eltern jedoch vermitteln, dass die Esssymptomatik auch verbessert werden kann, wenn nicht alle Konflikte bearbeitet werden können. Die Patientin sowie – mit Einschränkungen – die Eltern sollten sich über die Veränderungen in den anderen Bereichen im Klaren sein (z. B. Auszug der Tochter aus dem elterlichen Haus) und die erforderlichen Schritte entsprechend einleiten. Das »goal-attainment-scaling« stellt eine bewährte Methode zur Bearbeitung der individuellen Konflikte der Patientin dar. Die Patientin formuliert als Hausaufgabe für jeden Problembereich ein langfristiges und realistisches Ziel (s. Abschn. 8.1.4, *Zielerreichungsskalierung*), das sie erreichen möchte. Gemeinsam mit der Therapeutin werden diese Ziele kritisch betrachtet, Zwischenziele formuliert und von Stunde zu Stunde konkrete Schritte zur Umsetzung geplant. Kognitive Techniken zur Modifikation der verzerrten Einstellungen zu Gewicht, Essen und Körper werden in dieser Phase II der Therapie des Öfteren eingesetzt.

Zwischenbilanz. Das Ziehen einer »Zwischenbilanz« ist in Sitzung 15 von besonderer Wichtigkeit. Jede Patientin soll als Hausaufgabe ihre bislang erreichten Veränderungen in den verschiedenen Bereichen des Essverhaltens und der individuellen und familiären Problembereiche aufschreiben. Die Patientin kann für den Bereich des Essverhaltens ihre Selbstbeobachtungsprotokolle zugrunde legen. Zunächst sollte die Patientin selbst kritisch zu den bisher gemachten Veränderungen Stellung nehmen. Im Anschluss diskutiert die Therapeutin gemeinsam mit der Patientin die Veränderungen. Gemeinsam wird überlegt, welche weiteren Schritte hilfreich und erforderlich sind.

Die bis zu diesem Zeitpunkt eingetretenen Veränderungen dürften stark variieren. Es kann sinnvoll sein, die Idee eines »Abstinenz-Datums« für diejenigen Verhaltensweisen oder -anteile festzulegen, für die weitere Veränderungen notwendig erscheinen. In diesem Zusammenhang soll die Patientin einen Tag festlegen, ab dem sie z. B. keine Diätprodukte mehr zu sich nehmen möchte oder mit Essanfällen und Erbrechen aufhören will. Bislang noch nicht wahrgenommene aufrechterhaltende Bedingungen, die der Patientin ein völliges Einstellen der Symptomatik erschweren, können so eventuell aufgedeckt werden. Darüber hinaus kann so die Motivation der Patientin für weitere Veränderungen überprüft werden.

Die Eltern werden telefonisch über die Ergebnisse der Zwischenbilanz informiert.

Sitzung 12–15 im Überblick

Ziele:

- Wöchentliche Gewichtskontrolle besprechen
- Besprechung des Selbstbeurteilungsprotokolls
- Besprechung des Ernährungsplans
- Diskutieren sportlicher Aktivitäten
- Nachbesprechung der Familiensitzung
- Durchführung von Nahrungsmittelexposition
- Thematisierung der Identifikation und des Abbaus von gestörtem Essverhalten
- Besprechung individueller und familiärer Problembereiche
- Ziehen einer Zwischenbilanz

Hausaufgaben:

- Einhalten regelmäßiger Mahlzeiten; Ausfüllen des Selbstbeobachtungsprotokolls; Reduktion bzw. Aufbau sportlicher Aktivitäten
- Einbeziehen verbotener Nahrungsmittel
- (Eventuell) Durchführen von Verhaltensanalysen
- Mitbringen eines »verbotenen« Nahrungsmittels für die Exposition
- Ende 13. Sitzung: Für jeden Problembereich wird ein langfristiges und realistisches Ziel formuliert
- Ende 14. Sitzung: Ziehen einer Zwischenbilanz

Phase II: Sitzung 16 und 17 (Familiensitzungen)

Wöchentliche Gewichtskontrolle und Besprechung des Selbstbeobachtungsprotokolls sowie der eingesetzten Strategien. Das aktuelle Gewicht sowie das Selbstbeobachtungsprotokoll, die von der Patientin mit Erfolg oder Misserfolg eingesetzten Strategien zum Umgang mit Nahrungsrestriktion, Essanfällen und Erbrechen sollten zu Beginn der Sitzung kurz mit der Patientin allein und dann gemeinsam mit den Familienmitgliedern besprochen werden.

Nachbesprechung der letzten Familiensitzung. Besprechen Sie die bei der letzten Sitzung erarbeiteten familiären Veränderungsvorschläge bzgl. ihrer Umsetzbarkeit und Folgen. Gegebenenfalls ist es notwendig, dass Sie Änderungsvorschläge zur besseren Umsetzbarkeit benennen. Zudem ist es wichtig, konkret die häusliche Esssituation anzusprechen und die Familienmitglieder zu fragen, ob noch Probleme im Zusammenhang mit den Mahlzeiten bestehen. Liegen weiterhin Schwierigkeiten vor, suchen Sie gemeinsam nach Lösungsmöglichkeiten.

Thematisieren familiärer Problembereiche. Die in der Familie auftretenden Probleme sollen in einem ersten Schritt von den Familienmitgliedern thematisiert werden. Wichtig dabei ist, den Familienmitgliedern zu vermitteln, dass sie nicht als Ursache für die Erkrankung, sondern als wirksame Ressource für deren Überwindung angesehen werden. Bitten Sie die Patientin als Erste, die aus ihrer Sicht bestehenden familiären Probleme zu schildern. Moderieren Sie dieses Gespräch so, dass alle weiteren in der Sitzung präsenten Familienmitglieder ebenfalls zu Wort kommen. Das heißt, Sie begleiten den Prozess und unterstützen die Familie dort, wo es notwendig ist, damit sich die Familie der Bearbeitung familiärer Probleme annähern kann. Das Arbeitsblatt 19 eignet sich sehr gut als Unterstützung der Analyse problematischer familiärer Interaktionen (vgl. Abschn. 8.2.5). Das Ziel ist, die Familie als kompetente Problemlöser für eigene Probleme zu befähigen. Nachdem von der Familie gemeinsam Lösungsmöglichkeiten benannt werden, erhalten die Familienmitglieder die Aufgabe, bis zur nächsten Sitzung die alternativen funktionalen Verhaltensmuster zu Hause zu üben, und Ihnen die evtl. aufgetretenen veränderten familiären Interaktionen mitzuteilen. Es kann diesbezüglich sinnvoll sein, die Familie mithilfe von Telefoncoaching (vgl. Abschn. 8.3) zu unterstützen. AB 19

Das Wiederherstellen altersadäquaten Verhaltens (vgl. Abschn. 8.2.5) sollte in dieser Phase in den Vordergrund rücken. Die Eltern haben die Aufgabe, ihr Kind bei der Ausübung alterstypischer Verhaltensweisen (z. B. Freunde treffen, auf Partys gehen) zu unterstützen. Eine Möglichkeit, diesem Ziel näher zu kommen, stellt das »goal-attainment-scaling« dar, das ebenfalls mit der Familie durchgeführt werden kann. Die Familienmitglieder formulieren als Hausaufgabe für jeden familiären Problembereich ein langfristiges und realistisches Ziel, das sie gemeinsam erreichen möchten. In der nächsten Sitzung betrachten Sie gemeinsam mit den Familienmitgliedern kritisch die Ziele, formulieren Zwischenziele und planen konkrete Schritte zur Umsetzung (s. Abschn. 8.2.5).

Sitzung 16 und 17 im Überblick (Familiensitzungen)

Ziele:

- Wöchentliche Gewichtskontrolle und Besprechung des Selbstbeobachtungsprotokolls sowie der eingesetzten Strategien

- Nachbesprechung der letzten Familiensitzung
- Thematisierung familiärer Problembereiche

Hausaufgaben:
- Patientin: Einhalten regelmäßiger Mahlzeiten; Ausfüllen des Selbstbeobachtungsprotokolls; Reduktion bzw. Aufbau sportlicher Aktivitäten; Einbeziehen verbotener Nahrungsmittel; Einsetzen von Strategien zum Umgang mit Nahrungsrestriktion, Essanfällen und Erbrechen
- Familie: Langfristige und realistische Ziele für jeden Problembereich formulieren; häusliches Üben alternativer funktionaler Verhaltensmuster

Phase II: Sitzung 18–22

Wöchentliche Gewichtskontrolle und Besprechung des Selbstbeobachtungsprotokolls sowie der eingesetzten Strategien. Das aktuelle Gewicht sowie das Selbstbeobachtungsprotokoll sollten weiterhin zu Beginn jeder Sitzung besprochen werden. Die Patientin wird daher von Ihnen aufgefordert, ihr Essverhalten zu beobachten und zu dokumentieren, welche Veränderungen sie im Essverhalten vorgenommen hat und welche Strategien zum Umgang mit Essanfällen, Erbrechen und/oder ausreichender Nahrungsaufnahme sie mit welchem Erfolg eingesetzt hat. Planen Sie für die Besprechung des Selbstbeobachtungsprotokolls sowie der eingesetzten Strategien fünf bis zehn Minuten ein.

Fortführung der Bearbeitung individueller Problembereiche. Führen Sie die in den vorherigen Stunden erfolgte Bearbeitung individueller Konflikte mit Ihrer Patientin weiter fort. In dieser Phase können Sie ebenfalls Verhaltensanalysen (AB 10) zur Untersuchung dysfunktionaler Verhaltensweisen einsetzen und mithilfe der Zielerreichungsskalierung überprüfen, inwieweit die angestrebten Ziele erreicht wurden.

AB 10

Spiegelkonfrontationsübungen. Diese Übungen haben das Ziel, negative Bewertungen des Körpers zu korrigieren, negative Gefühle, wie Angst, Ekel, Unsicherheit, abzubauen und positive Aspekte des eigenen Körpers wahrzunehmen. Die Patientin wird vor Beginn der Spiegelexposition aufgefordert, Teile ihres Körpers zu bewerten (positiv/neutral/negativ). Im Anschluss fordern Sie Ihre Patientin auf, sich vor den Ganzkörperspiegel zu stellen, sich von Kopf bis Fuß sehr genau zu betrachten und laut zu beschreiben. Damit auch starke Gefühle (u. a. Angst, Ekel) aktiviert und sukzessiv verändert werden können, ist es wichtig, dass die Exposition hinreichend lange durchgeführt wird. Die Übung sollte so lange erfolgen, bis eine deutliche Reduktion der aktivierten Gefühle bei Ihrer Patientin erkennbar wird (vgl. Abschn. 8.1.4).

Fordern Sie in einem zweiten Schritt Ihre Patientin auf, sich auf die negativ bewerteten Körperteile zu konzentrieren, um körperbezogene Ängste in der Konfrontation mit dem eigenen Körper zu habituieren. Die explorierten unangemessenen Bewertungen und Einstellungen gegenüber dem Körper können im Anschluss durch Methoden der kognitiven Umstrukturierung verändert werden (s. u. sowie Abschn. 8.1.5).

Im Anschluss erhält die Patientin die Aufgabe, sich während der Konfrontation auf positive/neutrale Körperteile zu fokussieren mit dem Ziel, die positiven Körperteile in die Bewertung des eigenen Körpers zu integrieren (vgl. Abschn. 8.1.5).

Am Ende der Exposition wird die Patientin gefragt, wie sie die Konfrontationsübung erlebt hat und wie stark ihre Anspannung zu Beginn sowie am Ende der Spiegelkonfrontation war. Zur Erweiterung des Bewertungskonzepts der Patientin kann es sinnvoll sein, dass Sie Ihrer Patientin ebenfalls Ihre Betrachtungsweise zu ihrem Körperbild rückmelden. Dabei sollten Sie darauf achten, dass Sie Ihre Betrachtungsweise von derjenigen der Patientin klar abgrenzen, ohne zu bewerten, welche Sichtweise die bessere ist.

Veränderung dysfunktionaler Kognitionen. Mithilfe von Protokollen automatischer Gedanken (AB 14) werden die für die Patientin als unangenehm erlebten Situationen erfasst, die automatische Gedanken auslösen und in Beziehung zu unangenehmen Gefühlen stehen. Dabei können Sie wie folgt vorgehen: In einem ersten Schritt suchen Sie gemeinsam mit Ihrer Patientin nach einer Situation (z. B. gemeinsames Frühstück am Geburtstag der Schwester), die ein unangenehmes Gefühl ausgelöst hat, und schreiben es in die erste Spalte des Arbeitsblattes 14. Danach werden in die zweite Spalte die damit verbundenen Emotionen (z. B. Angst) und in die dritte Spalte die damit in Zusammenhang stehenden automatischen Gedanken (z. B. »Wenn ich jetzt ein Stück vom Geburtstagskuchen esse, wiege ich gleich wieder 2 kg mehr.«) aufgeschrieben. Im Anschluss werden mithilfe des sokratischen Dialogs diese automatischen Gedanken auf ihre Gültigkeit hin überprüft und nach produktiveren und angemesseneren Gedanken (z. B. »Von dem einen Stück Kuchen nehme ich nicht sofort drastisch zu.«) gesucht. Diese werden dann in die vierte Spalte des Protokolls geschrieben (vgl. Abschn. 8.1.4). Sie führen die Übung gemeinsam mit Ihrer Patientin so lange fort, bis sie das Arbeitsblatt eigenständig als Hausaufgabe ausfüllen kann. Anhand der Protokolle automatischer Gedanken können Sie nun dysfunktionale Überzeugungen Ihrer Patientin identifizieren und sie mit diesen Überzeugungen (z. B. »Ich werde nur geliebt, wenn ich extrem dünn bin.«) konfrontieren. In Arbeitsblatt 15 listen Sie dann gemeinsam mit Ihrer Patientin die Vor- und Nachteile dieser Überzeugung auf und diskutieren sie eventuell im Rahmen eines Rollenspiels (vgl. Abschn. 8.1.4).

AB 14

AB 15

Sitzung 18–22 im Überblick

Ziele:

- Wöchentliche Gewichtskontrolle und Besprechung des Selbstbeobachtungsprotokolls sowie eingesetzter Strategien
- Fortführung der Bearbeitung individueller Problembereiche
- Durchführung von Spiegelkonfrontationsübungen
- Veränderung dysfunktionaler Kognitionen

Hausaufgaben:

- Einhalten regelmäßiger und variationsreicher Mahlzeiten; Ausfüllen des Selbstbeobachtungsprotokolls; Reduktion bzw. Aufbau sportlicher Aktivitäten; Ein-

beziehen verbotener Nahrungsmittel; Einsetzen von Strategien zum Umgang mit Nahrungsrestriktion, Essanfällen und Erbrechen
- Spiegelkonfrontation zu Hause (nach mindestens zwei gemeinsamen Therapiesitzungen)
- Ausfüllen des Protokolls automatischer Gedanken

Phase III: Sitzung 22–24

Wöchentliche Gewichtskontrolle. Das Zielgewicht sollte erreicht sein bzw. extreme Gewichtsschwankungen nicht mehr vorkommen. Falls allerdings das Zielgewicht noch nicht erreicht worden ist bzw. immer noch starke Gewichtsschwankungen bestehen, so ist das Gewicht weiterhin in der Behandlung zu thematisieren.

Normalisierung und Stabilisierung des Essverhaltens. Sofern noch Schwierigkeiten im Essverhalten auftreten, sollten diese angesprochen und individuelle Strategien zum Umgang damit besprochen werden.

Aufheben externer Kontrollen. Die Kontrolle der Eltern während sowie nach den Mahlzeiten sollte auf ein Minimum reduziert bzw. ausgeschaltet werden. Die Patientin sollte größtenteils selbst die Kontrolle für ihr Essverhalten übernehmen. Das Ausfüllen von Selbstbeobachtungsprotokollen sollte beendet werden bzw. lediglich zur Analyse von Rückfallsituationen hinsichtlich der Auslösebedingungen eingesetzt werden.

Bearbeitung individueller Problembereiche. Weiterhin erfolgt die Bearbeitung von der Essstörung zugrunde liegenden und aufrechterhaltenden Konflikten. Gemeinsam mit der Patientin werden die Schritte zur Bearbeitung der Problembereiche geplant, umgesetzt und hinsichtlich ihres Erfolgs bewertet (vgl. Abschn. 8.1.4, *Zielerreichungsskalierung*). Kognitive Techniken zur Modifikation der verzerrten Einstellungen zu Gewicht, Essen und Körper werden ebenfalls noch in Phase III der Therapie eingesetzt.

Analyse von Auslösebedingungen sowie kritischen Situationen. Treten Nahrungsrestriktion, Essanfälle, Erbrechen oder andere aktive Maßnahmen weiterhin bzw. wieder auf, so ist es ratsam, die Auslösebedingungen mithilfe von Verhaltensanalysen genau zu untersuchen. Vor allem »kritische Situationen« sollten von der Patientin im Vorfeld erkannt werden.

INFO 9

Erstellung eines Rückfall-Verhinderungsplans. Die Patientin sollte mit Ihrer Unterstützung einen individuellen Rückfall-Verhinderungsplan aufstellen und dabei Informationsblatt 9 zur Hilfe nehmen. Dieser Plan fasst die in der Vergangenheit erfolgreichen Strategien zur Verhinderung gestörten Essverhaltens zusammen und die Patientin kann sich in Krisenzeiten darauf stützen.

Beendigung der Therapie. Das Ende sollte von Ihnen in dieser letzten Phase angesprochen werden. Die Beendigung einer Therapie kann mit unterschiedlichen Gefühlen (u. a. Erleichterung, Angst, Wut) verbunden sein. Planen Sie für das Thematisieren der unterschiedlichen Gefühle genügend Zeit ein.

Besprechung der Spiegelkonfrontationen. Sie besprechen ausführlich die zu Hause durchgeführten Spiegelkonfrontationen. Achten Sie genau darauf, ob es durch die Spiegelkonfrontation zu einem Rückgang der negativen Gefühle (z. B. Angst, Ekel) bzgl. des eigenen Körpers gekommen ist. Die noch existierenden negativen Bewertungen und Einstellungen gegenüber der eigenen Figur sollten weiterhin durch Methoden der kognitiven Umstrukturierung verändert werden.

Fortführung der Besprechung dysfunktionaler Kognitionen. Die mittels des Protokolls automatischer Gedanken (AB 14) herausgearbeiteten dysfunktionalen Gedanken sowie die irrationalen Überzeugungen (AB 15) sollten weiterhin mit der Patientin besprochen und mithilfe des sokratischen Dialogs hinterfragt werden. AB 14, 15

Sitzung 22–24 im Überblick

Ziele:

- Normalisierung und Stabilisierung des Essverhaltens
- Aufhebung externer Kontrollen
- Bearbeitung individueller Konflikte
- Analyse von Auslösebedingungen
- Erstellung eines Rückfall-Verhinderungsplans
- Beendigung der Therapie vorbereiten
- Besprechung der Spiegelkonfrontation
- Fortführung der Besprechung dysfunktionaler Kognitionen

Hausaufgaben:

- Einhalten regelmäßiger Mahlzeiten
- Analysieren kritischer Situationen
- Durchführen von Spiegelkonfrontationen
- Ausfüllen des Protokolls automatischer Gedanken
- Sitzung 23: Erstellen eines Rückfall-Verhinderungsplans zum Umgang mit kritischen Situationen

Phase III: Sitzung 25 (Familiensitzung)

Besprechung familiärer Interaktionen/Konflikte. Die in den vorherigen Familiensitzungen thematisierten familiären Problembereiche und die Erprobung alternativer funktionaler Verhaltensmuster zur Verbesserung der familiären Interaktionen werden mit der Familie besprochen. Es wird außerdem überprüft, inwieweit die gemeinsam mit der Familie formulierten Ziele zur Lösung familiärer Probleme erreicht wurden. Sollten sich die besprochenen Lösungsmöglichkeiten nicht bewährt haben und wurden die gesetzten Ziele nicht erreicht, so erfolgen erneut eine Analyse der Probleme, eine Suche nach weiteren Lösungsmöglichkeiten und eine Neuformulierung der Ziele. Neu aufgetretene familiäre Konflikte sollten von den Familienmitgliedern angesprochen und gemeinsam nach alternativen funktionalen Verhaltensmustern zur Aufhebung familiärer Probleme gesucht werden. Falls die familiären Problembereiche zu schwerwiegend sind, ist es ratsam, eine Familientherapie zu empfehlen.

Bilanzierung und Rückfallprophylaxe. In diesem Zusammenhang werden zum einen die erreichten Erfolge thematisiert sowie andererseits auf die möglichen Gefahren eines

AB 17

INFO 9

Rückfalls eingegangen. Um diese beiden Ziele zu erreichen, reflektieren Sie zunächst mit der gesamten Familie den Therapieverlauf und bilanzieren die erreichten Ziele. Hierzu kann Arbeitsblatt 17 als Unterstützung dienen. Gehen Sie dabei auf die positive Entwicklung der Patientin ein (u. a. Veränderung des Essverhaltens, Reduktion der Körperbildstörung, Verringerung individueller und familiärer Problembereiche). Sensibilisieren Sie die gesamte Familie für Situationen mit erhöhtem Rückfallrisiko (z. B. Überforderungen der Patientin von Seiten der Eltern, erhöhter Leistungsdruck, Auftreten elterlicher/familiärer Probleme). Im nächsten Schritt sollten Sie mit der Familie Warnsignale herausarbeiten, um effektiv die möglicherweise auftretenden Probleme zu meistern (INFO 9). Der mit der Patientin entwickelte individuelle Rückfall-Verhinderungsplan sollte zur Stabilisierung des veränderten Verhaltens und zum Umgang mit möglichen Rückfällen mit den Eltern besprochen werden. Ergänzen Sie bei Bedarf gemeinsam einzelne Strategien zur Bewältigung von Rückfallsituationen. Des Weiteren ist mit allen Beteiligten zu besprechen, unter welchen Bedingungen eine Therapie wieder aufgenommen werden muss und welche alternativen Hilfsangebote eventuell in Anspruch genommen werden können.

Sitzung 25 im Überblick (Familiensitzung)

Ziele:
- Besprechung familiärer Interaktionen/Konflikte
- Bilanzierung
- Rückfallprophylaxe
- Besprechung von Bedingungen zur Wiederaufnahme der Therapie

11 Therapie in verschiedenen Settings

Die Behandlung von Jugendlichen mit Anorexia und Bulimia nervosa kann in verschiedenen therapeutischen Settings erfolgen, und zwar im ambulanten, teilstationären oder stationären Rahmen. Das im Einzelfall indizierte Behandlungssetting hängt von medizinischen und psychotherapeutischen Überlegungen, ökonomischen und strukturellen Bedingungen und von der Einstellung der Patientin sowie ihrer Angehörigen zur Therapie ab (Jacobi et al., 2008). Da sich der Heilungsprozess zumeist über viele Monate bzw. Jahre erstreckt, ist ein »Gesamtbehandlungsplan« erforderlich, der unterschiedliche Behandlungssettings als aufeinanderfolgende Abschnitte der Therapie umfassen kann (Zeeck et al., 2019).

Aufgrund der psychischen und körperlichen Symptome, der damit einhergehenden Risiken und Komplikationen und der Gefahr einer möglichen Chronifizierung der Essstörungssymptomatik, sollten Patientinnen mit Anorexia und Bulimia nervosa von Therapeutinnen behandelt werden, die spezifische Kompetenzen in der Behandlung von Essstörungen haben. Es ist darauf zu achten, dass die Behandlung möglichst frühzeitig und zeitnah nach Feststellen der Essstörung erfolgt. Bei längeren Wartezeiten auf einen ambulanten Psychotherapieplatz ist eine tagesklinische oder stationäre Behandlung in Erwägung zu ziehen, um einer Chronifizierung entgegenzuwirken (Zeeck et al., 2019).

Eine frühzeitige Einleitung einer psychotherapeutischen Behandlung wird jedoch bei Jugendlichen oftmals erschwert. Mögliche Gründe dafür sind u. a. Verheimlichungstendenzen der Patientinnen gegenüber Familienmitgliedern sowie mangelnde Kenntnisse über die Störungsbilder der Anorexia und Bulimia nervosa bei Patientinnen, Eltern und in der ärztlichen Primärversorgung (Steinhausen, 2005).

Während des gesamten Behandlungsverlaufs ist immer wieder zu überprüfen, ob der Behandlungsauftrag im gewählten Setting wirklich realisiert werden kann oder ob ein anderes Behandlungssetting indiziert ist. Die Patientin und ihre Familie sollten schon frühzeitig über mögliche Alternativbehandlungen informiert werden, sodass es bei einem indizierten Wechsel des Behandlungssettings (z. B. vom ambulanten in das stationäre Setting) bei den Betroffenen nicht zu unnötiger Verunsicherung kommt.

11.1 Ambulante Therapie

Eine Therapie im ambulanten Setting kann initial bei vielen Patientinnen eingeleitet werden. Die ambulante Therapie ist vor allem bei Jugendlichen mit einer kurzen Krankheitsdauer, einem guten sozialen Funktionsniveau und bei einem noch nicht bedrohlichen Ausmaß des Gewichtsverlustes angezeigt (s. u. *Voraussetzungen für eine ambulante Therapie bei Anorexia und Bulimia nervosa im Jugendalter*). Das Gewicht der Patientin sollte daher nicht unter der 3. BMI-Altersperzentile liegen. Außerdem dürfen keine gravierenden komorbiden Störungen, wie eine ausgeprägte depressive Symptomatik, Zwänge oder selbstverletzende Verhaltensweisen, vorliegen und der körperliche Zustand muss ausreichend stabil sein.

Voraussetzungen für eine ambulante Therapie bei Anorexia und Bulimia nervosa im Jugendalter

- Stabiler körperlicher Zustand
- Gewicht nicht unter der 3. BMI-Altersperzentile
- Zustimmung der Patientin zur Gewichtszunahme (bei Anorexia nervosa) oder zur Stabilisierung des Gewichts (bei Bulimia nervosa)
- Keine schwerwiegende psychische Komorbidität (u.a. Depression, Zwänge, selbstverletzende Verhaltensweisen)
- Keine akute Suizidalität
- Keine ausgeprägten psychosozialen Probleme
- Keine gravierenden familiären Konflikte
- Kooperation der Eltern

Die Mehrzahl der bulimischen Patientinnen kann ambulant behandelt werden. Bei einem Vollbild der Anorexia nervosa mit ausgeprägtem Untergewicht sollte hingegen frühzeitig an ein stationäres Behandlungssetting gedacht werden, da diese Patientinnen selten ausreichend von einer ambulanten Behandlung profitieren. Sie sind im ambulanten Behandlungssetting oftmals überfordert, da ihnen nicht ausreichend strukturierte Vorgaben (z.B. über die Mahlzeitenstruktur und die Nahrungsmenge) gemacht werden können und benötigen daher häufig einen strukturierten stationären Therapierahmen. Die ambulante Therapie kann darüber hinaus dazu dienen, die Patientinnen für eine stationäre Behandlung zu motivieren, nach einem stationären Behandlungssetting als Maßnahme der Nachbetreuung eingesetzt werden oder aber für Patientinnen mit einem weniger schweren Verlauf der Essstörung psychotherapeutisch hinreichend sein.

Die Entscheidung für ein ambulantes Behandlungssetting erfolgt nach ausführlicher Information über die Rahmenbedingungen der Behandlung gemeinsam mit der Patientin und ihren Eltern (s.u. *Rahmenbedingungen für eine ambulante Therapie bei Anorexia und Bulimia nervosa im Jugendalter*).

Da Anorexia und Bulimia nervosa mit gravierenden körperlichen Folgeerscheinungen einhergehen, ist bei einer ambulanten psychotherapeutischen Behandlung eine medizinische Mitbetreuung durch einen Arzt essenziell. Bei Indikation einer Psychopharmakamedikation ist ein Facharzt für Kinder- und Jugendpsychiatrie in die Behandlung einzubeziehen (vgl. Abschn. 9.2).

Patientinnen, die eigentlich ein stationäres oder teilstationäres Setting benötigen, sich aber nicht darauf einlassen, sollten ein auf 20 bis 25 Stunden begrenztes ambulantes Therapieangebot erhalten. Dieses Vorgehen ist oftmals bei magersüchtigen Patientinnen sinnvoll, da viele der Patientinnen so selber feststellen können, dass sie von dem ambulanten Setting nicht hinreichend Unterstützung erhalten und die vereinbarte Gewichtszunahme nicht erreichen. Zumeist stimmen diese Patientinnen dann eher einer stationären oder teilstationären Behandlung zu. Diese Behandlung darf aber nur in enger Absprache mit einem Arzt durchgeführt werden. Entsprechend den Empfehlungen der aktuellen S3-Behandlungsleitlinie (Zeeck et al., 2019) ist mit Anorexia-nervosa-Patientinnen eine wöchentliche Gewichtszunahme von 200 bis 500 g zu vereinbaren. Zu Beginn der ambulanten Behandlung ist es wichtig, mit der Patientin und den Eltern zu thematisieren, dass bei einer unzureichenden Gewichtszunahme eine stationäre oder teilstationäre Therapie indiziert ist, um u. a. einer Chronifizierung der Essstörungssymptomatik entgegenzuwirken. Die wöchentlichen Gewichtskontrollen sollten durch den behandelnden Arzt erfolgen.

Eine, die psychotherapeutische Behandlung begleitende Ernährungsberatung, z. B. durch einen Diät-Assistenten oder einen Ökotrophologen mit ausreichenden Kompetenzen bei der Behandlung von Essstörungen, erscheint äußerst sinnvoll (Zeeck et al., 2019). Von der Ernährungsberatung sollte ein individueller Ernährungsplan erstellt werden, der Patientinnen mit Anorexia nervosa bei der Gewichtszunahme und Patientinnen mit Bulimia nervosa bei der Reduktion von Essanfällen unterstützt.

Die ambulante Behandlung sollte störungsspezifisch ausgerichtet sein und die in Kapitel 8 dargestellten Therapiebausteine zum Gegenstand haben. Wie in Kapitel 8 erläutert, ist die Einbeziehung der Eltern in die Therapie unbedingt notwendig, da die Essstörung der Patientin zumeist Auswirkungen auf das gesamte familiäre Zusammenleben hat und die Familienmitglieder in der Regel mit der Situation überfordert sind. Daher sollte die Therapie im ambulanten Setting Einzelgespräche mit der Patientin und begleitende Familiengespräche umfassen. Familientherapeutische Interventionen sind in gleicher Weise im teilstationären oder stationären Setting notwendig. Eine Einbeziehung der Eltern sollte umso intensiver erfolgen, je dysfunktionaler die familiären Interaktions- und Kommunikationsstrukturen sind (vgl. Abschn. 8.2).

Ferner kann eine zusätzliche sozialtherapeutische Unterstützung hilfreich sein, wenn die Patientin von Problemen in der Schule, bei der Ausbildung oder im Beruf berichtet. Außerdem muss sorgfältig geprüft werden, ob die Patientinnen körperlich noch in der Lage sind, um beispielsweise am Sportunterricht teilzunehmen oder die Schule zu besuchen. Stufenweise Einschränkungen sind im Rahmen einer ambulanten Therapie häufig notwendig, um eine weitere Gewichtsabnahme zu verhindern (Zeeck et al., 2019).

Darüber hinaus stellt ein therapeutisches Gruppenangebot eine sinnvolle Ergänzung zur ambulanten Einzeltherapie dar. Eine ergänzende Gruppentherapie ermöglicht Jugendlichen, ihre sozialen Fertigkeiten zu verbessern, neue Beziehungserfahrungen zu machen und dysfunktionale Überzeugungen zu korrigieren (z. B. »Ich werde nur von anderen Personen gemocht, wenn ich dünn bin.«). Ein Austausch mit Mitpatientinnen kann essstörungsbezogene Schuld- und Schamgefühle reduzieren und sich positiv auf die Therapiemotivation der Patientin auswirken.

Der zeitliche Rahmen der ambulanten Behandlung hängt von der Schwere der

Essstörungssymptomatik der jeweiligen Patientin ab und umfasst in der Regel 45 bis 60 Therapiesitzungen. Bei einigen Patientinnen kann durchaus auch eine längere Therapiedauer erforderlich sein. Nach Abschluss der ambulanten Behandlung sollten über einen Zeitraum von mindestens einem Jahr regelmäßige Folgesitzungen stattfinden, die zur Aufrechterhaltung des Therapieerfolgs und zur Rückfallprophylaxe dienen.

Rahmenbedingungen für eine ambulante Therapie bei Anorexia und Bulimia nervosa im Jugendalter

- Umfang einer ambulanten Therapie in der Regel 45 bis 60 Therapiesitzungen
- Mindestens einmal wöchentlich stattfindende Termine (auch als Gruppentherapie)
- Anzustrebendes Mindestnormalgewicht definieren (Bereich nahe der 25. BMI-Altersperzentile)
- Bei untergewichtigen Patientinnen eine kontinuierliche Gewichtszunahme festlegen (mindestens 200 bis 500 g pro Woche)
- Mitbehandlung durch einen Arzt
- Bei unzureichender Gewichtszunahme Veranlassung einer stationären Behandlung
- Gewichtskontrolle und wöchentliches Wiegen
- Eltern in die Behandlung einbeziehen
- Therapeutisches Gruppenangebot als sinnvolle Ergänzung der ambulanten Behandlung
- In Einzelfällen parallele Anmeldung in einer geeigneten Klinik

11.2 Teilstationäre Behandlung

Teilstationäre Settings zur Behandlung von Essstörungen gewinnen in jüngster Zeit zunehmend an Bedeutung, da sie im Vergleich zu einer stationären Behandlung für Jugendliche und ihre Angehörigen eine Reihe an Vorteilen mit sich bringen. Allerdings sollten Jugendliche mit Essstörungen nur tagesklinisch behandelt werden, wenn die Tageskliniken über essstörungsspezifische Konzepte für Patientinnen im Jugendalter verfügen. Ist dies der Fall, so sprechen vor allem bei Jugendlichen die folgenden Punkte für eine teilstationäre Behandlung: Die soziale Unterstützung durch die Familie und durch die Freunde der Betroffenen kann weiterhin aufrecht erhalten bleiben und eine intensivere Einbeziehung der Angehörigen in den therapeutischen Prozess ist möglich. Außerdem besteht ein wesentlicher Vorteil eines teilstationären Settings darin, dass für Patientinnen die Generalisierung therapeutischer Inhalte in den Alltag durch den Verbleib in ihrem sozialen Umfeld erleichtert wird. So können Aspekte aus der Therapie täglich im häuslichen Kontext erprobt werden. Bei Jugendlichen, die von einem ambulanten Setting nicht ausreichend profitieren bzw. eine intensivere Behandlung angezeigt ist, sollte ein teilstationäres Setting in Betracht gezogen werden. An eine teilstationäre Behandlung ist auch im Anschluss an eine stationäre Behandlung zu denken, um der Patientin den Übergang zu einer ambulanten Therapie zu erleichtern.

Im teilstationären Rahmen sind komplexere psychologische und medizinische Interventionen und ein multidimensionales Therapieangebot realisierbar, das u. a. Einzel- und Gruppentherapie, Körpertherapie, Ernährungstherapie und Bewegungsangebote umfasst. Dies erscheint insbesondere bei der Behandlung von jugendlichen Patientinnen mit Essstörungen wichtig, da vor allem bei der Anorexia nervosa ein multidimensionales Behandlungsprogramm die Therapie der Wahl darstellt (Leitlinien der Dt. Gesellschaft für KJPP, 2007; Zeeck et al., 2019).

Eine teilstationäre Behandlung ist normalerweise nur bei Patientinnen ohne ausgeprägtes Untergewicht (BMI ≥ 3. BMI-Altersperzentile) und medizinische Risiken sowie ohne schwerwiegende psychische Komorbiditäten und Suizidalität angezeigt (vgl. in diesem Abschn. *Voraussetzungen für eine teilstationäre Behandlung*).

Teilstationäre Behandlungssettings können auch mit Nachteilen einhergehen. So ist eine umfassende teilstationäre Behandlung mit hohen Anforderungen an die Patientinnen verbunden, u. a. durch ein zumeist umfassendes tägliches Therapieangebot, fehlender Rückzugsmöglichkeiten für die Patientinnen und möglicherweise belastender Gruppenprozesse (Zeeck et al., 2002). Außerdem kann die eigenständige Nahrungszubereitung und -einnahme am Abend und am Wochenende für Patientinnen überfordernd sein. Patientinnen, die dazu neigen, ihre essstörungsspezifischen Schwierigkeiten zu verheimlichen, können im teilstationären Setting ihre pathologischen Verhaltensweisen leichter unbemerkt aufrechterhalten. Eine tagesklinische Behandlung setzt daher eine hohe Therapiemotivation voraus und betont die Selbstständigkeit und Eigenverantwortung der Patientin (Zeeck, 2008; Zeeck et al., 2009b).

Bei der Entscheidung für eine Behandlung im stationären oder tagesklinischen Rahmen ist weiterhin zu berücksichtigen, ob eine Herausnahme der Patientin aus ihrem sozialen Umfeld therapeutisch sinnvoll ist. Zudem sollte bedacht werden, dass tagesklinisch behandelte Patientinnen eine tägliche Wegstrecke zurücklegen müssen, die zeitlich und angesichts der psychischen Belastung gut zu bewältigen ist (Zeeck et al., 2009a).

Bislang gibt es kaum empirische Untersuchungen zum Vergleich teilstationärer und stationärer Behandlungsprogramme für Patientinnen im Jugendalter. Herpertz-Dahlmann et al. (2014) verglichen in einer multizentrischen, randomisiert-kontrollierten Studie eine spezialisierte stationäre Behandlung mit einer dreiwöchigen stationären und anschließenden spezialisierten tagesklinischen Behandlung bei Jugendlichen mit Anorexia nervosa. Die stationär-tagesklinische Behandlung war der durchgehend stationären Behandlung hinsichtlich Gewichtszunahme und Reduktion von Essstörungssymptomen zwölf Monate nach Therapieende nicht unterlegen. Patientinnen, die stationär-tagesklinisch behandelt wurden, zeigten jedoch deutlichere Verbesserungen im Wohlbefinden und in der psychosexuellen Entwicklung.

An der TU Dresden wurde zwischen 2005 und 2011 im Rahmen der Institutsambulanz und Tagesklinik für Psychotherapie (IAP-TUD) ein tagesklinisches Behandlungsprogramm für Patientinnen mit Essstörungen mit einem Mindestalter von 16 Jahren initiiert. Eine ausführliche Darstellung der wesentlichen Merkmale dieses tagesklinischen Behandlungskonzeptes findet sich in Jacobi et al. (2016). Einen allgemeinen Überblick zur teilstationären Behandlung bei Essstörungen geben Zipfel et al. (2002).

Entscheidungskriterien für eine teilstationäre Behandlung bei Anorexia und Bulimia nervosa im Jugendalter

- Keine akuten medizinischen Risiken
- Kein schwerwiegendes Untergewicht, Gewicht > 3. BMI-Altersperzentile
- Keine akute Substanzabhängigkeit
- Keine akute Suizidalität
- Kein ausgeprägtes selbstverletzendes Verhalten
- Keine schwerwiegenden psychischen Komorbiditäten
- Scheitern ambulanter Behandlungsversuche
- Im Anschluss an eine stationäre Behandlung, um den Übergang in die ambulante Therapie vorzubereiten

11.3 Stationäre Behandlung

Eine Behandlung im stationären Setting ist bei Patientinnen mit Anorexia nervosa erforderlich, bei denen ein ausgeprägtes Untergewicht besteht, das mit einem bedrohlichen körperlichen Zustand einhergeht (s. u. *Voraussetzungen für eine stationäre Behandlung bei Anorexia nervosa im Jugendalter*). Außerdem ist eine stationäre Behandlung bei Jugendlichen mit Anorexia bzw. Bulimia nervosa in Erwägung zu ziehen, die gravierende psychische Komorbiditäten aufweisen, eine geringe Krankheitseinsicht haben oder von einem ambulanten oder teilstationären Setting nicht hinreichend profitieren (Zeeck et al., 2019). Die stationäre Behandlung sollte möglichst in kinder- und jugendpsychiatrischen bzw. psychosomatischen Kliniken erfolgen, die über einen Essstörungsschwerpunkt mit entsprechend erfahrenem Personal verfügen.

Ein Klinikaufenthalt bedeutet für die Betroffenen eine Herausnahme aus der Alltagssituation, die bei konfliktreicher familiärer Interaktion oder pathologischen Essgewohnheiten hilfreich sein kann. Bei Jugendlichen muss jedoch die Notwendigkeit einer stationären Behandlung aufgrund der damit verbundenen Distanzierung aus dem sozialen Umfeld sowie der Unterbrechung der regulären Schulausbildung kritisch hinterfragt werden, insbesondere dann, wenn die Betroffenen gut sozial integriert sind. Weiterhin ist die Gefahr einer längerfristigen Hospitalisierung zu berücksichtigen.

Die Entscheidung für eine stationäre Behandlung ist neben der medizinischen und kinder- und jugendpsychiatrischen Indikation auch von der Verfügbarkeit spezialisierter Kliniken abhängig. Oftmals lehnen Betroffene und Angehörige einen stationären Klinikaufenthalt ab. Hier sind ambulante Vorgespräche hilfreich, um die Patientinnen und ihre Eltern auf die Rahmenbedingungen der stationären Behandlung vorzubereiten. Ist die Gesundheit der Patientinnen nicht vital bedroht, so kann bei fehlender Therapiemotivation für eine stationäre Behandlung zunächst eine ambulante Therapie in Betracht gezogen werden. Unter der Voraussetzung eines geplanten ambulanten Therapiebeginns sind in einem Therapievertrag die Bedingungen zu vereinbaren, die eine stationäre Aufnahme erforderlich machen. Als Kriterium sollte insbesondere für Patientinnen mit Anorexia nervosa neben einer definierten unteren Gewichtsgrenze auch eine unzureichende Gewichtszunahme in einem festgelegten Zeitraum als stationäre Indikation gesehen werden, um eine Chronifizierung der Essstörung zu verhindern (Steinhausen, 2005). Anorexia-nervosa-Patientinnen, die mit einem ausgeprägten Untergewicht die Behandlung beginnen, erreichen oftmals während der stationären Behandlung nicht ihr Zielgewicht, sodass überlegt werden sollte, ob eine Wiederaufnahme nach einem bestimmten Zeitraum im Sinne einer Intervalltherapie sinnvoll erscheint.

Nach einer stationären Behandlung ist eine weiterführende ambulante Therapie unabdingbar, da ansonsten die Gefahr eines Rückfalls in die Essstörungssymptomatik gegeben ist.

Entscheidungskriterien für eine stationäre Behandlung bei Anorexia nervosa im Jugendalter

(Leitlinien der Dt. Gesellschaft für KJPP, 2007; Zeeck et al., 2019)

- Medizinische Kriterien
  - Kritisches Untergewicht (Gewicht < 3. BMI-Altersperzentile)
  - Rapider oder anhaltender Gewichtsverlust (> 20 % über sechs Monate) oder keine hinreichende Gewichtszunahme, keine ausreichende Flüssigkeitszufuhr
  - Ausgeprägte bulimische Symptomatik (z. B. massiver Missbrauch von Laxanzien/Diuretika, schwere Essanfälle mit Erbrechen) und/oder exzessives Sporttreiben
  - Somatische Komplikationen
  - Suizidgefahr
  - Schwerwiegende psychische Komorbidität
  - Ausgeprägtes selbstverletzendes Verhalten
  - Notwendigkeit der Behandlung durch ein multiprofessionelles Team im Rahmen einer psychosomatischen bzw. psychiatrischen Krankenhausbehandlung
- Psychosoziale Kriterien
  - Festgefahrene familiäre Interaktion
  - Dekompensation der Eltern
  - V. a. Misshandlung oder Missbrauch
  - Soziale Isolation
  - Scheitern ambulanter und/oder teilstationärer Behandlungsversuche (z. B. mangelnde Compliance bezüglich Ernährung und Gewichtszunahme)

Entscheidungskriterien für eine stationäre Behandlung bei Bulimia nervosa im Jugendalter

(Leitlinien der Dt. Gesellschaft für KJPP, 2007; Svaldi et al., 2019a)

- Medizinische Kriterien
  - Somatische Komplikationen (z. B. ausgeprägte Elektrolytstörung)
  - Schwere bulimische Symptomatik (z. B. häufige Essanfälle mit Erbrechen oder massiver Missbrauch von Laxanzien/Diuretika)
  - Komorbide Störungen der Impulskontrolle, insbesondere selbstverletzendes Verhalten und Substanzmissbrauch
  - Schwerwiegende psychische Komorbidität, z. B. Borderline-Persönlichkeitsstörung
  - Suizidgefahr
  - Notwendigkeit der Behandlung durch ein multiprofessionelles Team im Rahmen einer psychosomatischen bzw. psychiatrischen Krankenhausbehandlung
- Psychosoziale Kriterien
  - Festgefahrene familiäre Interaktion
  - Dekompensation der Eltern
  - V. a. Misshandlung oder Missbrauch
  - Soziale Isolation
  - Scheitern ambulanter und/oder teilstationärer Behandlungsversuche

Eine Unterbringung mit freiheitsentziehenden Maßnahmen nach § 1631 b BGB muss in Einzelfällen bei mangelnder Kooperation der jugendlichen Patientin und vitaler Gefährdung oder einer drohenden Chronifizierung der Gesundheitsschädigung in Erwägung gezogen werden. Zur Verhinderung einer solchen Maßnahme sind ambulante Vorgespräche mit Eltern und der Jugendlichen im Hinblick auf die Rahmenbedingungen einer stationären Behandlung hilfreich (Leitlinien der Dt. Gesellschaft für KJPP, 2007).

Eine Zwangsbehandlung muss durch die Sorgeberechtigten (in der Regel die Eltern) beim zuständigen Familiengericht beantragt werden. Sollten sich die Eltern, z. B. bei Trennung oder Scheidung, nicht einigen, ist eine familiengerichtliche Regelung nach § 1666 BGB (Übertragung der elterlichen Sorge für das Aufenthaltsbestimmungsrecht und die medizinische Sorge auf ein Elternteil) einzuleiten. Sprechen sich trotz vitaler Gefährdung beide Eltern gegen eine notwendige stationäre Behandlung ihres Kindes aus, besteht die Möglichkeit, über das zuständige Jugendamt eine Inobhutnahme nach § 42 SGB VIII in Erwägung zu ziehen, die bei vitaler Gefährdung auch gegen den Willen der Jugendlichen mit freiheitsentziehenden Maßnahmen durchgeführt werden kann.

12 Fallbeispiele

Die beiden nachfolgend beschriebenen Fallbeispiele dienen der Illustration des kognitiv-verhaltenstherapeutischen Behandlungsansatzes im ambulanten Setting. Die einzelnen beschriebenen Strategien und Interventionen sind auch auf das stationäre Setting anwendbar, wobei das Vorgehen an die individuell vorgegebenen institutionellen Rahmenbedingungen angepasst werden muss.

12.1 Kasuistik 1: 16-jährige Patientin mit Bulimia nervosa

Diagnosen:
Bulimia nervosa (ICD-10: F50.2)
Leichte depressive Episode (ICD-10: F32.0)

12.1.1 Kasuistik 1: 1. Sitzung

Inhalte der Sitzung

- Charakterisierung der Patientin und Darstellung der aktuellen Situation

Charakterisierung der Patientin und Darstellung der aktuellen Situation

Die 16-jährige Patientin kommt gemeinsam mit ihrer leicht adipösen Mutter auf Anraten ihres Hausarztes. Sie ist sportlich gekleidet, wirkt gepflegt und ist dezent geschminkt. Sie zeigt sich unsicher, nimmt kaum Blickkontakt auf und lässt das Gespräch durch die Mutter beginnen. Die Patientin ist bewusstseinsklar zu allen Qualitäten voll orientiert, Aufmerksamkeit und Konzentration sind gegeben. Der formale Gedankengang ist geordnet, kein Anhalt für Wahnwahrnehmungen, Ich-Störungen, Halluzinationen, Zwänge oder Phobien. Die Stimmungslage ist leicht depressiv, die Patientin ist affektiv reduziert schwingungsfähig. In der Interaktion mit der Mutter wirkt sie angespannt und leicht gereizt.

Auf Nachfrage berichtet die Patientin, dass sie seit ca. drei Jahren an einer Essstörung erkrankt sei. Aus Angst vor einer Gewichtszunahme hungere sie häufig und esse teilweise bis zu acht Stunden nichts. Sie denke viel über Essen nach und habe häufig Schwierigkeiten, sich von den Gedanken über Mahlzeiten und Nahrungsmittel zu befreien. Täglich erlebe sie ein- bis zweimal Essanfälle, die sie nicht kontrollieren könne, und in deren Verlauf sie gierig kalorienreiche Nahrung konsumiere (z. B. Schokolade, Eis, Chips, Burger). Nach jedem Essanfall werde die Nahrung wieder von ihr erbrochen. Das Erbrechen führe sie mit dem Finger herbei. Missbrauch von Laxanzien, Diuretika oder Einläufe werden von ihr verneint. Die Essanfälle würden auftreten, wenn sie allein zu Hause sei. Sie erlebe dann ein Gefühl von Kontrollverlust über das Essen.

Nach dem Essanfall fühle sie sich körperlich total erschöpft, depressiv verstimmt und leide unter Scham- und Versagensgefühlen. Sie erlebe sich besonders am Bauch, an den Oberschenkeln und am Po zu dick. Sie verfüge über einen negativen Selbstwert, Schuld- und Versagensgefühle. Weiterhin schildert die Patientin, dass sie einen sehr hohen Leistungsanspruch habe und Misserfolge nur schwer ertragen könne.

Nachdem ihre Eltern vor vier Monaten rein zufällig von der Symptomatik erfahren haben, legt die Mutter ihr fast täglich nahe, sich professionelle Hilfe zu suchen. Der Termin wurde von der Mutter vereinbart. Die Patientin ist sich derzeit nicht sicher, ob sie eine Therapie beginnen soll. Sie hat Angst, ihr derzeitiges Gewicht von 56 kg (Körpergröße: 173 cm; BMI: 19.0 entspricht der 25. BMI-Altersperzentile) ohne die geschilderte Symptomatik nicht halten zu können und demzufolge an Gewicht zuzunehmen.

Die Therapeutin teilt der Patientin sowie der Mutter gegen Ende der Stunde mit, dass in den ersten fünf Sitzungen geklärt wird, ob ein Zustandekommen der Therapie sinnvoll ist. Während dieser Zeit wird zusätzlich eine ausführliche Anamnese erhoben, um Einblick in die Lebensgeschichte der Patientin und der Familie zu erhalten und Motive für die Entstehung und Aufrechterhaltung der Symptomatik herauszufinden. Es wird ihnen mitgeteilt, dass im Durchschnitt jede dritte bzw. vierte Sitzung die Eltern oder evtl. andere wichtige Familienmitglieder an den Sitzungen teilnehmen und die Therapie während der restlichen Sitzungen mit der Patientin und der Therapeutin allein stattfindet. Die Patientin und die Mutter sind mit dem Vorgehen einverstanden. Sie bekommen das EDI-II (*Eating Disorder Inventory-II*), die SCL-90-R (*Symptom-Checkliste von R. Derogatis*) und die ABOS (*Anorectic Behavior Observation Scale*) ausgehändigt mit der Bitte, die Fragebögen ausgefüllt zur nächsten Stunde mitzubringen.

12.1.2 Kasuistik 1: 2. bis 4. Sitzung

Inhalte der Sitzungen

- Erhebung der Anamnese
- Darstellung der testpsychologischen Befunde
- Erstellung eines funktionalen Bedingungsmodells

Anamnese

Bei der Patientin liegen keine organischen Vorerkrankungen vor, die im direkten Zusammenhang mit der Bulimia nervosa stehen. Die Familienanamnese bietet keine Hinweise auf neurologische Erkrankungen. Hinsichtlich psychischer Erkrankungen liegt bei dem Vater eine Alkoholabhängigkeit und bei der Mutter eine Dysthymie vor.

Die Patientin lebt gemeinsam mit ihrem vier Jahre älteren Bruder bei ihren Eltern (Mutter: 42 Jahre; Vater: 45 Jahre) in einer Großstadt. Das Verhältnis zur Mutter wird als relativ vertrauensvoll beschrieben. Die Mutter sei sehr darum bemüht, das Bild einer gut funktionierenden Familie abzugeben. Sie habe für die Kinder ihren Beruf aufgegeben. Nach Auffassung der Patientin sei die Mutter sehr bestimmend und neige dazu, sich in die Angelegenheiten anderer, speziell ihrer Kinder, einzumischen. Oftmals habe die Mutter ihren Kindern ihre Unzufriedenheit und depressive Verstimmung mitgeteilt. Innerhalb der letzten fünf Jahre habe die Mutter zunehmend aus Kummer gegessen und ca. 10 Kilo an Gewicht zugenommen, worunter sie stark leide. Der Vater wird von der Patientin als streng und leistungsorientiert wahrgenommen. Schlechte Noten in der Schule werden ihm häufig nicht mitgeteilt, aus Angst kritisiert zu werden und negative, inkonsequente Folgen zu erleiden (u. a. Hausarrest). Um die Erziehung der Kinder kümmere sich der Vater wenig, er gehe lieber seinen eigenen Interessen nach. Allerdings sei er ebenfalls stets bemüht, bei Außenstehenden das Bild einer harmonischen, gut funktionierenden Familie abzugeben. Das Verhältnis zwischen den Eltern beschreibt die Patientin als sehr angespannt. Oft komme es zu Konflikten mit impulsiven Handlungen seitens des Vaters. Die Streitereien zwischen den Eltern bestünden schon seit vielen Jahren, Trennungsgedanken habe der Vater häufig geäußert, er habe diesen Gedanken jedoch nie in die Tat umgesetzt. Zu ihrem Bruder habe die Patientin keinen engen Kontakt. Der Bruder habe nach dem Abitur begonnen, Betriebswirtschaftslehre zu studieren und befinde sich derzeit im zweiten Semester. Aus finanziellen Gründen wohne er noch zu Hause, sei aber nur selten dort. Die Patientin gibt an, eine schöne Kindheit verbracht zu haben, obwohl es zwischen den Eltern häufig zu Auseinandersetzungen gekommen sei. Im Kleinkindalter sei die Patientin trennungsängstlich gewesen und habe sich als Grundschulkind introvertiert gezeigt, habe nur wenige, aber dafür enge Beziehungen zu Gleichaltrigen gehabt. Sie sei schon in der Grundschule stets bestrebt gewesen, gute Leistungen zu zeigen. Die Eltern unterstützten ihre hohe Leistungsbereitschaft, hätten jedoch ihren Stolz gegenüber der Tochter nicht mitteilen können. Die Patientin habe daher das Gefühl gehabt, trotz ihrer ausgezeichneten Leistungen den Eltern nicht zu genügen. Auf dem Gymnasium sei sie bis heute weiterhin sehr ehrgeizig und zielstrebig geblieben. Derzeit besuche sie die 11. Klasse eines sehr strengen humanistischen Gymnasiums. Bis zur 9. Klasse sei sie regelmäßig dreimal die Woche in den Leichtathletik-Verein gegangen, um dort zu trainieren. Während einer Sportuntersuchung im Alter von 14 Jahren habe man ihr mitgeteilt, dass sie für eine erfolgreiche Triathletin zu dick sei. Ab diesem Zeitpunkt habe sie begonnen, auf ihre Figur zu achten: Sie sei häufig ohne Abendbrot ins Bett gegangen, habe so gut wie keine Süßigkeiten gegessen, nur fettarme Produkte zu sich genommen, Fleisch gemieden und ihr Essen zu Hause immer selbst gekocht, aus Angst, dass ihre Mutter zu fetthaltig kochen würde. Im Triathlon sei sie sehr erfolgreich gewesen und für ihre Figur von Freunden bewundert worden. Aufgrund einer Rückenverletzung habe sie keinen Sport mehr treiben können. Sie habe nicht gewusst, was sie mit ihrer Zeit anfangen soll, sei in ein Loch gefallen, habe nur noch für die Schule gelernt, sich abgeschottet und weiter abgenommen. Freunde hätten sich wegen ihres Essverhaltens sowie ihres Untergewichts um sie gesorgt, sie sei stolz gewesen, Kontrolle zu gewinnen. Zum damaligen Zeitpunkt habe sie 48 kg (BMI: 16.0, BMI-Altersperzentile: 5) gewogen. Vor einem Jahr sei sie dann in den Sommerferien für zwei Monate zu einer Gastfamilie in die USA gegangen. Sie habe sich einsam und allein gefühlt und habe nach einiger Zeit begonnen, Süßigkeiten zu kaufen, diese heimlich zu essen und wieder zu erbrechen. Die Essanfälle mit Erbrechen hätten zum Ende des Aufenthalts ein- bis zweimal täglich nach dem Verzehr kalorienreicher Nahrung stattgefunden und würden bis zum jetzigen Zeitpunkt fortbestehen. Sie habe bis heute acht Kilogramm an Gewicht zugenommen und erlebe die Gewichtszunahme als sehr unangenehm. Essen und Gewicht spielen in der Familie eine große Rolle.

Testpsychologische Befunde

Folgende Befunde wurden festgestellt:

- EDI-II: Die Patientin erreicht deutlich erhöhte Werte auf den Skalen »Schlankheitsstreben«, »Bulimie«, »Unzufriedenheit mit dem Körper«, »Perfektionismus« und »Ineffektivität«. Diese Werte entsprechen denen bulimischer Patientinnen. Auf den weiteren Skalen »Misstrauen«, »Interozeptive Wahrnehmung«, »Angst vor dem Erwachsenwerden«, »Askese«, »Impulsregulation« und »Soziale Unsicherheit« liegen die Werte der Patientin noch innerhalb der Norm.
- SCL-90-R: Auf der Skala »Depressivität« zeigt die Patientin Werte, die deutlich über der Norm liegen. Leicht erhöhte Werte ergeben sich auf den beiden Skalen »Unsicherheit im Sozialkontakt« und »Ängstlichkeit«.
- ABOS: Die ABOS füllten die Mutter und der Vater gemeinsam aus. Der Gesamtwert war deutlich erhöht. Bei Betrachtung der Subskalen zeigen sich erhöhte Werte auf allen drei Subskalen (»Auffälliges Essverhalten«, »Bulimieähnliches Verhalten« und »Hyperaktivität«).

Funktionales Bedingungsmodell

Die bei der Mutter vorliegende Dysthymie, ihr gestörtes Essverhalten und die Alkoholabhängigkeit des Vaters stellen einerseits eine genetische Disposition dar und haben andererseits auch direkten Einfluss auf das Essverhalten ihrer Tochter.

Die Mutter verzichtete zugunsten der Kinder auf ihre eigenen, durchaus vorhandenen beruflichen Ambitionen. Sie erbrachte für ihre Kinder ein Opfer, was seitens der Tochter Schuldgefühle hervorrief. Zur Mutter fühlt sich die Patientin verbunden, schämt sich aber auch für ihr Äußeres. Sie hat das Gefühl, ihre Mutter vor dem lieblosen, egoistischen Vater schützen zu müssen. Die Folge ist, dass die Patientin sich nicht von ihrer Familie ablösen kann. Konflikte zwischen den Eltern gibt es oft, jedoch keine angemessenen Problemlösungen. Die Eltern bilden ein negatives Modell für adäquates Konfliktlösungsverhalten.

Aus den väterlichen sowie mütterlichen Ansprüchen, sich nach außen hin als intakte Familie darzustellen sowie gute Leistungen zu zeigen, ergaben sich für die Patientin andauernd Ansprüche. Im schulischen, sportlichen sowie sozialen Bereich zeigte sie sich damit konfrontiert, eine »gute Figur zu machen«. Die vollkommene Anerkennung der Eltern hat sie allerdings nie erhalten. Der Patientin gelang es nicht, ein stabiles Selbstwertgefühl aufzubauen.

Auslöser der Essstörung war die Aussage der Sportärztin, dass die Patientin für eine erfolgreiche Triathletin zu dick sei. Dies führte zur Verunsicherung bezogen auf den eigenen Körper. Aufgrund ihrer Selbstwertproblematik, der eigenen überhöhten Leistungsansprüche sowie der Angst vor mangelnder Kontrolle (Eltern als negative Beispiele) begann die Patientin ab diesem Zeitpunkt an zu hungern. Das gesellschaftlich bedingte Schlankheitsideal verstärkte die Entwicklung von Verhaltensweisen, die darauf abzielten, über Figur und Leistung Anerkennung zu erlangen. Die Gewichtsabnahme erlebte sie zunächst als positiv, zum einen hatte sie das Gefühl, der vermeintlichen Idealfigur näher zu kommen, zum anderen zeigte sie im Triathlon deutliche Erfolge. Eine zusätzliche Motivation, das begonnene Essverhalten fortzuführen, gaben ihr die Freunde, die die Gewichtsabnahme anerkennend registrierten. Durch den Sportunfall erfuhr sie keine Anerkennung mehr über den Sport, es kam zu einem Verstärkerverlust. Dies führte wiederum zu einer weiteren Reduktion ihres Selbstwertgefühls. Durch die überhöhten Leistungsansprüche in der Schule sowie die weitere Gewichtsabnahme versuchte sie ihr Insuffizienzerleben zu kompensieren. Die Patientin entwickelte eine Anorexia nervosa, die Eltern bemerkten die Störung allerdings nicht. Durch den USA-Aufenthalt kam es aufgrund ihrer Einsamkeit zur Verstärkung der depressiven Grundhaltung. Der Patientin gelang es nicht mehr, das gezügelte Essverhalten aufrechtzuhalten. Es kam zu Essanfällen, worauf die Patientin vermehrt mit selbstinduziertem Erbrechen reagierte. Die Patientin beschäftigte sich permanent mit dem Thema Essen und Diät. Aus Angst, in Gesellschaft essen zu müssen, vermied sie soziale Kontakte. Das gesteigerte Engagement im schulischen Bereich kompensierte das mangelnde Selbstwertgefühl sowie die psychosozialen Defizite.

Das klinische Bild der Patientin hat sich im Laufe der Zeit geändert, das Problem dagegen ist relativ gleich geblieben: Die Instabilität innerhalb der Familie führte zur Ausbildung eines insuffizienten Selbst, Mangel an sozialer Kompetenz, starker Leistungsorientierung, Angst vor ungenügender Kontrolle sowie Verunsicherung bezogen auf den eigenen Körper.

12.1.3 Kasuistik 1: 5. und 6. Sitzung

Inhalte der Sitzungen

- Besprechung der testpsychologischen Befunde
- Besprechung des individuellen Störungsmodells
- Erläuterung und Unterschreiben des Therapievertrags
- Besprechung des Selbstbeobachtungsprotokolls

Testpsychologische Befunde

Seit Beginn der Therapie wird die Patientin wöchentlich von der Therapeutin gewogen. Sie hat ihr Gewicht stabil gehalten. Im Anschluss werden mit der Patientin die Ergebnisse der Fragebögen besprochen. Die deutlich erhöhten Werte auf fünf Skalen des EDI-II sowie der Skala »Depressivität« des SCL-90-R entsprechen ihrem derzeitigen Befinden. Die Einschätzungen der Eltern – gemessen über die ABOS – stimmen ebenfalls mit den angegebenen Symptomen der Patientin überein. Die Patientin ist erstaunt über die Sensibilität ihres Vaters. Sie ist davon ausgegangen, dass vor allem ihr Vater die Symptomatik ihrer Erkrankung nicht versteht.

Individuelles Störungsmodell

Im Anschluss erarbeitet die Therapeutin gemeinsam mit der Patientin im Rahmen eines geleiteten Entdeckens die Faktoren heraus, die zur Entstehung und Aufrechterhaltung der Essstörung beigetragen haben. Zum einen kann das ständig gezügelte Essverhalten (zum Teil nahm sie bis zu acht Stunden keine Nahrung zu sich) als ein wichtiger Faktor angesehen werden. Ihr wird bewusst, dass sie aufgrund ihres geringen Selbstwertgefühls vulnerabler gegenüber gesellschaftlichen Einflüssen, wie dem soziokulturell vermittelten Schlankheitsideal, geworden ist. Hinzu kommt, dass sie in der Vergangenheit als Triathletin nur mit äußerst schlanken Jugendlichen in Konkurrenz treten musste, insofern spielt das Modelllernen für den Erwerb eines extremen Schlankheitsideals eine entscheidende Rolle. Weiterhin wird der Patientin deutlich, dass psychische Belastungen ein weiterer wichtiger Auslösefaktor für ihre Essanfälle sind. Spontan benennt sie Scham und Ärger als häufigen Anlass für ihre Essanfälle.

Um schon zu Beginn eine klare Absprache zum Umgang mit Essanfällen, Erbrechen und der Normalisierung des Essverhaltens zu treffen, wird mit der Patientin der Therapievertrag besprochen.

Therapievertrag

Im Therapievertrag wird schriftlich festgehalten, dass die Patientin sich bereit erklärt, mindestens drei Haupt- und drei Zwischenmahlzeiten einzunehmen und Diätprodukte zu vermeiden. Die Eltern sind zunächst bei den Hauptmahlzeiten anwesend und achten auf ausgewogene Nahrungsaufnahme. Die Kontrolle durch die Eltern wird bei Rückgang der Essstörungssymptomatik schrittweise aufgehoben. Zur Überwachung des Gewichtsverlaufs wird die Patientin wöchentlich von der Therapeutin gewogen. Während der Besprechung des Therapievertrags zeigt sich deutlich, dass die Patientin Schwierigkeiten hat, den Vertrag zu akzeptieren. Sie ist durchaus bestrebt, ihre Essgewohnheiten zu verändern, allerdings braucht sie dafür Zeit und möchte in der Therapie zunächst ihre aktuell auftretenden Probleme besprechen. Darüber hinaus befürchtet sie, durch den strukturierten Essensplan erneut an Gewicht zuzunehmen, was sie auf keinen Fall möchte. Die Befürchtung der Patientin, dass eine kontinuierliche Nahrungsaufnahme eine Gewichtszunahme nach sich zieht, wird von der Therapeutin aufgegriffen. Sie geht in diesem Zusammenhang kurz auf die Gründe ein, die für eine Gewichtszunahme sprechen und diskutiert im Anschluss mit der Patientin die Gründe, die eine Gewichtszunahme unwahrscheinlich erscheinen lassen. Sie erwähnt außerdem, dass der Gewichtsverlauf durch das wöchentliche Wiegen in der Praxis kontrolliert werde. Sollte das Gewicht über normale Gewichtsschwankungen hinausgehen, so werde gemeinsam mit der Patientin nach einer alternativen Strukturierung des Essensplans gesucht. Nachdem der Patientin nochmals die Notwendigkeit des Therapievertrags verdeutlicht und das Für und Wider für den Beginn der therapeutischen Behandlung besprochen wird, unterschreiben Patientin und Therapeutin gemeinsam den Therapievertrag. In diesem ist auch festgeschrieben, dass bei Nichteinhaltung ein Abbruch der Therapie nach der 10. Sitzung erfolgt.

Selbstbeobachtungsprotokoll

Der Patientin wird gegen Ende der 5. Sitzung das Selbstbeobachtungsprotokoll erläutert. Es wird ihr ausführlich mitgeteilt, welche Aspekte des Essverhaltens genau dokumentiert werden sollen. Die Patientin wird aufgefordert, Art und Menge der Nahrung, Ort, Uhrzeit, Dauer der Nahrungsaufnahme, erlebte Essanfälle und anschließende aktive Maßnahmen zur Gewichtsreduktion, wie selbstinduziertes Erbrechen, schriftlich festzuhalten. Außerdem erhält die Patientin die Aufgabe, ihre Gedanken und Gefühle vor und nach der Nahrungsaufnahme zu dokumentieren. Die Patientin äußert ihre Ängste bezüglich des Aufschreibens ihrer Nahrungsaufnahme. Sie gibt an, die Konfrontation mit der täglich zu sich genommenen Nahrungsmenge nicht ertragen zu können, da sie sich als Versagerin fühlen würde. Die von der Patientin geäußerten Ängste kann die Therapeutin gut nachvollziehen. Sie gibt ihr aber zu verstehen, dass über das Führen der Selbstbeobachtungsprotokolle eine bessere Kontrolle des Essverhaltens ermöglicht wird sowie Zusammenhänge zwischen der Nahrungsmenge und in der Situation auftretenden Gedanken und Gefühlen gut erfasst werden können. Nachdem der Patientin die Sinnhaftigkeit sowie die Wichtigkeit des Selbstbeobachtungsprotokolls nochmals erläutert werden, willigt sie ein, das Protokoll zu führen. Sie wird aufgefordert, das Selbstbeobachtungsprotokoll täglich auszufüllen und in die Therapiesitzungen mitzubringen.

Zum Abschluss der 5. Sitzung wird die Patientin darauf hingewiesen, dass den Eltern in der kommenden Familiensitzung die Ergebnisse der Fragebögen mitgeteilt werden, mit ihnen gemeinsam nach weiteren auslösenden und aufrechterhaltenden Faktoren für die Essstörung gesucht wird und ihnen der ausgefüllte Therapievertrag sowie das von ihr durchgeführte Selbstbeobachtungsprotokoll gezeigt werden. Die Therapeutin sagt der Patientin ausdrücklich, dass sowohl die Mutter als auch der Vater zu dem Termin erscheinen sollten. Die Patientin zeigt sich mit diesem Vorgehen einverstanden.

12.1.4 Kasuistik 1: 7. und 8. Sitzung

Inhalte der Sitzungen

- Auswertung des Selbstbeobachtungsprotokolls
- Besprechung der Fragebogenergebnisse und des Selbstbeobachtungsprotokolls mit den Eltern
- Besprechung des individuellen Störungsmodells mit den Eltern
- Besprechung des Therapievertrags mit den Eltern

Selbstbeobachtungsprotokoll

Die Therapeutin begrüßt die Familie und bittet die Patientin zunächst allein in das Zimmer. Sie wird gewogen und ist erstaunt, dass sie nicht an Gewicht zugenommen hat, da sie ihrer Auffassung nach in der vergangenen Woche zu viel gegessen hat. Nach kurzer gemeinsamer Durchsicht des Selbstbeobachtungsprotokolls wird ersichtlich, dass die Patientin über den Tag kalorienarme Nahrungsmittel zu sich nimmt und dann täglich am späten Nachmittag einen Essanfall mit anschließendem Erbrechen erlebt.

Mit der Patientin wird besprochen, dass das von ihr ausgefüllte Selbstbeobachtungsprotokoll gemeinsam mit den Eltern durchgegangen wird. Die Patientin zeigt sich mit dem Vorgehen einverstanden.

Besprechung mit Eltern: Testpsychologische Befunde und Selbstbeobachtungsprotokoll

Die Therapeutin bittet nun auch die Eltern in den Therapieraum und stellt sich noch einmal ausführlich beim Vater vor, den sie bis dato noch nicht kennt. Dieser zeigt sich zunächst skeptisch und gibt zu verstehen, dass er für diese Therapiesitzung einen wichtigen Termin hat ausfallen lassen. Die Therapeutin betont daraufhin, dass sie seine Entscheidung begrüßt. Die Wichtigkeit von Familiensitzungen, bei denen beide Elternteile anwesend sind, wird von der Therapeutin noch einmal hervorgehoben. Zu Beginn der Sitzung werden den Eltern die Ergebnisse der Fragebögen erläutert. Die Eltern nehmen die Information interessiert auf.

Die Therapeutin fordert nun die Patientin auf, den Eltern mithilfe des von ihr ausgefüllten Selbstbeobachtungsprotokolls die Auftretenshäufigkeit ihrer Essanfälle und ihres Erbrechens in den letzten sieben Tagen zu schildern. Sie führt aus, dass während der letzten sieben Tage Essanfälle mit anschließendem Erbrechen täglich am späten Nachmittag auftraten. Die Therapeutin lobt zunächst die Patientin für ihre Ehrlichkeit und betont, dass viele Patientinnen mit einem solchen Störungsbild aus Scham die Symptome verheimlichen. Die Eltern werden gefragt, ob diese Häufigkeit auch ihren Vermutungen entspricht. Der Vater ist erstaunt über das tägliche Auftreten der Essstörungssymptomatik, da er tägliches Erbrechen nicht erwartet hat. Die Mutter dagegen ist sich der Häufigkeit bewusst. Die Therapeutin erklärt den Zusammenhang zwischen selbst auferlegter Nahrungsrestriktion und dem Auftreten von Essanfällen und ermuntert die Patientin, regelmäßig und variationsreich Nahrung zu sich zu nehmen, um Essanfälle aufgrund von Nahrungsmangel zu vermeiden. Die Patientin äußert, dass sie in der nächsten Woche versuchen wird, darauf zu achten. Die Mutter wird gebeten, sie darin zu unterstützen.

Besprechung mit Eltern: Individuelles Störungsmodell

In einem nächsten Schritt erläutert die Patientin, mit Unterstützung der Therapeutin, ihren Eltern auf dem Flip-Chart die Faktoren, die ihrer Meinung nach die Bulimie ausgelöst haben und sie weiterhin aufrechterhalten (s. Abschn. 12.1.3). Die Eltern können das Modell nachvollziehen, allerdings betonen beide ausdrücklich, dass ihrer Meinung nach vor allem das soziokulturell vermittelte Schlankheitsideal einen enormen Einfluss auf die Entstehung und Aufrechterhaltung der Erkrankung hat und sich ihre Tochter stets mit extrem dünnen Jugendlichen vergleicht. Die Therapeutin weist daraufhin, dass in dieser Sitzung gemeinsam mit der Patientin und ihren Eltern nach familiären Faktoren gesucht werden soll, die zur Entstehung und Aufrechterhaltung der Essstörung geführt haben. Es wird ausdrücklich von der Therapeutin hervorgehoben, dass es nicht um die Suche nach Schuldigen geht, sondern um das Hinterfragen festgefahrener Muster. Die Patientin wird dabei als erste aufgefordert, familiäre Faktoren zu benennen. Sie äußert spontan, dass sie die zwischen den Eltern offen ausgetragenen Konflikte belasten und sie ständig das Gefühl habe, ihre Mutter beschützen zu müssen. Nach Auffassung des Vaters handle es sich dabei lediglich um kleine Auseinandersetzungen, die in jeder »normalen Familie« anzutreffen seien. Beschämt legt die Mutter dar, dass sie die Streitereien ebenfalls belasten würden. Da ihr Mann und sie oft unterschiedliche Ansichten vertreten, werde sich die Situation nicht ändern. Die Therapeutin arbeitet gemeinsam mittels Verhaltensanalyse eine typische familiäre Streitsituation der letzten Tage heraus. Es wird deutlich, dass der Streit ohne Lösung abrupt beendet wird und sich die inadäquate Interaktion zwischen den Eltern dadurch verfestigt. Der Vater wird in der Familie als dominant und die Mutter als schwach und hilfsbedürftig wahrgenommen. Die Tochter versucht, zwischen den Eltern zu vermitteln und die in ihren Augen bedürftige Mutter zu beschützen. Der Bruder ist nur selten zu Hause und hält sich aus den Konflikten zwischen den Eltern heraus. Nach dieser Feststellung wird den Eltern nahegelegt, das Problem im Rahmen einer Paartherapie zu besprechen. Die Mutter zeigt sich motiviert, die Therapie gemeinsam mit ihrem Mann zu beginnen, der Vater ist hingegen skeptisch und möchte seine Entscheidung noch einmal überdenken. Die Patientin äußert den Wunsch, in die Konflikte zwischen den Eltern weniger einbezogen zu werden, was die Eltern nachvollziehen können und die Therapeutin befürwortet. Weiterhin wird mit der Familie neben den offen ausgetragenen Konflikten ohne Lösung eine hohe Norm- und Leistungsorientierung als familiärer Faktor herausgearbeitet.

Besprechung mit Eltern: Therapievertrag

Den Eltern wird der von der Tochter und der Therapeutin unterschriebene Therapievertrag gezeigt. Die Tochter klärt die Eltern über den Nutzen dieses Vertrags auf und gibt zu verstehen, dass sie versuchen wird, diesen Vertrag einzuhalten. Die Patientin gibt an, große Sorge zu haben, den Vertrag zu brechen. Das Einhalten von Haupt- und Zwischenmahlzeiten erlebt sie als bedrohlich und befürchtet, an Gewicht zuzunehmen. Die Therapeutin erwähnt, dass durch die regelmäßige Nahrungsaufnahme ein natürliches Hunger- und Sättigungsgefühl aufgebaut wird, demzufolge nahrungsbezogene Deprivationszustände vermieden werden und Essanfälle, die ausschlaggebend für eine Gewichtszunahme sind, reduziert werden. Es wird weiterhin besprochen, wie die Eltern die kontinuierliche Nahrungsaufnahme ihrer Tochter sicherstellen können. Gemeinsam wird vereinbart, dass die Eltern auf eine ausgewogene Nahrungsaufnahme (drei Haupt- und drei Zwischenmahlzeiten) achten sollen.

Mit den Eltern und der Tochter wird ein gemeinsamer Termin in vier Wochen vereinbart. Es wird ihnen mitgeteilt, dass die nächste Doppelsitzung am Abend stattfinden muss, da ein gemeinsames Familienessen geplant ist. Für das Familienessen soll die Familie die Nahrungsmittel sowie Geschirr und Besteck mitbringen. Da die Patientin lernen soll, nicht nur kalorienarme Nahrungsmittel, sondern auch die für sie »verbotene« Nahrung zu sich zu nehmen, wird die Familie aufgefordert, Lebensmittel mit unterschiedlichem Kaloriengehalt und Fettanteil mitzubringen.

Zum Abschluss erhält die Patientin einen Ernährungsplan sowie Arbeitsblätter zu medizinischen Komplikationen und Folgeschäden bei Essstörungen. Sie wird aufgefordert, diese Arbeitsblätter bis zur nächsten Stunde durchzugehen und das Selbstbeobachtungsprotokoll auszufüllen.

12.1.5 Kasuistik 1: 9. bis 13. Sitzung

Inhalte der Sitzungen

- Formulierung von Therapiezielen
- Informationsvermittlung
- Besprechung des Selbstbeobachtungsprotokolls und Bearbeitung des Essverhaltens

Therapieziele

Die Therapeutin erarbeitet gemeinsam mit der Patientin individuelle Therapieziele. Hierfür bittet sie die Patientin, sich mithilfe des individuellen Störungsmodells sowie des Therapievertrags zu überlegen, welche Probleme bei ihr vorliegen und wie diese Probleme strukturiert angegangen werden können. Sie wird auf die Wichtigkeit hingewiesen, realistische und konkrete Ziele zu definieren. Gemeinsam werden folgende Ziele aufgrund des Therapievertrags konkretisiert:

- Mein Essverhalten besser kontrollieren. Das heißt konkret: Ich möchte wieder regelmäßig und ausgewogen Nahrung zu mir nehmen, diese nicht erbrechen und mich von meinem Hunger- und Sättigungsgefühl leiten lassen. Das Essen möchte ich genießen können und es nicht als unangemessene Regulation stressreicher Situationen benutzen.
- Ich möchte meinen Körper akzeptieren können und mich nicht so stark von meinem Gewicht leiten lassen. Das heißt konkret: Ich will mich stärker auf Teile meines Körpers konzentrieren, die ich akzeptieren kann und ggf. sogar mag.
- Ich möchte kommunikationsfreudiger werden. Das heißt konkret: Ich möchte wieder mehr mit anderen unternehmen.
- Ich möchte selbstbewusster werden. Das heißt konkret: Ich möchte gerne meine Meinung offen äußern und nicht immer denken, dass ich etwas Falsches sage, was zudem keinen interessiert.
- Ich möchte die Grenzen zwischen meiner Familie, speziell meinen Eltern, besser regulieren. Das heißt konkret: Bei auftretenden elterlichen Konflikten möchte ich mich nicht einmischen und mich von meinen Eltern abgrenzen.

Informationsvermittlung

Im Gespräch zeigt sich deutlich, dass die Patientin zwar davon überzeugt ist, dass sie über ein breites Wissen zum Thema »gesunde Ernährung« verfügt, dieses Wissen jedoch nur unzureichend ist. Obst, Gemüse, gekochter oder roher Fisch und Reis sind die einzigen Nahrungsmittel, die sie nicht erbricht, da sie ihrer Meinung nach gesund sind und wenig Fett enthalten. Außerdem wird ersichtlich, dass sie verlernt hat einzuschätzen, was unter einer »normalen« Mahlzeit zu verstehen ist. Im ersten Schritt wird mit der Patientin besprochen, was eine ausgewogene und variationsreiche Nahrungsaufnahme bedeutet und wie viel Kalorien sie täglich benötigt. Die Therapeutin geht mit der Patientin den Ernährungsplan durch.

Im nächsten Schritt werden mit der Patientin die Folgeerscheinungen der Bulimie besprochen. Zunächst wird die Patientin aufgefordert, ihren Körper im Originalformat zu skizzieren. Die Patientin greift zögerlich zum Stift und zeichnet dabei einen Körper, der vor allem im Bereich des Gesäßes sowie der Oberschenkel verzerrt dargestellt ist. Die Therapeutin äußert kurz ihre Auffassung zur verzerrten Darstellung. Sie stellt ihr dann aber relativ schnell die Frage, welche Folgeerscheinungen sie bei sich selbst festgestellt hat und bittet sie, diese auf das Blatt mit roten Kreisen einzuzeichnen. Sie gibt an, unter Obstipation, Zahnschäden und aufgerissenen Mundwinkeln zu leiden. Außerdem ist ihr phasenweise nach dem Erbrechen schwindelig. Die Therapeutin bespricht mit ihr noch weitere Folgeschäden, die bei Patientinnen mit Bulimia nervosa auftreten können und bittet sie, diese ebenfalls mit einem schwarzen Kreis einzuzeichnen. Die Patientin ist überrascht über die Tatsache, dass die Bulimie so gravierende Folgen nach sich ziehen kann. Im nächsten Satz räumt sie aber ein, dass bei ihr nur wenige Folgeschäden vorhanden sind. Die Therapeutin informiert sie daraufhin, dass bei Fortdauer der Erkrankung weitere Folgeschäden durchaus noch auftreten können.

Selbstbeobachtungsprotokoll und Essverhalten

Das Gewicht der Patientin bleibt stabil bei 56 kg. Aus dem Selbstbeobachtungsprotokoll, das die Patientin kontinuierlich ausfüllt, wird ersichtlich, dass sie zwar regelmäßig Nahrung zu sich nimmt, jedoch Schwierigkeiten zeigt, normale Mahlzeiten zu essen. Sie meidet kalorienreichere Nahrungsmittel und hat Sorge, an Gewicht zuzunehmen. Sie berichtet, dass ihre Essanfälle mit anschließendem Erbrechen größtenteils am Nachmittag auftreten, wenn sie nach einem gestressten Schultag allein zu Hause ist und keiner (v. a. ihre Mutter) sie kontrollieren kann. Die Therapeutin lobt die Patientin für das gewissenhafte Ausfüllen der Protokolle und achtet zunächst auf die Uhrzeit der Mahlzeiten. Gemeinsam mit der Patientin wird analysiert, wann und in welchen Abständen die Patientin Nahrung zu sich genommen hat. Mithilfe des geleiteten Entdeckens erkennt die Patientin, dass sie während der Mittagsstunden häufig reduziert Nahrung zu sich nimmt und die Essanfälle am späten Nachmittag wahrscheinlich auch aufgrund von Nahrungsmangel und Unterzuckerung entstanden sind. Die Therapeutin geht mit der Patientin ausführlich den individuellen Ernährungsplan (ca. 2400 kcal täglich) durch, überlegt mit ihr gemeinsam, welche Mahlzeiten einen ähnlichen Kaloriengehalt haben. Da die Patientin trotz der leichten Veränderung des Essverhaltens nicht an Gewicht zugenommen hat, kann sie diese Ernährungsumstellung akzeptieren. Dennoch äußert sie, fast täglich unter Essanfällen mit anschließendem Erbrechen zu leiden. Die Patientin wird darauf hingewiesen, dass sie an einem Tag der vergangenen Woche keinen Essanfall mit anschließendem Erbrechen gehabt hat und ermutigt sie, kleine Erfolge wertzuschätzen. Die Therapeutin motiviert sie, weiterhin täglich drei Hauptmahlzeiten sowie drei Zwischenmahlzeiten einzunehmen und Diätprodukte zu vermeiden. Die Mahlzeiten soll sie auch zu sich nehmen, wenn sie vorher Essanfälle mit anschließendem Erbrechen erlebt hat. Am Ende der Sitzung weist die Therapeutin die Patientin auf die nächste Doppelsitzung hin. Die Patientin wird im Rahmen des Familienessens mit ihren Eltern zu Abend essen. Im Anschluss wird dieses Essen gemeinsam mit der Therapeutin besprochen.

12.1.6 Kasuistik 1: 14. bis 19. Sitzung

Inhalte der Doppelsitzung

- Besprechung des Selbstbeobachtungsprotokolls und der Therapieziele mit den Eltern
- Familienessen

Besprechung mit Eltern: Selbstbeobachtungsprotokoll und Therapieziele

Nachdem die Patientin zu Beginn der Sitzung gewogen und mit ihr das Selbstbeobachtungsprotokoll durchgegangen wurde, wird ihr Essverhalten gemeinsam mit den Eltern besprochen. Die Mutter äußert, dass das von ihrer Tochter aufgeschriebene Selbstbeobachtungsprotokoll ihren Beobachtungen entspricht. Sie betont, dass es ihrer Tochter weiterhin schwerfällt, eine angemessen große warme Portion während der Hauptmahlzeiten zu essen. Sie braucht immer sehr lange, vermeidet Kohlenhydrate und Fett und möchte am liebsten mittags und abends nur Salat essen. Bei der Zubereitung der Mahlzeiten ist die Patientin immer dabei und achtet darauf, dass die warmen Mahlzeiten nicht zu kalorienreich sind. Mit der Familie wird besprochen, dass die Tochter mindestens viermal in der Woche beim Kochen der warmen Mahlzeit nicht anwesend ist, die Mahlzeit aber dann mit der Familie gemeinsam isst. Im Anschluss werden den Eltern die erarbeiteten Therapieziele gezeigt; sie sind mit ihnen einverstanden.

Familienessen

Die Eltern und die Tochter decken den Tisch und setzen sich hin. Der Bruder ist nicht anwesend, da er zu Hause ebenfalls nur noch sehr selten ist. Die Therapeutin betont, dass es für die Familie sicher unangenehm ist, in ihrer Anwesenheit zu essen. Sie verdeutlicht aber die Wichtigkeit dieses Familienessens, beobachtet die Familie beim Vorbereiten der Mahlzeit und stellt ihr Fragen zum familiären Umgang mit Essen. Die Familie berichtet, in der Vergangenheit nur noch selten gemeinsam gegessen zu haben, da es während des Essens häufig zu Konflikten v. a. zwischen den Eltern gekommen sei.

Die Patientin isst während des ersten Familienessens sehr kontrolliert und meidet kalorienreiche Nahrung. Die Therapeutin ermutigt die Patientin, kalorienreicher zu essen, und macht die Eltern ebenfalls darauf aufmerksam, die Tochter darin zu unterstützen, auch »verbotene« Nahrungsmittel zu essen. Während des zweiten Familienessens eine Woche später fällt es der Tochter schon etwas leichter, gemeinsam mit allen Beteiligten zu essen und auch »verbotene« Nahrung in Maßen zu sich zu nehmen, ohne danach den Drang zu verspüren, zu erbrechen.

Nach dem Familienessen thematisiert die Therapeutin mit der Familie auftretende Probleme (u. a. Vermeiden »normaler« Essensportionen, Spannungen zwischen den

Familienmitgliedern). Sie fragt die Patientin, wie es ihr nach der gemeinsamen Mahlzeit geht. Die Patientin betont, dass sie zwar einerseits stolz auf ihre erbrachte Leistung sei, sie allerdings ihren Körper als sehr »fett« empfinde und das Bedürfnis verspüre, zu erbrechen. Mit den Eltern wird besprochen, welche Strategien die Patientin einsetzen kann, um ein Erbrechen zu vermeiden und wie die Familie sie darin unterstützen kann. Die Patientin äußert deutlich, dass sie in Zukunft kurzfristige Strategien einsetzen werde (u. a. sich ablenken durch Aktivitäten, Körperempfindungen und Gedanken) und es befürworten würde, wenn lediglich die Mutter sie manchmal ermutigen würde, kurzfristige Strategien anzuwenden.

Am Ende des zweiten Familienessens fällt es der Patientin weniger schwer, vor den Eltern zu essen und auch »verbotene« Nahrungsmittel zu konsumieren. Die Familie wird ermutigt, weiterhin gemeinsame Mahlzeiten einzunehmen und darauf zu achten, dass ihre Tochter ausgewogen und variationsreich isst. Nach dem Essen setzt die Patientin nun konsequent Strategien ein, um ein Erbrechen zu vermeiden und berichtet, dass ihre Mutter sie erfolgreich darin unterstützt, Strategien gegen Essanfälle und Erbrechen anzuwenden. Die Familie wird aufgefordert, bis zur nächsten Familiensitzung ein Familienessen auf Video aufzunehmen, welches gemeinsam in der Sitzung besprochen wird.

12.1.7 Kasuistik 1: 20. bis 30. Sitzung

Inhalte der Sitzungen
- Bearbeitung des Essverhaltens
- Besprechung dysfunktionaler Kognitionen
- Analyse und Veränderung individueller Problembereiche

Essverhalten
Der Patientin gelingt es zunehmend, sich an geregelte Mahlzeiten zu halten und täglich mindestens eine warme Mahlzeit zu essen. Bei Durchsicht des Selbstbeobachtungsprotokolls zeigt sich, dass sie an ein bis zwei Tagen in der Woche keine Essanfälle mit anschließendem Erbrechen erlebt. Essanfälle mit Erbrechen treten weiterhin vorwiegend am Nachmittag auf. Häufig hat sie vor dem Essanfall eine Weile keine Nahrung mehr zu sich genommen, kommt aus der Schule und ist allein zu Hause. Während dieser Zeit kann sie ihr Bedürfnis nach Kontrolle »für einen Moment ablegen« und unkontrolliert Nahrung zu sich nehmen. Der Zusammenhang zwischen restriktivem Essverhalten und Auftreten von Essanfällen wird mit der Patientin ausführlich besprochen. Während dieser Zeit hat die Patientin entgegen ihrer Annahme nicht an Gewicht zugenommen.

Dysfunktionale Kognitionen
Nachdem der Patientin die Grundprinzipien der kognitiven Therapie erläutert wurden, wird sie aufgefordert, ihre automatischen Gedanken mithilfe des Protokolls automatischer Gedanken täglich aufzuschreiben. Durch die Sammlung der automatischen

Gedanken kann die dysfunktionale Grundannahme der Patientin (»Wenn ich nicht sehr gute Leistungen bringe und die Kontrolle verliere, bin ich wertlos.«) herausgearbeitet werden. Im sokratischen Dialog wird diese Grundannahme auf ihre Realitätsangemessenheit überprüft. Die Feststellung, dass die Grundannahme sich nicht beweisen ließ, hilft der Patientin, sich davon zu distanzieren. Sie wird zunehmend selbstsicherer und macht einen gelösteren Eindruck.

Individuelle und familiäre Problembereiche

Mithilfe von Verhaltensanalysen wird das verminderte Selbstwertgefühl der Patientin deutlich. Die Patientin fühlt sich häufig unzulänglich, glaubt, dass andere alles viel besser können und steckt sich extrem hohe Ziele, die nur schwer zu erreichen sind.

Gemeinsam mit der Patientin werden realistischere Ziele formuliert. Sie arbeitet dabei gut mit, zeigt sich zunehmend selbstsicherer und traut sich mehr zu.

Nachdem die Patientin von sich aus von einer heftigen Auseinandersetzung zwischen den Eltern berichtet, die sie in ihrem emotionalen Befinden beeinträchtigt, wird der Fokus auf die Beziehung zwischen der Patientin und ihren Eltern gelegt. Typische familiäre häusliche Situationen werden mit ihr besprochen. Es zeigt sich, dass sie ihre Mutter als Opfer eines dominanten Vaters erlebt. Sie lehnt diesen oberflächlich ab, bewundert ihn aber andererseits für seine Bestimmtheit. Mit der Mutter sympathisiert sie oberflächlich, erlebt sie aber auch als inkonsequent und egoistisch. Nach der Aufdeckung dieser Konstellationen spürt die Patientin den Wunsch, ihre Mutter weniger stark zu beschützen und sich stärker von ihren Eltern zu distanzieren. Dies gelingt der Patientin, indem sie bei Streitereien zwischen den Eltern unparteiisch bleibt.

12.1.8 Kasuistik 1: 31. bis 40. Sitzung

Inhalte der Sitzungen

- Bearbeitung des Essverhaltens
- Veränderung dysfunktionaler Kognitionen bezüglich des eigenen Körperbildes und Spiegelkonfrontation
- Familiensitzungen
- Veränderung individueller Problembereiche

Essverhalten

Der Patientin gelingt es gut, sich an die geregelten Mahlzeiten zu halten. Sie kontrolliert ihre Nahrungsaufnahme jetzt allein und teilt ihrer Mutter lediglich abends mit, was sie am Tag gegessen hat. Bis zur 35. Sitzung plant sie noch sehr genau im Voraus, was sie über den Tag verteilt isst und welche Strategien sie gegen auftretende Essanfälle anwendet. Ab ca. Sitzung 36 schafft sie es langsam, sich am eigenen Appetit zu orientieren. Essanfälle mit anschließendem Erbrechen treten noch ca. zweimal pro Woche auf. Die Auslöser für ihr dysfunktionales Essverhalten sind ihr durchaus bewusst. Sie schafft es, gemeinsam mit Klassenkameraden nach der Schule und an Wochenenden essen zu gehen. Gewichtsschwankungen treten nur selten und zudem in Maßen (ca. 1–2 kg) auf.

Dysfunktionale Kognitionen bezüglich Körperbild und Spiegelkonfrontation

Mit der Patientin wird an den verzerrten Kognitionen bezüglich ihrer Figur gearbeitet. Das bei ihr weiterhin vorliegende »Schwarz-Weiß-Denken« bezogen auf ihre eigene Person, auf die Bedeutung ihres Körpers und ihres Gewichts wird thematisiert. Folgende irrationale Kognitionen können herausgearbeitet werden: »Wenn ich nicht unter 52 Kilo wiege, bin ich nicht attraktiv.«; »Nur dünne Menschen sind erfolgreich im Leben.« Zur Überprüfung dieser irrationalen Gedanken werden Pro- und Kontra-Listen von der Patientin erstellt. Dadurch können die dysfunktionalen Gedanken leicht korrigiert werden. Die Patientin nimmt jedoch weiterhin vor allem ihren Bauch und ihren Po verzerrt wahr. Daher wird sie in einem nächsten Schritt aufgefordert, sich stärker auf die Körperteile zu fokussieren, die sie als schön wahrnimmt. Mittels Körperexposition wird eine stärkere Fokussierung auf angenehme Körperteile angestrebt. Die Patientin entdeckt Teile ihres Körpers wieder, die sie zuvor gar nicht mehr wahrgenommen hatte, da sie sich in der Vergangenheit stark auf die negativ besetzten Körperteile konzentrierte.

Familiensitzungen

Die Mutter berichtet, dass ihre Tochter jetzt ihre Mahlzeiten allein einnimmt und sich das Essen selbstständig zubereitet. Teilweise muss sie ihre Tochter noch daran erinnern, nicht zu fettarm zu essen und auch »verbotene« Lebensmittel zu sich zu nehmen. Das Vermeiden fetthaltiger Nahrungsmittel zeigt sich auch auf dem Video während des gemeinsamen Familienessens. Mithilfe der Selbstbeobachtungsprotokolle arbeitet die Therapeutin mit der Familie heraus, dass die in Maßen zu sich genommenen »verbotenen« Nahrungsmittel bei der Patientin in der Vergangenheit keine Gewichtszunahme hervorgerufen haben. Diese Tatsache ermutigt die Patientin, in Zukunft kalorienreicher zu essen. Die Eheproblematik der Eltern tritt erneut deutlich im Rahmen der Familiengespräche hervor. Nicht nur der Mutter, sondern auch dem Vater wird klar, dass ihre Probleme nur durch externe Hilfe bearbeitet werden können. Beide sind entschlossen, eine Paartherapie zu beginnen. Die Tochter trifft sich zunehmend nach der Schule mit Freunden, mischt sich nicht in die elterlichen Konflikte ein und löst sich immer mehr von den Eltern ab.

Individuelle Problembereiche

Die negativen Kognitionen bezüglich des eigenen Selbstbildes nehmen weiter ab. Es gelingt der Patientin zunehmend, realistischeren Zielen nachzugehen und sich von den überhöhten Forderungen ihres Vaters zu distanzieren. Sie schafft es, sich von den Problemen ihrer Mutter abzugrenzen und geht ihren eigenen Bedürfnissen nach. Die Patientin wird selbstsicherer und selbstständiger, hat engen Kontakt zu ihren Mitschülern und verliebt sich in einen Jungen aus ihrer Parallelklasse.

12.1.9 Kasuistik 1: 41. bis 45. Sitzung

Inhalte der Sitzungen

- Besprechung des Essverhaltens, des Gewichts und individueller Problembereiche
- Bilanzierung
- Rückfallprophylaxe

Essverhalten, Gewicht und individuelle Problembereiche

Die Therapiesitzungen finden jetzt nur noch alle zwei bis drei Wochen statt. Die Patientin nimmt regelmäßig Mahlzeiten zu sich und lässt sich dabei von ihrem Hungergefühl leiten. Die Eltern mischen sich nicht mehr in das Essverhalten ihrer Tochter ein. Sie erlebt lediglich alle drei bis vier Wochen Essanfälle, erbricht allerdings im Anschluss nicht mehr. Sie schafft es, »verbotene« Nahrungsmittel in Maßen zu sich zu nehmen, äußert aber, dass es ihr dennoch nicht immer leichtfällt. Ihr Gewicht von ca. 57–58 kg kann sie akzeptieren und gerät bei Gewichtsschwankungen nicht mehr in Panik. Depressive Verstimmungen treten nur noch selten auf. Sie nimmt die zugrunde liegenden Kognitionen schnell wahr und kann sie relativieren. Sie grenzt sich weiter von ihren Eltern ab, unternimmt viel mit ihrem Freund und ihren Freundinnen und zeigt ein für das Alter typisches Verhalten.

Bilanzierung und Rückfallprophylaxe

Mit der Patientin wird der Therapieverlauf reflektiert und die erreichten Ziele und Veränderungen bilanziert. Die Therapeutin betont die positiven Veränderungen der Patientin während der Therapie (u. a. Normalisierung des Essverhaltens, Reduktion von Essanfällen und Erbrechen, Berücksichtigung eigener Bedürfnisse, Verringerung familiärer Konflikte). Mit der Patientin werden kritische Situationen (u. a. Auseinandersetzung mit Lehrern oder Eltern) für Essanfälle besprochen und im Anschluss erfolgreiche Strategien im Umgang mit diesen »kritischen Situationen« diskutiert. Anhand von Karteikarten hält die Patientin erfolgreiche Bewältigungsstrategien (u. a. sich von der Familie distanzieren, rationale Formulierung ihrer Gedanken, geregeltes Essen) fest, auf die sie in Zukunft in solchen Situationen zurückgreifen möchte. In einem nächsten Schritt wird mit der Patientin erarbeitet, wie sie in Zukunft mit »Rückfällen« umzugehen hat. Die Eltern werden ebenfalls über den adäquaten Umgang mit Rückfällen aufgeklärt. Mit der 45. Stunde wird die Therapie beendet, der Patientin und den Eltern wird mitgeteilt, sich bei auftretenden Schwierigkeiten wieder zu melden. Auffrischungssitzungen werden nach drei und sechs Monaten vereinbart.

12.1.10 Kasuistik 1: 46. und 47. Sitzung (Auffrischungssitzungen)

Die Patientin hat ihr Essverhalten weiterhin stabilisiert, nimmt regelmäßig Mahlzeiten zu sich, isst gerne in Gesellschaft und »verbotene« Nahrungsmittel existieren fast gar nicht mehr. Essanfälle treten ohne Erbrechen ca. alle ein bis zwei Monate auf. Sie kann die Auslöser für die Essanfälle schnell identifizieren, Strategien zur Beendigung der

Essanfälle anwenden, sodass diese nicht mehr so ausufernd sind und kein Erbrechen nach sich ziehen. Die Patientin akzeptiert ihren Körper etwas besser, erlebt allerdings ihren Po sowie ihren Bauch weiterhin als zu dick. Depressive Phasen traten innerhalb der letzten sechs Monate fast gar nicht mehr auf. Die Patientin gibt sich weiterhin selbstsicher, hat guten Kontakt zu Gleichaltrigen und unternimmt viel mit ihrem Freund. Sie grenzt sich weiter von ihren Eltern ab, die im Rahmen der Paartherapie darüber nachdenken, sich zu trennen.

12.2 Kasuistik 2: 15-jährige Patientin mit Anorexia nervosa

Diagnosen:
Anorexia nervosa, restriktive Form (ICD-10: F50.00)
Mittelgradige depressive Episode (ICD-10: F32.1)

12.2.1 Kasuistik 2: 1. Sitzung

Inhalte der Sitzung

- Charakterisierung der Patientin und Darstellung der aktuellen Situation

Charakterisierung der Patientin und Darstellung der aktuellen Situation

Die 15-jährige Patientin, von ihrem Hausarzt überwiesen, kommt nach telefonischer Vereinbarung gemeinsam mit ihrer Mutter zum vereinbarten Termin in die psychotherapeutische Praxis. Bei der Begrüßung zeigt sich die untergewichtige, blasse Jugendliche sehr angepasst und unsicher. Sie nimmt eine gebückte Haltung ein, es fällt ihr schwer, Blickkontakt zur Therapeutin aufzunehmen. Sie wirkt jünger und ist traurig-verstimmt. Der formale Gedankengang ist eingeengt auf die reduzierte Nahrungsaufnahme. Körpersprache und Mimik sind schwach ausgeprägt. Die Patientin ist bewusstseinsklar, zu allen Qualitäten voll orientiert, Kritikfähigkeit und Aufmerksamkeit sind vorhanden. Es gibt keine Anhaltspunkte für Wahnwahrnehmungen, Ich-Störungen oder Halluzinationen.

Die Patientin berichtet, dass sie vor ca. einem Jahr begonnen habe, kalorienreiche Nahrung zu meiden, um Gewicht zu verlieren. Zum damaligen Zeitpunkt habe sie ca. 52 kg gewogen, Klassenkameraden hätten geäußert, sie habe zugenommen. Während der Herbstferien sei es zur drastischen Gewichtsabnahme gekommen, die Patientin habe gemeinsame Mahlzeiten mit ihrer Familie gemieden und fast keine Nahrung mehr zu sich genommen. Zurzeit wiege sie 42 kg bei einer Körpergröße von 163 cm (BMI: 15.8; BMI-Altersperzentile: 2) und fühle sich am Bauch sowie an der Taille zu dick. Sie beschäftige sich viel mit Essen, schreibe tabellarisch genau auf, wie viel Kalorien sie täglich gegessen und verbrannt habe. Sie ernähre sich größtenteils von Salat ohne Dressing und müsse jeden Bissen genau 30-mal kauen, bevor sie ihn herunterschlucke. Habe sie sich einmal verzählt, so beginne sie erneut, den Bissen 30-mal zu kauen. Eine sekundäre Amenorrhoe bestehe seit einem halben Jahr. Aktive Maßnahmen zur Gewichtsreduktion werden von ihr verneint. Seit Dezember des letzten Jahres habe sie sich von ihren Freunden zurückgezogen, verbringe viel Zeit auf Internetseiten zum Thema Magersucht, sei traurig verstimmt, leide unter einem mangelnden Selbstwertgefühl, grüble viel und zeige einen sehr hohen Leistungsanspruch.

Der Patientin sowie der Mutter wird gegen Ende der Stunde mitgeteilt, dass in den ersten fünf Sitzungen geklärt wird, ob ein Zustandekommen der ambulanten Therapie sinnvoll ist. Es wird des Weiteren ausgeführt, dass eventuell eine stationäre Behandlung in Erwähnung gezogen werden sollte. Außerdem wird mit ihnen besprochen, dass zunächst eine ausführliche Anamnese erhoben wird, um Einblick in die Lebensgeschichte der Patientin und der Familie zu erhalten und Motive für die Entstehung und Aufrechterhaltung der Symptomatik herauszufinden. Weiterhin wird erwähnt, dass im Durchschnitt jede dritte bzw. vierte Sitzung die Eltern und evtl. die Brüder an den Sitzungen teilnehmen und die Therapie während der restlichen Sitzungen mit der Patientin allein stattfindet. Die Patientin und die Mutter sind mit dem Vorgehen einverstanden. Sie bekommen das EDI-II (*Eating Disorder Inventory-II*), die SCL-90-R (*Symptom-Checkliste von R. Derogatis*) und die ABOS (*Anorectic Behavior Observation Scale*) ausgehändigt mit der Bitte, die Fragebögen ausgefüllt zur nächsten Stunde mitzubringen.

12.2.2 Kasuistik 2: 2. bis 4. Sitzung

Inhalte der Sitzungen

- Erhebung der Anamnese
- Darstellung der testpsychologischen Befunde
- Erstellung eines funktionalen Bedingungsmodells

Anamnese

Bei der Patientin liegen keine organischen Vorerkrankungen vor, die im direkten Zusammenhang mit der Anorexie stehen. Die Familienanamnese bietet keine Hinweise auf neurologische Erkrankungen. Hinsichtlich psychischer Erkrankungen berichtet die Mutter, im Alter von 17 bis 19 Jahren selbst an Magersucht gelitten zu haben. Nachdem sie für ein Jahr nach dem Abitur als Au-pair nach Frankreich gegangen sei und dort ihren jetzigen Mann kennengelernt habe, sei die Symptomatik verschwunden. Derzeit achte sie aber weiterhin darauf, sich gesund zu ernähren und ihre derzeitige Konfektionsgröße 38 zu halten.

Die Patientin lebt bei ihren Eltern (Mutter: 44 Jahre; Vater: 48 Jahre), sie hat zwei Brüder (19 Jahre sowie 10 Jahre). Als einzige Tochter nehme sie für beide Eltern einen wichtigen Stellenwert ein. Der Vater, Jurist, sei beruflich viel unterwegs, sodass er nur wenig Zeit habe, sich um seine Kinder zu kümmern. Er ist erfolgreicher Manager sowie norm- und leistungsorientiert. Die Mutter arbeitet halbtags als Gymnasiallehrerin und wird als beschützend und ehrgeizig beschrieben.

Die Entwicklung der Patientin im Kleinkind- sowie Kindesalter sei unauffällig verlaufen. Sie ist im Alter von 12 Monaten in die Krippe und mit drei Jahren in den Kindergarten gekommen. Sie wurde altersadäquat eingeschult und besuche derzeit die 10. Klasse eines Gymnasiums bei sehr guten Leistungen. Außerschulisch spiele sie einmal pro Woche Klavier und Tennis.

Testpsychologische Befunde

Folgende Befunde wurden festgestellt:

- EDI-II: Die Patientin erreicht deutlich erhöhte Werte auf den Skalen »Schlankheitsstreben«, »Unzufriedenheit mit dem Körper«, »Perfektionismus«, »Ineffektivität«, »Soziale Unsicherheit« und »Angst vor dem Erwachsenwerden«. Diese Werte entsprechen denen magersüchtiger Patientinnen. Auf den weiteren Skalen »Bulimie«, »Misstrauen«, »Interozeptive Wahrnehmung«, »Askese« und »Impulsregulation« liegen die Werte der Patientin noch innerhalb der Norm.
- SCL-90-R: Auf der Skala »Depressivität« zeigt die Patientin Werte, die deutlich über der Norm liegen. Leicht erhöhte Werte ergeben sich auf den beiden Skalen »Unsicherheit im Sozialkontakt« und »Zwanghaftigkeit«.
- ABOS: Die ABOS wurde von der Mutter ausgefüllt. Der Gesamtwert war erhöht. Bei Betrachtung der Subskalen zeigen sich erhöhte Werte auf zwei von drei Subskalen (»Auffälliges Essverhalten« und »Hyperaktivität«). Die Skala »Bulimieähnliches Verhalten« ist nicht erhöht.

Funktionales Bedingungsmodell

Als prädisponierende, aber auch als aufrechterhaltende Faktoren können neben den soziokulturellen Einflüssen (gesellschaftliches Schlankheitsideal) die Selbstwertproblematik der Patientin und familiäre Bedingungen angenommen werden. Die Patientin hat sich immer an den strebsamen und erfolgreichen Eltern orientiert, die ihr starre Normen (»Gute Leistungen sind erstrebenswert.«, »Sei immer fleißig und achte auf gutes Benehmen.«) vermittelt haben. Vor allem die Mutter war und ist noch heute sehr darum bemüht, ihre Kinder, speziell ihre Tochter, vor der Außenwelt zu beschützen.

Auslöser der anorektischen Symptomatik war die Äußerung von Klassenkameraden, dass sie an Gewicht zugenommen habe. Hinzu kam das Abitur des älteren Bruders. Bis zu dessen Abitur war die Patientin die perfekte Tochter, die den Eltern im Vergleich zu den beiden leicht ordnungslosen Brüdern selten Kummer bereitete. Unerwartet schaffte der ältere Bruder dann mit Glanz das Abitur und bestand die Aufnahmeprüfung an einer renommierten Universität. Der Erfolg des älteren Bruders drängte die Patientin in den Hintergrund. Durch das Hungern erhielt sie erneut wieder verstärkte Aufmerksamkeit von ihren Eltern. Starvationsbedingt kam es zu depressiven Symptomen, sie begann zwanghaft, sich mit Kalorien zu beschäftigen und ihr Selbstwertgefühl verringerte sich. Durch überhöhte Leistungsansprüche im schulischen Bereich versuchte sie weiterhin Anerkennung zu bekommen. Sie wurde zur isolierten Musterschülerin ohne ausreichende soziale Kompetenzen. Des Weiteren entwickelte die Patientin Verhaltensweisen, die darauf abzielten, über ihre Figur Anerkennung zu bekommen.

Zurzeit wird die Symptomatik im Wesentlichen durch den Verlust des Selbstvertrauens, die Körperbildstörung und ein allgemeines Gefühl der Hilflosigkeit aufrechterhalten. Zusätzlich dient das restriktive Essverhalten als Beweis, dass sie zumindest noch in einem Bereich Autonomie besitzt und mehr Selbstkontrollfähigkeit zeigt als andere.

12.2.3 Kasuistik 2: 5. und 6. Sitzung

Inhalte der Sitzungen

- Besprechung der testpsychologischen Befunde mit den Eltern
- Besprechung des aktuellen Gewichts und des Zielgewichts mit den Eltern
- Motivierung zur stationären Behandlung

Besprechung mit Eltern: Testpsychologische Befunde

Die testpsychologischen Ergebnisse werden mit der Familie besprochen. Die deutlich erhöhten Werte der sechs Skalen des EDI-II, der zwei Skalen der ABOS sowie der Skala »Depressivität« der SCL-90-R entsprechen den Beobachtungen aller Beteiligten.

Besprechung mit Eltern: Aktuelles Gewicht, Zielgewicht und Motivierung zur stationären Aufnahme

Die Patientin ist regelmäßig bei ihrem Kinderarzt in ärztlicher Betreuung und wird dort wöchentlich gewogen. Seit Beginn der Therapie hat sie erneut 1,5 kg an Gewicht abgenommen (Gewicht: 40,5 kg; BMI: 15.2; BMI-Altersperzentile: < 1). Die Therapeutin teilt der Patientin und den Eltern mit, dass das Zielgewicht bei 48,5 kg liegt (BMI: 18.3; BMI-Altersperzentile: 20) und empfiehlt eine stationäre Behandlung. Sie begründet dies damit, dass es ihrer Erfahrung nach nur wenig jugendliche Patienten mit Anorexie schaffen, allein durch eine ambulante Therapie wieder hinreichend Kontrolle über ihr Gewicht und Essverhalten zu erlangen. Die Patientin weigert sich, sich stationär behandeln zu lassen. Obwohl die Eltern betonen, dass es aufgrund des Essverhaltens der Tochter täglich zu Auseinandersetzungen kommt und vor allem die Mutter sich bei den täglichen Konflikten hilflos fühlt, wollen sie ihre Tochter derzeit noch nicht stationär behandeln lassen. Die Therapeutin erklärt sich unter folgenden Voraussetzungen bereit, die Therapie zu übernehmen:

- Die Patientin verpflichtet sich, wöchentlich 500 g an Gewicht zuzunehmen. Sie lässt sich bei ihrem Kinderarzt wiegen und wird dort medizinisch überwacht. Das aktuelle Gewicht wird der Therapeutin in der nächsten Stunde mit Unterschrift des Arztes übergeben.
- Bis zum Erreichen der 3. BMI-Altersperzentile (Gewicht: 43 kg) besucht die Patientin nicht die Schule und nimmt an keinen sportlichen Aktivitäten teil.
- Die Eltern erklären sich bereit, die Nahrungsaufnahme ihrer Tochter zu kontrollieren (drei Hauptmahlzeiten und drei kleinere Zwischenmahlzeiten).
- Die Eltern und die Patientin bemühen sich innerhalb der nächsten Woche um einen stationären Therapieplatz in einer auf Essstörungen spezialisierten Klinik, da mit einer Warteliste zu rechnen ist.

- Mindestens ein Elternteil ist bis zum Erreichen der 3. BMI-Altersperzentile wenigstens zu Beginn jeder ambulanten Sitzung anwesend.

Alle Beteiligten beschließen, unter diesen Voraussetzungen die Therapie fortzusetzen.

12.2.4 Kasuistik 2: 7. bis 10. Sitzung

Inhalte der Sitzungen

- Besprechung des Gewichts und des Essverhaltens
- Motivierung zur stationären Aufnahme

Gewicht und Essverhalten

Die Patientin hat im Laufe der folgenden Sitzungen nicht an Gewicht zugenommen bzw. leicht abgenommen und wiegt in der 8. Sitzung nur noch 40 kg. Die Mutter berichtet, dass sich ihre Tochter nicht an den individuellen Ernährungsplan (ca. 2000 kcal) halte und es täglich wegen des Essens mehrmals zu Auseinandersetzungen komme. Sie wirkt verzweifelt und sieht keine Möglichkeit, wie das Problem zu bewältigen ist. Die Tochter gibt an, dass sie es zu Hause kaum mehr aushält und sich aufgrund der Essenssituation von den Eltern extrem kontrolliert und eingeengt fühlt. Sie leidet verstärkt unter gedrückter Stimmung, Freudlosigkeit, zieht sich mehr und mehr zurück und hält sich viel allein in ihrem Zimmer auf.

Motivierung zur stationären Aufnahme

Die Mutter berichtet am Ende der 8. Sitzung von der Besichtigung der Klinik und gibt an, dass wahrscheinlich in zwei Wochen ein Platz für ihre Tochter frei sein werde. Sie verdeutlicht, dass sie und ihr Mann sich mit der Essstörung ihrer Tochter überfordert fühlen und eine stationäre Behandlung begrüßen würden. Die Tochter äußert ihre Ängste vor dem strukturierten Gewichtsprogramm in der Klinik und dem langen stationären Aufenthalt. Sie hat Sorge, dass sie nach dem Klinikaufenthalt die Klasse wiederholen muss und will sich daher auf keinen Fall stationär behandeln lassen. Die Therapeutin geht auf die Ängste der Patientin ein und bespricht mit ihr in Abwesenheit der Mutter die Vor- und Nachteile einer stationären Behandlung. Nachdem die Patientin in der 9. Sitzung weiterhin nicht an Gewicht zugenommen hat, sehr depressiv verstimmt ist, sich zu Hause eingesperrt fühlt und sich die häuslichen Konflikte wegen des extrem restriktiven Essverhaltens der Patientin mehr und mehr zuspitzen, stimmt die Patientin ebenfalls einer stationären Behandlung zu. In der 10. Sitzung wird die Patientin durch die Therapeutin unterstützt, den stationären Aufenthalt anzutreten. Der Patientin ist bewusst geworden, dass eine ambulante Behandlung nicht ausreicht. Sie schildert weiterhin, dass sie ihre Eltern nicht unnötig belasten möchte und die Konflikte mit ihnen ebenfalls nicht mehr aushält. Sie entscheidet sich trotz extremer Angst für eine stationäre Behandlung und wiegt bei stationärer Aufnahme 38,8 kg.

Die Patientin wird vier Monate stationär behandelt und mit einem Gewicht von 48,5 kg entlassen. Aus dem Entlassungsbericht geht hervor, dass die begonnene ambulante Therapie fortgeführt und die Patientin medizinisch von ihrem Kinderarzt betreut werden sollte. Es wurde ein Wiederaufnahmegewicht von 46 kg (10. BMI-Altersperzentile) festgesetzt. Bei kontinuierlicher Weiterbehandlung unter Einbeziehung der Eltern wurde ein eher günstiger Verlauf angenommen.

12.2.5 Kasuistik 2: 11. bis 20. Sitzung

Inhalte der Sitzungen

- Besprechung des Gewichts und des Essverhaltens
- Therapievertrag, Therapieziele
- Familiensitzungen

Die ambulante Therapie konnte nach dem stationären Aufenthalt nahtlos fortgeführt werden, da sich die Patientin gemäß der Vereinbarung vier Wochen vor Entlassung bei der Therapeutin meldete, den voraussichtlichen Entlassungstermin mitteilte und einen ersten ambulanten Termin verabredete.

Gewicht und Essverhalten

Die Patientin kommt deutlich gestärkt in die erste Therapiesitzung. Sie wirkt älter, selbstbewusster und berichtet über den stationären Aufenthalt. Sie schildert, dass ihr das Essen der Mahlzeiten anfangs sehr schwergefallen sei. Durch die Mitpatienten, die ebenfalls unter einer Essstörung litten, sowie durch die Unterstützung des Teams auf der Station habe sie es geschafft, an Gewicht zuzunehmen. Das zwanghafte Kauen (jeden Bissen 30-mal) sei auf der Station nach einiger Zeit »von selbst« verschwunden, sodass sie am Ende des stationären Aufenthalts für ihre Verhältnisse relativ schnell gegessen habe. Seit der Entlassung hat sie jedoch erneut 1,5 kg abgenommen. Es falle ihr extrem schwer, sich an den Ernährungsplan zu halten. Sie fühle sich immer noch am Bauch und an der Taille zu dick. Sie besuche weiterhin die 10. Klasse und werde aufgrund ihrer sehr guten schulischen Leistungen nicht zurückgestuft.

Innerhalb der nächsten drei Wochen nimmt sie erneut 1,5 kg ab. Sie gibt an, dass sie in der Schule in einzelnen Fächern viel nacharbeiten müsse und unter anderem aufgrund des Stresses nicht zum Essen komme. Die Therapeutin zeigt Verständnis, dass die derzeitige schulische Situation für sie sicherlich schwierig ist. Sie gibt ihr allerdings auch zu verstehen, dass eine erneute stationäre Aufnahme indiziert ist, sollte es nicht zeitnah zu einer Gewichtszunahme kommen. Die Therapeutin telefoniert ebenfalls mit der Mutter und teilt ihr mit, dass eine erneute stationäre Aufnahme bei unzureichender Gewichtszunahme bzw. weiterer Gewichtsabnahme erforderlich ist. Gemeinsam bespricht sie mit der Mutter, wie eine kontinuierliche Nahrungsaufnahme und Kontrolle durch die Eltern zu gewährleisten ist und vereinbart zeitnah ein Familienessen in der Therapie.

In der nächsten Sitzung hat die Patientin 600 g an Gewicht zugenommen und wiegt 46,1 kg. Sie schildert, dass ihr das Essen extrem schwerfällt und sie nur so viel gegessen habe, um nicht erneut stationär aufgenommen werden zu müssen.

Therapievertrag, Therapieziele

Mit der Patientin wird der Therapievertrag besprochen, der folgende Punkte vorsieht: Die Patientin nimmt drei Haupt- und drei Zwischenmahlzeiten täglich ein und vermeidet Diätprodukte. Die Eltern sind solange bei den Hauptmahlzeiten anwesend und achten auf eine ausgewogene Nahrungsaufnahme, bis die Patientin mindestens ein Gewicht von 47,2 kg (BMI: 17.3; BMI-Altersperzentile: 10) erreicht hat, ausgewogen und ausreichend Nahrung zu sich nimmt. Da die Patientin größer (165 cm) und älter geworden ist, wird das Zielgewicht auf 49 kg (BMI: 18; BMI-Altersperzentile: 20) festgelegt. Bei einem Gewicht von 46 kg wird die Klinik kontaktiert, mit dem Ziel einer stationären Wiederaufnahme. Zur Überwachung des Gewichtsverlaufs wird die Patientin weiterhin wöchentlich vom Kinderarzt gewogen und medizinisch betreut. Die Patientin willigt in den Therapievertrag ein, obwohl sie massive Ängste äußert, ein Zielgewicht von 49 kg zu erreichen. Sie und die Therapeutin unterschreiben gemeinsam den Therapievertrag. Als Konsequenz für die Nichteinhaltung des Therapievertrags verpflichtet sich die Patientin, 1 € an die Deutsche Kinderkrebshilfe zu spenden bzw. sich bei einer Gewichtszunahme von 500 g einen Wunsch in Höhe von maximal 5 € von ihren Eltern erfüllen zu lassen.

Mit der Patientin werden die folgenden Therapieziele vereinbart:

- Ich möchte mein Zielgewicht erreichen. Das heißt konkret: Ich möchte wieder regelmäßig und ausgewogen Nahrung zu mir nehmen, verbotene Nahrungsmittel essen und das Essen genießen können. Ich möchte kurzfristig nicht an Gewicht abnehmen und längerfristig (innerhalb des nächsten halben Jahres) mein Zielgewicht von 49 kg erreichen.
- Ich möchte meine Figur bei einem Gewicht von 49 kg akzeptieren können. Das heißt konkret: Ich möchte eine gesunde Einstellung gegenüber meiner Figur und meinem Körper aufbauen und lernen, mich mit meiner Figur zu akzeptieren.
- Ich möchte meinen hohen Leistungsanspruch verringern. Das heißt konkret: Ich möchte mich auch mit der Note 2 zufriedengeben, nach der Schule auch anderen Aktivitäten nachgehen und nicht nur für die Schule lernen.
- Ich möchte mich von meiner Familie etwas ablösen. Das heißt konkret: Ich möchte mehr mit Freunden unternehmen, mir meine eigene Meinung bilden und mich nicht so sehr von der Meinung meiner Eltern leiten lassen.

Familiensitzungen

Im Rahmen der Familiensitzungen werden den Eltern zunächst der Therapievertrag und die Therapieziele gezeigt. Sie willigen in den Therapievertrag ein und finden die Therapieziele gut und nachvollziehbar. Das Gewicht der Patientin pendelt sich auf 47 kg ein. Die Patientin gibt an, sich momentan nicht mehr wiegen zu wollen, da sie sich erst an das Gewicht gewöhnen möchte. Die Mutter schildert, dass ihre Tochter derzeit die Hauptmahlzeiten einhält, sie aber sehr lange für jede Mahlzeit benötigt und weiterhin möglichst fettarme Produkte zu sich nimmt. Auch während des Familienessens bei der Therapeutin zeigen sich die von der Mutter dargestellten Schwierigkeiten.

Gemeinsam wird mit allen Beteiligten besprochen, darauf zu achten, dass die Patientin zunehmend auch »verbotene« Nahrungsmittel konsumiert.

12.2.6 Kasuistik 2: 21. bis 33. Sitzung

Inhalte der Sitzungen

- Besprechung des Gewichts und des Essverhaltens
- Arbeit am Körperbild
- Familiensitzungen

Gewicht und Essverhalten

Das Gewicht der Patientin liegt derzeit bei 47,5 kg. Mit der Mutter wurde telefonisch vereinbart, dass die Eltern die Nahrungsaufnahme ihrer Tochter nicht mehr kontrollieren sollen, solange die Patientin weiterhin das Gewicht von 47,5 kg hält. Die Patientin berichtet stolz, dass sie es schafft, die Hauptmahlzeiten allein zu sich zu nehmen. Seitdem die Kontrolle über die Nahrungsaufnahme wieder bei der Patientin liegt, zeigt sie sich zunehmend gelöster. Mithilfe der Nahrungsmittelexposition im Rahmen der Therapie lernt sie, vermehrt auch »verbotene« Nahrungsmittel zu essen. Ihr wird bewusst, dass sie auch in Maßen Süßigkeiten zu sich nehmen kann und dennoch ihr Gewicht von ca. 47,5 kg hält. Bis zum jetzigen Zeitpunkt führt die Patientin regelmäßig Selbstbeobachtungsprotokolle und bespricht mit der Therapeutin kritische Situationen, in denen es ihr schwerfällt, ausreichend Mahlzeiten zu sich zu nehmen.

Körperbild

Ihr Gewicht pendelt sich nun auf 48 kg ein. Die Patientin hat Schwierigkeiten, dieses Gewicht zu akzeptieren. Sie beschreibt 48 kg als magische Grenze, die sie eigentlich in ihrem Leben nicht mehr erreichen wollte. Sie erlebt ihren Körper nun zunehmend wieder als unförmig und ekelt sich vor allem vor ihrem Bauch. Diese Gewichtszunahme führt zu einer weiteren Reduktion des immer noch vorliegenden niedrigen Selbstwertgefühls. Damit die Patientin eine gesunde Einstellung gegenüber der eigenen Figur und dem eigenen Körper aufbauen kann und lernt, sich selbst mit ihrer Figur zu akzeptieren, werden mit der Patientin dysfunktionale Kognitionen bzgl. der eigenen Figur (z. B. »Mit einem Gewicht von 48 kg bin ich fett und unattraktiv.«; »Nur dünne Frauen sind auch erfolgreich.«) identifiziert und mittels sokratischen Dialogs auf ihre Gültigkeit hin überprüft. Die Patientin erkennt, dass Attraktivität und Erfolg nicht von rigiden Gewichtsgrenzen abhängen und beschließt, sich weniger von ihrem Gewicht leiten zu lassen. Im Rahmen von Spiegelkonfrontationen lernt die Patientin darüber hinaus, ihren Körper als Ganzes wahrzunehmen und einzelne Körperteile, wie z. B. ihren Bauch, besser zu akzeptieren.

Familiensitzungen

Die Patientin spielt wieder ein- bis maximal zwei Mal pro Woche Tennis, nimmt wieder Kontakt zu Freunden auf, trifft sich nach der Schule sowie am Wochenende mit ihnen, geht ins Kino und auf Partys. Mit den Eltern gibt es am Wochenende Diskussionen darüber, wie lange sie abends weggehen darf. Die Eltern, speziell die Mutter, ist etwas verunsichert über das Verhalten ihrer sonst so »korrekten« Tochter. In Familiensitzungen werden die Autonomiebestrebungen der Tochter besprochen. Die Patientin wird für ihr Verhalten, welches für das Jugendalter typisch ist, verstärkt. Gleichzeitig fordert die Therapeutin die Eltern auf zuzulassen, dass sich ihre Tochter zunehmend vom Elternhaus ablöst und ihren eigenen Weg geht. Die Mutter äußert ihre Ängste vor der zunehmenden Selbstständigkeit der Tochter, da ihrer Auffassung nach ihre Tochter noch mehr beschützt werden müsse. Der Vater begrüßt die Selbstständigkeit seiner Tochter und freut sich, dass sie wieder Lebensfreude gewonnen hat. Gleichzeitig macht er aber auch deutlich, dass die schulischen Leistungen stimmen müssen, damit seine Tochter später ein »anständiges« Studium beginnen kann.

12.2.7 Kasuistik 2: 34. bis 50. Sitzung

Inhalte der Sitzungen

- Besprechung des Gewichts und des Essverhaltens
- Bearbeitung individueller Problembereiche
- Familiensitzungen
- Bilanzierung und Rückfallprophylaxe

Gewicht und Essverhalten

Die Patientin hat in der 41. Sitzung ihr Zielgewicht von 49 kg erreicht und kann dieses Gewicht gut akzeptieren. Die Gewichtskontrollen bei ihrem Kinderarzt erfolgen derzeit nur noch alle drei Monate. Zu Beginn der 43. Sitzung schildert sie erfreut, dass sie ohne Einnahme von Hormonpräparaten seit langem wieder ihre Menstruation hat. Nahrungsmittel und Gewicht spielen in der jetzigen Therapiephase eine nur untergeordnete Rolle. Die Patientin füllt nun nicht mehr Selbstbeobachtungsprotokolle aus. Sie äußert, dass sie aber weiterhin die geregelten Mahlzeiten einhalte aus Angst, erneut die Kontrolle zu verlieren. Außerdem zeigt sie eine Tendenz, sich bei auftretenden Schwierigkeiten durch Nahrungsentzug zu bestrafen. Die Therapeutin interveniert in dieser Phase der Therapie dahingehend, dass sie die Patientin motiviert, neue Erfahrungen zu erproben (z. B. mit Freunden zum ersten Mal verreisen, sich allein mit einem Jungen treffen). Die Patientin soll sich auch dann schwierigen Situationen aussetzen, wenn diese eventuell einen Misserfolg nach sich ziehen.

Bearbeitung individueller Problembereiche

Die selbst auferlegten Leistungsanforderungen und familiären Problembereiche stehen im Zentrum der Therapie. Die Patientin hat Schwierigkeiten, Entspannungsphasen zuzulassen, da sie in solchen Phasen den Impuls verspürt, zu wenig zu leisten. Mit der Patientin werden irrationale Überzeugungen herausgearbeitet. Sie erkennt, dass vor allem die irrationale Überzeugung »Ich muss alles perfekt machen und darf niemals aufgeben.« derzeit ihr Handeln und Denken beeinflusst. Durch das Herausarbeiten der Überzeugung lernt sie, sich stärker von ihr zu distanzieren und sich besser zu akzeptieren. In der nächsten Phase werden neue rationalere Überzeugungen aufgestellt (»Ich muss nicht immer allen beweisen, dass ich liebenswert bin.«, »Ich kann auch mal Fehler machen.«). Zunehmend kann sie sich allmählich von ihrem starken Leistungsanspruch distanzieren und ein annähernd stabiles Selbstkonzept entwickeln.

Die Konflikte mit ihren Eltern werden ebenfalls in der Therapie thematisiert. Diese drehen sich nach wie vor um die Autonomiebestrebungen seitens der Patientin. So treten zu Hause Streitereien auf, da die Tochter nicht mehr Klavier spielen möchte, die Eltern das Spielen eines Musikinstruments aber für erstrebenswert halten. Die Patientin wünscht sich, stärker ihren eigenen Bedürfnissen nachzugehen, kann die Auseinandersetzungen mit ihren Eltern aushalten und gönnt sich zunächst einmal eine Klavierpause. Am Ende der Therapie verliebt sich die Patientin in einen drei Jahre älteren Jugendlichen, der den Erwartungen der Eltern nicht entspricht. Zunehmend gelingt es der Tochter, sich von den Wertvorstellungen ihrer Eltern zu befreien und, unter anderem auch durch Gespräche mit ihrem älteren Bruder, ihren eigenen Weg zu gehen.

Bilanzierung und Rückfallprophylaxe

Die Patientin wird auf das Ende der Therapie vorbereitet. Mit ihr wird auf den Therapieverlauf zurückgeblickt und Bilanz gezogen. Zu Beginn der Therapie sei es für die Patientin nicht denkbar gewesen, 49 kg zu wiegen, dieses Gewicht zu akzeptieren und sich auf Beziehung mit einem Jugendlichen einzulassen. Sie zeigt sich zufrieden mit den Veränderungen, hat aber Sorge, nach Beendigung der Therapie wieder in »alte Muster« zu verfallen. Mit der Patientin werden daher kritische Situationen besprochen, die einen Rückfall begünstigen können und erfolgreiche Strategien im Umgang mit diesen »kritischen Situationen« herausgearbeitet, die in einem Rückfall-Verhinderungsplan festgehalten werden.

Familiensitzungen

In den Familiensitzungen schildern die Eltern, dass das Essen bzw. die Essensverweigerung glücklicherweise keinen Raum mehr einnimmt. Sie berichten, dass sie als Familie während der Woche abends oft zusammen Abendbrot essen und dieses Ritual begrüßen.

Erneut thematisiert die Therapeutin die Autonomiebestrebungen der Patientin. Im Gespräch wird den Eltern deutlich, dass sie die unterschiedlichen Neigungen, Interessen und Wertvorstellungen ihrer Tochter – analog zu ihrem ältesten Sohn – akzeptieren sollten. Vor allem der Mutter wird bewusst, dass sie ihren eigenen Interessen nachgehen und sich weniger um die Belange ihrer Kinder kümmern sollte. Obwohl die Patientin mittlerweile schon 16 Jahre alt ist, wird deutlich, dass die Mutter sie bis jetzt als kleine, bedürftige Tochter gesehen hat. Die Mutter beschließt, ihren Beruf als Lehrerin wieder in Vollzeit wahrzunehmen.

12.2.8 Kasuistik 2: 51. Sitzung

Die Therapie wird in der 51. Sitzung beendet. Die Patientin ist sich sicher, mit dem bisher Erreichten ein gutes Gerüst zu haben, um bei auftretenden Schwierigkeiten allein zurecht zu kommen. Sie stellt ihren Eltern den Rückfall-Verhinderungsplan vor. Gemeinsam mit allen Beteiligten wird vereinbart, dass sich die Patientin alle drei Monate telefonisch bei der Therapeutin melden soll. Sowohl die Patientin als auch die Eltern können bei auftretenden Krisen die Therapeutin kontaktieren.

Anhang

Literatur

Hinweise zum Online-Material

Sachwortverzeichnis

Literatur

Agras, W.S., Rossiter, E.M., Arnow, B., Schneider, J.A., Telch, C.F., Raeburn, S.D. et al. (1992). Pharmacologic and cognitive-behavioral treatment for bulimia nervosa: a controlled comparison. The American Journal of Psychiatry, 149, 82–87.

Agras, W.S., Walsh, T., Fairburn, C.G., Wilson, G.T. & Kraemer, H.C. (2000). A multicenter comparison of cognitive-behavioral therapy and interpersonal psychotherapy for bulimia nervosa. Archives of General Psychiatry, 57, 459–466.

Al-Adawi, S., Bax, B., Bryant-Waugh, R., Claudino, A.M., Hay, P., Monteleone, P. et al. (2013). Revision of ICD – status update on feeding and eating disorders. Advances in Eating Disorders, 1, 10–20.

Allen, K.L., Byrne, S.M., Oddy, W.H. & Crosby, R.D. (2013). Early onset binge eating and purging eating disorders: course and outcome in a population-based study of adolescents. Journal of Abnormal Child Psychology, 41(7), 1083–1096.

American Psychiatric Association (2000). Practice guideline for the treatment of patients with eating disorders (revision). The American Journal of Psychiatry, 157, 1–39.

American Psychiatric Association (2013). Diagnostic and Statistical Manual of mental disorders, 5th ed. Washington DC: American Psychiatric Press.

American Psychiatric Association (2015). Diagnostisches und Statistisches Manual psychischer Störungen DSM-5. Göttingen: Hogrefe.

Anderluh, M.B., Tchanturia, K., Rabe-Hesketh, S. & Treasure, J. (2003). Childhood Obsessive-Compulsive Personality Traits in Adult Women With Eating Disorders: Defining a Broader Eating Disorder Phenotype. American Journal of Psychiatry, 160(2), 242–247.

Arbeitsgemeinschaft wissenschaftlicher Fachgesellschaften (AWMF) (2019). S3-Leitlinie Diagnostik und Behandlung der Essstörungen [Internet]. Berlin, Heidelberg: Springer [cited 2020 Jul 6]. p. 19–51. Available from: https://doi.org/10.1007/978-3-662-59606-7_2.

Arcelus, J., Mitchell, A.J., Wales, J. & Nielsen, S. (2011). Mortality rates in patients with anorexia nervosa and other eating disorders. A meta-analysis of 36 studies. Archives of General Psychiatry, 68(7), 724–731.

Attia, E., Steinglass, J.E., Walsh, B.T., Wang, Y., Wu, P., Schreyer, C., et al. (2019). Olanzapine Versus Placebo in Adult Outpatients With Anorexia Nervosa: A Randomized Clinical Trial. American Journal of Psychiatry, 176(6), 449–456.

Attie, I. & Brooks-Gunn, J. (1989). Development of eating problems in adolescent girls. Developmental Psychology, 25, 70–79.

Bacaltchuk, J. & Hay, P. (2003). Antidepressants versus placebos for people with bulimia nervosa. Cochrane Database of Systematic Reviews, CD003391.

Bailer, U.F. (2008). Bildgebende Verfahren bei Essstörungen. In S. Herpertz, M. de Zwaan & S. Zipfel (Hrsg.), Handbuch Essstörungen und Adipositas (S. 143–149). Heidelberg: Springer.

Beck, J. (2001). Praxis der Kognitiven Therapie. Weinheim: Beltz.

Berkman, N., Lohr, K. & Bulik, C. (2007). Outcomes of eating disorders: A systematic review of the literature. International Journal of Eating Disorders, 40, 293–309.

Bissada, H., Tasca, G.A., Barber, A.M. & Bradwejn, J. (2008). Olanzapine in the treatment of low body weight and obsessive thinking in women with anorexia nervosa: a randomized, double-blind, placebo-controlled trial. The American Journal of Psychiatry, 165 (10), 1281–1288.

Borg-Laufs, M. (2009). Erstkontakt und Beziehungsgestaltung mit Kindern und Jugendlichen. In S. Schneider & J. Margraf (Hrsg.), Lehrbuch der Verhaltenstherapie, Bd. 3: Störungen im Kindes- und Jugendalter (S. 183–192). Berlin: Springer.

Bogh, E.H., Rokkedal, K. & Valbak, K. (2005). A 4-year follow-up on bulimia nervosa. European Eating Disorders Review, 13(1), 48–53.

Bottin, J., Salbach-Andrae, H., Schneider, N., Pfeiffer, E., Lenz, K. & Lehmkuhl, U. (2010).

Personality disorders in adolescent patients with anorexia and bulimia nervosa. Zeitschrift für Kinder- und Jugendpsychiatrie und Psychotherapie, 38(5), 341–350.

Brambilla, F., Monteleone, P. & Maj, M. (2007). Olanzapine-induced weight gain in anorexia nervosa: involvement of leptin and ghrelin secretion? Psychoneuroendocrinology, 32, 402–406.

Brewerton, T.D. (2007). Eating disorders, trauma, and comorbidity: Focus on PTSD. Eating Disorders, 15, 285–304.

Bryant-Waugh, R., Cooper, P., Taylor, C. & Lask, B. (1996). The use of the eating disorder examination with children: A pilot study. International Journal of Eating Disorders, 19, 391–397.

Bryant-Waugh, R. & Lask, B. (1995). Eating disorders in children. Journal of Child Psychology and Psychiatry, 36, 191–202.

Bühren, K., Schwarte, R., Fluck, F., Timmesfeld, N., Krei, M., Egberts, K. et al. (2014). Comorbid Psychiatric Disorders in Female Adolescents with First-Onset Anorexia Nervosa: Comorbidity in Adolescent Anorexia Nervosa. European Eating Disorders Review, 22(1), 39–44.

Bulik, C.M., Flatt, R., Abbaspour, A. & Carroll, I. (2019). Reconceptualizing anorexia nervosa. Psychiatry and Clinical Neurosciences, 73, 518–525.

Bulik, C.M. (2005). Exploring the gene-environment nexus in eating disorders. Journal of Psychiatry & Neuroscience, 30, 335–339.

Bulik, C.M. & Kendler, K.S. (2000). »I am what I (don't) eat«: Establishing an identity independent of an eating disorder. American Journal of Psychiatry, 157(11), 1755–1760.

Bulik, C.M., Sullivan, P.F., Carter, F.A., McIntosh, V.V. & Joyce, P.R. (1999). Predictors of rapid and sustained response to cognitive-behavioral therapy for bulimia nervosa. International Journal of Eating Disorders, 26(2), 137–144.

Bulik, C.M., Sullivan, P.F., Wade, T.D. & Kendler, K.S. (2000). Twin studies of eating disorders: a review. International Journal of Eating Disorders, 27, 1–20.

Button, E.J., Sonuga-Barke, E.J., Davies, J. & Thompson, M. (1996). A prospective study of self-esteem in the prediction of eating problems in adolescent schoolgirls: questionnaire findings. British Journal of Clinical Psychology, 35 (2), 193–203.

Byrne, S. & McLean, N. (2002). Elite athletes: effects of the pressure to be thin. Journal of Science and Medicine in Sport, 5, 80–94.

Calam, R. & Waller, G. (1998). Are eating and psychosocial characteristics in early teenage years useful predictors of eating characteristics in early adulthood? A 7-year longitudinal study. International Journal of Eating Disorders, 24, 351–362.

Cash, T.F. & Deagle, E.A. (1997). The nature and extent of body-image disturbances in anorexia nervosa and bulimia nervosa: A meta-analysis. International Journal of Eating Disorders, 22, 107–125.

Cederlöf, M., Thornton, L.M., Baker, J., Lichtenstein, P., Larsson, H., Rück, C. et al. (2015). Etiological overlap between obsessive-compulsive disorder and anorexia nervosa: a longitudinal cohort, multigenerational family and twin study. World Psychiatry, 14(3), 333–338.

Chui, H.T., Christensen, B.K., Zipursky, R.B., Richards, B.A., Hanratty, M.K., Kabani, N.J. et al. (2008). Cognitive function and brain structure in females with a history of adolescent-onset anorexia nervosa. Pediatrics, 122, 426–437.

Cierpka, M. & Reich, G. (2001). Die familientherapeutische Behandlung von Anorexie und Bulimie. In M. Cierpka & G. Reich (Hrsg.), Psychotherapie der Essstörungen (S. 128–154). Stuttgart: Thieme.

Cooke, R.A., Chambers, J.B., Singh, R., Todd, G.J., Smeeton, N.C., Treasure, J. & Treasure, T. (1994). QT interval in anorexia nervosa. British Heart Journal, 72, 69–73.

Culbert, K.M., Racine, S.E. & Klump, K.L. (2015). Research Review: What we have learned about the causes of eating disorders – a synthesis of sociocultural, psychological, and biological research. Journal of Child Psychology and Psychiatry, 56(11), 1141–1164.

DaCosta, M. & Halmi K.A. (1992). Classification of Anorexia nervosa: Question of subtypes. International Journal of Eating Disorders, 11, 305–313.

Dalle Grave, R., Calugi, S., Conti, M., Doll, H. & Fairburn, C.G. (2013). Inpatient cognitive behaviour therapy for anorexia nervosa: a randomized controlled trial. Psychotherapy and Psychosomatics, 82(6), 390–398.

Dalle Grave, R., Calugi, S., El Ghoch, M., Conti, M. & Fairburn, C.G. (2014). Inpatient Cognitive Behavior Therapy for Adolescents with Anorexia Nervosa: Immediate and Longer-Term Effects. Frontiers in Psychiatry, 5:14.

Dare, C., Eisler, I., Russell, G., Treasure, J. & Dodge, L. (2001). Psychological therapies for adults with anorexia nervosa: randomised controlled trial of out-patient treatments. The British Journal of Psychiatry, 178, 216–221.

de Castro, J.M. & Goldstein, S.J. (1995). Eating attitudes and behaviors of pre- and postpubertal females: Clues to the etiolgy of eating disorders. Physiology & Behavior, 58, 15–23.

Demmler, J.C., Brophy, S.T., Marchant, A., John, A. & Tan, J.O.A. (2020). Shining the light on eating disorders, incidence, prognosis and profiling of patients in primary and secondary care: national data linkage study. British Journal of Psychiatry, 216(2),105–112.

de Shazer, S. & Dolan, Y. (2008). Mehr als ein Wunder: Lösungsfokussierte Kurztherapie heute. Heidelberg: Carl Auer.

Deutsche Gesellschaft für Kinder- und Jugendpsychiatrie und Psychotherapie (2007). Leitlinien zur Diagnostik und Therapie von psychischen Störungen im Säuglings-, Kindes- und Jugendalter (3. Aufl.). Köln: Deutscher Ärzte Verlag.

Döpfner, M. & Walter, D. (2009). Leistungsprobleme im Jugendalter: SELBST – Therapieprogramm für Jugendliche mit Selbstwert-, Leistungs- und Beziehungsstörungen, Bd. 2. Göttingen: Hogrefe.

Dresbach, E. & Döpfner, M. (2019). Gleichaltrigenprobleme im Jugendalter. SELBST – Therapieprogramm für Jugendliche mit Selbstwert-, Leistungs- und Beziehungsstörungen, Bd. 3. Göttingen: Hogrefe.

Drolet, B., Rousseau, G., Daleau, P., Cardinal, R. & Turgeon, J. (2000). Domperidone should not be considered a no-risk alternative to cisapride in the treatment of gastrointestinal motility disorders. Circulation, 102, 1883–1885.

Dufresne, L., Bussières, E.L., Bédard, A., Gingras, N., Blanchette-Sarrasin, A. & Bégin, C. (2019). Personality traits in adolescents with eating disorder: A meta-analytic review. International Journal of Eating Disorders. doi: 10.1002/eat.23183. [Epub ahead of print].

Duncan, L., Yilmaz, Z., Gaspar, H., Walters, R., Goldstein, J., Anttila, V. et al. (2017). Significant Locus and Metabolic Genetic Correlations Revealed in Genome-Wide Association Study of Anorexia Nervosa. The American Journal of Psychiatry, 174(9): 850–858.

Eisler, I., Simic, M., Russell, G.F. & Dare, C. (2007). A randomised controlled treatment trial of two forms of family therapy in adolescent anorexia nervosa: a five-year follow-up. Journal of Child Psychology and Psychiatry, 48, 552–560.

Erskine, H.E., Whiteford, H.A. & Pike, K.M. (2016). The global burden of eating disorders. Current Opinion in Psychiatry, 29(6), 346–353.

Fairburn, C.G. (1993). Interpersonal psychotherapy for bulimia nervosa. In G.L. Klerman & M.M. Weissman (Eds.), New applications of interpersonal psychotherapy (pp. 353–378). Washington DC: American Psychiatric Press.

Fairburn, C.G. (2005). Evidence-based treatment of anorexia nervosa. International Journal of Eating Disorders, 37, 26–30.

Fairburn, C.G. & Beglin, S. (1994). The assessment of eating disorders: Interview or self-report questionnaire? International Journal of Eating Disorders, 16, 363–370.

Fairburn, C.G. & Cooper, P.J. (1993). The Eating Disorder Examination (12th ed.). In C.G. Fairburn & G.T. Wilson (Eds.), Binge eating. Nature, assessment, and treatment (pp. 317–360). New York: Guilford Press.

Fairburn, C.G., Cooper, Z. & Cooper, P.J. (1986). The clinical features and maintenance of bulimia nervosa. In K.D. Brownell & J.P. Foreyet (Eds.), Handbook of eating disorders: Physiology, psychology and treatment of obesity, anorexia and bulimia. New York: Basic Books.

Fairburn, C.G., Cooper, Z., Doll, H.A. & Welch, S.L. (1999a). Risk factors for anorexia nervosa. Archives of General Psychiatry, 56, 468–476.

Fairburn, C.G., Cooper, Z. & Shafran, R. (2003). Cognitive behaviour therapy for eating disorders: a »transdiagnostic« theory and treatment. Behaviour Research and Therapy, 41, 509–528.

Fairburn, C.G, Cowen, P.J. & Harrison, P.J. (1999b). Twin studies and the etiology of eating disorders. International Journal of Eating Disorders, 26, 349–358.
Fairburn, C.G. & Harrison, P.J. (2003). Eating disorders. Lancet, 361, 407–416.
Fairburn, C.G., Jones, R., Peveler, R.C., Carr, S.J., Solomon, R.A., O'Connor, M.E. et al. (1991). Three psychological treatments for bulimia nervosa. A comparative trial. Archives of General Psychiatry, 48, 463–469.
Fairburn, C.G., Norman, P.A., Welch, S.L., O'Connor, M.E., Doll, H.A. & Peveler, R.C. (1995). A prospective study of outcome in bulimia nervosa and the long-term effects of three psychological treatments. Archives of General Psychiatry, 52, 304–312.
Fassino, S., Leombruni, P., Pierò, A., Daga, G.A., Amianto, F., Rovera, G. & Rovera, G.G. (2002). Temperament and character profile of eating disorders: a controlled study with the Temperament and Character Inventory. International Journal of Eating Disorders, 32, 412–425.
Fichter, M.M., Herpertz, S., Quadflieg, N. & Herpertz-Dahlmann, B. (1998). Structured interview for anorexic and bulimic disorders for DSM-IV and ICD-10: updated (third) revision. International Journal of Eating Disorders, 24, 227–249.
Fichter, M.M. & Quadflieg, N. (1999). Strukturiertes Inventar für Anorektische und Bulimische Essstörungen nach ICD-10 (SIAB). Göttingen: Hogrefe.
Fichter, M.M. & Quadflieg, N. (2001). Das Strukturierte Inventar für Anorektische und Bulimische Essstörungen nach DSM-IV und ICD-10 zur Expertenbeurteilung (SIAB-EX) und dazugehöriger Fragebogen zur Selbsteinschätzung (SIAB-S). Verhaltenstherapie, 11, 314–325.
Fichter, M., & Quadflieg, N. (2004). Twelve-year course and outcome of bulimia nervosa. Psychological Medicine, 34(8), 1395–1406.
Fichter, M.M. (2019). Epidemiologie der Ess- und Fütterstörungen. In S. Herpertz, M. Fichter, B. Herpertz-Dahlmann, A. Hilbert, B. Tuschen-Caffier, S. Vocks & A. Zeeck (Hrsg.), S3-Leitlinie Diagnostik und Behandlung der Essstörungen (S. 1–18). Berlin, Heidelberg: Springer.
Fichter, M.M., Quadflieg, N. & Hedlund, S. (2006). Twelve-year course and outcome predictors of anorexia nervosa. International Journal of Eating Disorders, 39, 87–100.
Fichter, M.M., Quadflieg, N. & Hedlund, S. (2008). Long-term course of binge eating disorder and bulimia nervosa: Relevance for nosology and diagnostic criteria. International Journal of Eating Disorders, 41, 577–586.
Fisher, M. (2003). The course and outcome of eating disorders in adults and in adolescents: a review. Adolescent Medicine, 14, 149–158.
Friedli, N., Stanga, Z., Sobotka, L., Culkin, A., Kondrup, J., Laviano, A., et al. (2017). Revisiting the refeeding syndrome: Results of a systematic review. Nutrition, 35, 151–160.
Frieling, H., Bleich, S. & Hinney, A. (2015). Genetische Aspekte der Essstörungen. In S. Herpertz, M. de Zwaan & S. Zipfel (Hrsg.), Handbuch Essstörungen und Adipositas (S. 113–117). Berlin, Heidelberg: Springer.
Frölich, J., von Gontard, A., Lehmkuhl, G., Pfeiffer, E. & Lehmkuhl, U. (2001). Pericardial effusions in anorexia nervosa. European Child and Adolescent Psychiatry, 10, 54–57.
Garfinkel, P.E., Lin, E., Goering, P., Spegg, C., Goldbloom, D.S., Kennedey, S. et al. (1995). Bulimia nervosa in a Canadian community sample: prevalence and comparison of subgroups. The American Journal of Psychiatry, 152, 1052–1058.
Garner, D.M. (1991). Eating Disorder Inventory-2. Professional Manual. Odessa, Florida: Psychological Assessment Ressources.
Garner, D.M., Olmstead, M.P. & Polivy, J. (1983). Development and validation of a multidimensional eating disorder inventory for anorexia nervosa and bulimia nervosa. International Journal of Eating Disorders, 2(2), 15–34.
Garner, D.M., Vitousek, K.M. & Pike, K.M. (1997). Cognitive-behavioral therapy for anorexia nervosa. In D. Garner & P.E. Garfinkel (Eds.), New Handbook of treatment for eating disorders (pp. 94–144). New York: Guilford Press.
Godart, N.T. (2006). Comorbidity studies of eating disorders and mood disorders. Journal of Affective Disorders, 97, 37–49.

Godart, N.T., Flament, M.F., Lecrubier, Y. & Jeammet, P. (2000). Anxiety disorders in anorexia nervosa and bulimia nervosa: co-morbidity and chronology of appearance. European Psychiatry, 15, 38–45.

Golden, N.H. (2007). Eating disorders in adolescence: what is the role of hormone replacement therapy? Current Opinion in Obstetrics and Gynecology, 19, 434–439.

Grinspoon, S., Thomas, L., Miller, K., Herzog, D. & Klibanski, A. (2002). Effects of recombinant human IGF-I and oral contraceptive administration on bone density in anorexia nervosa. Journal of Clinical Endocrinology & Metabolism, 87, 2883–2891.

Gyurkovics, E., Tihanyi, B., Szijarto, A., Kaliszky, P., Temesi, V., Hedvig, S.A. & Kupcsulik, P. (2006). Fatal outcome from extreme acute gastric dilation after an eating binge. International Journal of Eating Disorders, 39(7), 602–605.

Harrington, R.C. (2001). Kognitive Verhaltenstherapie bei depressiven Kindern und Jugendlichen. Göttingen: Hogrefe.

Hautzinger, M. (2000). Kognitive Verhaltenstherapie der Depression. Weinheim: Beltz.

Hay, P.J. (2013). A systematic review of evidence for psychological treatments in eating disorders: 2005–2012. International Journal of Eating Disorders, 46, 462–469. Cochrane Database Systematic Reviews, 4, CD000562.

Hay, P.J. & Bacaltchuk, J. (2008). Bulimia nervosa. BMJ Clinical Evidence, 1009.

Hay, P.J., Bacaltchuk, J., Stefano, S. & Kashyap, P. (2009). Psychological treatments for bulimia nervosa and binging. Cochrane Database Systematic Reviews, 4, CD000562.

Hay, P.J., Claudino, A.M., Touyz, S. & Abd Elbaky, G. (2015). Individual psychological therapy in the outpatient treatment of adults with anorexia nervosa. Cochrane Database Systematic Reviews, 7, Cd003909.

Hebebrand, J., Casper, R., Treasure, J. & Schweiger, U. (2004). The need to revise the diagnostic criteria for anorexia nervosa. Journal of Neural Transmission, 111, 827–840.

Hebebrand, J., Exner, C., Hebebrand, K., Holtkamp, K., Casper, R.C., Remschmidt, H. et al. (2003). Hyperactivity in patients with anorexia nervosa in semistarved rats: evidence for a pivotal role of hypoleptinemia. Physiology & Behavior, 79, 25–37.

Hebebrand, J., Himmelmann, G.W., Herzog, W., Herpertz-Dahlmann, B., Steinhausen, H.-C., Amstein, M. et al. (1997). Prediction of low body weight at long-term follow-up in acute anorexia nervosa by low body weight at referral. The American Journal of Psychiatry, 154, 566–569.

Helverskov, J.L., Clausen, L., Mors, O., Frydenberg, M., Thomsen, P.H. & Rokkedal, K. (2010). Trans-diagnostic outcome of eating disorders: a 30-month follow-up study of 629 patients. European Eating Disorders Review, 18(6), 453–463.

Herpertz-Dahlmann, B. (2002). Essstörungen und Depression. In H. Braun-Scharm (Hrsg.), Depression bei Kindern und Jugendlichen (S. 125–141). Stuttgart: Wissenschaftliche Verlagsgesellschaft.

Herpertz-Dahlmann, B. (2008). Anorexia nervosa im Kindes- und Jugendalter. In S. Herpertz, M. de Zwaan & S. Zipfel (Hrsg.), Handbuch Essstörungen und Adipositas (S. 19–23). Heidelberg: Springer.

Herpertz-Dahlmann, B. (2009). Adolescent eating disorders: definitions, symptomatology, epidemiology and comorbidity. Child and Adolescent Psychiatric Clinics of North America, 18, 31–47.

Herpertz-Dahlmann, B. (2015). New Aspects in the Treatment of Adolescent Anorexia nervosa. Psychotherapie Psychosomatik Medizinische Psychologie, 65(1), 17–19.

Herpertz-Dahlmann, B. & Dahmen, B. (2019). Children in Need – Diagnostics, Epidemiology, Treatment and Outcome of Early Onset Anorexia Nervosa. Nutrients, 11, 1932.

Herpertz-Dahlmann, B. & Hebebrand, J. (2008). Ess-Störungen. In B. Herpertz-Dahlmann, F. Resch, M. Schulte-Markwort & A. Warnke (Hrsg.), Entwicklungspsychiatrie. Biopsychologische Grundlagen und die Entwicklung psychischer Störungen (2. Aufl., S. 836–864). Stuttgart, New York: Schattauer.

Herpertz-Dahlmann, B., Müller, B., Herpertz, S., Heussen, N., Hebebrand, J. & Remschmidt, H. (2001). Prospektive ten-year follow-up in adolescent anorexia nervosa – course, outcome and psychiatric comorbidity and psychosocial

adaptation. Journal of Child Psychology and Psychiatry, 42, 603–612.
Herpertz-Dahlmann, B., Schwarte, R., Krei, M., Egberts, K., Warnke, A., Wewetzer, C. et al. (2014). Day-patient treatment after short inpatient care versus continued inpatient treatment in adolescents with anorexia nervosa (ANDI): a multicentre, randomised, open-label, non-inferiority trial. Lancet, 383(9924), 1222–1229.
Herpertz-Dahlmann, B., Wewetzer, C. & Remschmidt, H. (1995). The predictive value of depression in anorexia nervosa. Results of a seven-year follow-up study. Acta Psychiatrica Scandinavica, 91, 114–119.
Herzog, D.B., Dorer, D.J., Keel, P.K., Selwyn, S.E., Ekeblad, E.R., Flores, A.T. et al. (1999). Recovery and relapse in anorexia and bulimia nervosa. A 7.5-year follow-up study. Journal of the American Academy of Child and Adolescent Psychiatry, 38, 829–837.
Herzog, D.B., Nussbaum, K.M. & Marmor, A.K. (1996). Comorbidity and outcome in eating disorders. Psychiatric Clinics of North America, 19, 843–859.
Hilbert, A. (2016a). Eating Disorder Examination für Kinder: Deutschsprachige Übersetzung (Bd. 03). Tübingen: dgvt-Verlag.
Hilbert, A. (2016b). Eating Disorder Examination-Questionnaire für Kinder: Deutschsprachige Übersetzung (Bd. 04). Tübingen: dgvt-Verlag.
Hilbert, A., Buerger, A., Hartmann, A. S., Spenner, K., Czaja, J. & Warschburger, P. (2013). Eating disorder psychopathology across the eating and weight disorders spectrum in youth: Psychometric properties of the Eating Disorder Examination adapted for Children. European Eating Disorders Review, 21, 330–339.
Hilbert, A., Hartmann, A. & Czaja, J. (2008). Child Eating Disorder Examination-Questionnaire: Psychometrische Eigenschaften der deutschsprachigen Übersetzung. Klinische Diagnostik und Evaluation, 1, 447–463.
Hilbert, A. & Tuschen-Caffier, B. (2006a). Eating Disorder Examination: Deutschsprachige Übersetzung. Münster: Verlag für Psychotherapie (http://www.vfp-muenster.de/publikationen/online.html).
Hilbert, A. & Tuschen-Caffier, B. (2006b). Eating Disorder Examination-Questionnaire: Deutschsprachige Übersetzung. Münster: Verlag für Psychotherapie (http://www.vfp-muenster.de/publikationen/online.html).
Hill, A.J. & Pallin, V. (1998). Dieting awareness and low self-worth: related issues in 8-year-old girls. International Journal of Eating Disorders, 24, 405–413.
Hinsch, R. & Pfingsten, U. (2015). Gruppentraining sozialer Kompetenzen GSK: Grundlagen, Durchführung, Anwendungsbeispiele. Weinheim: Beltz.
Hoek, H.W. (2006). Incidence, prevalence and mortality of anorexia nervosa and other eating disorders. Current Opinion in Psychiatry, 19, 389–394.
Hoek, H. W. (2016). Review of the worldwide epidemiology of eating disorders: Current Opinion in Psychiatry, 29(6), 336–339.
Hoek, H.W. & van Hoeken, D. (2003). Review of the prevalence and incidence of eating disorders. International Journal of Eating Disorders, 34, 383–396.
Holtkamp, K., Mika, C., Grzella, I., Heer, M., Pak, H., Hebebrand, J. & Herpertz-Dahlmann, B. (2003). Reproductive function during weight gain in anorexia nervosa. Leptin represents a metabolic gate to gonadotropin secretion. Journal of Neural Transmission, 110, 427–435.
Hueg, A., Resch, F., Haffner, J., Poustka, L., Parzer, P. & Brunner, R. (2006). Temperaments- und Charaktermerkmale jugendlicher Patientinnen mit Anorexia und Bulimia Nervosa. Zeitschrift für Kinder- und Jugendpsychiatrie und Psychotherapie, 34, 127–137.
Imfeld, C. & Imfeld, T. (2005). Essstörungen (II): Zahnmedizinische Aspekte. Schweizer Monatsschrift für Zahnmedizin, 115, 1163–1171.
Jacobi, C. (2000). Beeinträchtigungen des Selbstkonzeptes bei Ess-Störungen. Zeitschrift für Klinische Psychologie und Psychotherapie, 29, 75–96.
Jacobi, C. (2005). Psychosocial risk factors for eating disorders. In S. Wonderlich, J. Mitchell, M. de Zwaan & H. Steiger (Eds.), Eating disorders review (part 1, pp 59–88) Oxford, UK: Radcliffe Publishing Ltd.

Jacobi, C. & Fittig, E. (2015). Psychosoziale Risikofaktoren. In S. Herpertz, M. de Zwaan, & S. Zipfel (Hrsg.), Handbuch Essstörungen und Adipositas (S. 119–131). Berlin, Heidelberg: Springer.

Jacobi, C., Hayward, C., de Zwaan, M., Kraemer, H.C. & Agras, W.S. (2004). Coming to terms with risk factors for eating disorders: application of risk terminology and suggestions fora general taxonomy. Psychological Bulletin, 130, 19–65.

Jacobi, C., Paul, T., de Zwaan, M., Nutzinger, D.O., Rustenbach, S.J. & Dahme, B. (2003). Wie spezifisch sind Beeinträchtigungen des Selbstkonzepts bei Essstörungen? Zeitschrift für Klinische Psychologie und Psychotherapie, 32(1), 31–40.

Jacobi, C., Thiel, A. & Beintner, I. (2016). Anorexia und Bulimia nervosa. Ein kognitiv-verhaltenstherapeutisches Behandlungsprogramm. Weinheim: Beltz.

Jacobi, C., Thiel, A. & Paul, T. (2008). Kognitive Verhaltenstherapiebei Anorexia und Bulimia nervosa. Weinheim: Beltz.

Jaite, C., Hoffmann, F., Glaeske, G. & Bachmann, C.J. (2013). Prevalence, comorbidities and outpatient treatment of anorexia and bulimia nervosa in German children and adolescents. Eating and Weight Disorders-Studies on Anorexia Bulimia and Obesity, 18(2), 157–165.

Jansen, A., Louwers, E., Leemans, N. & Schouten, E. (1998). Self-esteem as a better predictor of restrained eaters- food intake than attributional style and disinhibition tendency. European Journal of Personality, 12, 43–56.

Jewell, T., Collyer, H., Gardner, T., Tchanturia, K., Simic, M., Fonagy, P. & Eisler, I. (2016). Attachment and mentalization and their association with child and adolescent eating pathology: A systematic review: attachment and mentalization. International Journal of Eating Disorders, 49(4), 354–373.

Jost, P.J., Stengel, S.M., Huber, W., Sarbia, M., Peschel, C. & Duyster, J. (2005). Very severe iron-deficiency anemia in a patient with celiac disease and bulimia nervosa: a case report. International Journal of Hermatology, 82(4), 310–311.

Kächele, H., Kordy, H., Richard, M. & Research Group TR-EAT (2001). Therapy amount and outcome of inpatient psychodynamic treatment of eating disorders in Germany: data from a multicenter study. Psychotherapy Research, 11(3), 239–257.

Kaltiala-Heino, R., Rissanen, A., Rimpelä, M. & Rantanen, P. (1999). Bulimia and bulimic behaviour in middle adolescence: more common than thought? Acta Psychiatrica Scandinavica, 100, 33–39.

Kappel, V., Thiel, A., Holzhausen, M., Jaite, C., Schneider, N., Pfeiffer, E. & Salbach-Andrae, H. (2012). Eating Disorder Inventory-2 (EDI-2). Normierung an einer Stichprobe normalgewichtiger Schüler im Alter von 10 bis 20 Jahren und an Patientinnen mit Anorexia nervosa. Diagnostica, 58, 127–144.

Kaye, W.H. (2005). Serotonin alterations in anorexia and bulimia nervosa: New insights from imaging studies. Physiology & Behavior, 85, 73–81.

Kaye, W.H., Bulik, C., Thornton, L., Barbarich, N. & Masters, K. (2004a). Comorbidity of anxiety disorders with anorexia and bulimia nervosa. The American Journal of Psychiatry, 161, 2215–2221.

Kaye, W.H., Delvin, B., Barbarich, N., Bulik, C.M., Thornton, L., Bacanu, S.A. et al. (2004b). Genetic analysis of bulimia nervosa: methods and sample description. International Journal of Eating Disorders, 35, 556–570.

Keel, P.K. & Mitchell, J.E. (1997). Outcome in bulimia nervosa. The American Journal of Psychiatry, 154, 313–321.

Keys, A., Brozek, J., Henschel, A., Mickelsen, O. & Taylor, H.L. (1950). The biology of human starvation. Minnesota: University of Minnesota Press.

Killen, J.D., Hayward, C., Wilson, D.M., Taylor, C.B., Hammer, L., Litt, I. et al. (1994). Pursuit of thinness and onset of eating disorder symptoms in a community sample of adolescent girls: A three-year prospective analysis. International Journal of Eating Disorders, 16, 227–238.

Killen, J.D., Taylor, C.B., Hayward, C., Haydel, K.F., Wilson, D.M., Hammer, L. et al. (1996). Weight concerns influence the development of eating disorders: a 4-year prospective study. Journal of Consulting and Clinical Psychology, 64, 936–940.

Kiresuk, T.J. & Sherman, R.E. (1968). Goal attainment scaling: A general method for evaluating comprehensive mental health programs. Community Mental Health Journal, 4, 443–453.

Klentrou, P. & Plyley, M. (2003). Onset of puberty, menstrual frequency, and body fat in elite rhythmic gymnasts compared with normal controls. British Journal of Sports Medicine, 37, 490–494.

Klerman, G.L., Dimascio, A., Weissman, M., Prusoff, B. & Paykel, E.S. (1974). Treatment of depression by drugs and psychotherapy. The American Journal of Psychiatry, 131, 186–191.

Klibanski, A., Biller, B.M., Schoenfeld, D.A., Herzog, D.B. & Saxe, V.C. (1995). The effects of estrogen administration on trabecular bone loss in young women with anorexia nervosa. Journal of Clinical Endocrinology & Metabolism, 80, 898–904.

Kog, E. & Vandereyken, W. (1988). The facts: A re-view of research data on eating disorder families. In W. Vandereyken & J. Vanderlinden (Eds.), The family approach to eating disorders: Assessment and treatment of anorexia nervosa and bulimia nervosa (pp. 25–67). New York: PMA Publications.

Kog, E., Vertommen, H. & Vandereyken, W. (1987). Minuchin's psychosomatic family model revised: a concept-validation study using a multitrait-multimethod approach. Family Process, 26, *235*–253.

Kotler, L.A., Cohen, P., Davies, M., Pine, D.S. & Walsh, B.T. (2001). Longitudinal Relationships Between Childhood, Adolescent, and Adult Eating Disorders. Journal of the American Academy of Child & Adolescent Psychiatry, 40(12), 1434–1440.

Kraemer, H.C., Kazdin, A.E., Offord, D.R., Kessler, R.C., Jensen, P.S. & Kupfer, D.J. (1997). Coming to terms with the terms of risk. Archives of General Psychiatry, 54, 337–343.

Kromeyer-Hauschild, K. & Wabitsch, M. (2001). Perzentile für den Body-Mass-Index für das Kindes- und Jugendalter unter Heranziehung verschiedener deutscher Stichproben. Monatsschrift für Kinderheilkunde, 149, 807–818.

Leffler, D.A., Dennis, M., Edwards George, J.B. & Kelly, C.P. (2007). The interaction between eating disorders and celiac disease: an exploration of 10 cases. European Journal of Gastroenterology & Hepatology, 19(3), 251–255.

Le Grange, D., Crosby, R.D., Rathouz, P.J. & Leventhal, B.L. (2007). A randomized controlled comparison of family-based treatment and supportive psychotherapy for adolescent bulimia nervosa. Archives of General Psychiatry, 64, 1049–1056.

Le Grange, D. & Lock, J. (2005). The dearth of psychological treatment studies for anorexia nervosa. International Journal of Eating Disorders, 37, 79–91.

Le Grange, D. & Lock, J. (2007). Treating Bulimia in Adolescents. A Family-based Approach. New York: Guilford Press.

Le Grange, D., Lock, J., Accurso, E.C., Agras, W.S., Darcy, A., Forsberg, S. & Bryson, S.W. (2014). Relapse from remission at two- to four-year follow-up in two treatments for adolescent anorexia nervosa. Journal of the American Academy of Child and Adolescent Psychiatry, 53(11), 1162–1167.

Le Grange, D., Lock, J., Agras, W. S., Bryson, S. W. & Jo, B. (2015). Randomized clinical trial of family-based treatment and cognitive-behavioral therapy for adolescent bulimia nervosa. Journal of the American Academy of Child and Adolescent Psychiatry, 54(11), 886–894.

Legenbauer, T. & Vocks, S. (2014). Manual der kognitiven Verhaltenstherapie bei Anorexie und Bulimie. Heidelberg: Springer.

Lilenfeld, L.R., Wonderlich, S., Riso, L.P., Crosby, R. & Mitchell, J. (2006). Eating disorders and personality: a methodological and empirical review. Clinical Psychology Review, 26(3), 299–320.

Linehan, M. M. (1996). Dialektisch-behaviorale Therapie der Borderline-Persönlichkeitsstörung. München: CIP-Medien.

Lock, J., Le Grange, D., Agras, W.S. & Dare, C. (2001). Treatment Manual for Anorexia Nervosa. A Family-based Approach. New York: Guilford Press.

Lock, J., Le Grange, D., Agras, W.S., Moye, A., Bryson, S.W. & Jo, B. (2010). Randomized clinical trial comparing family-based treatment with adolescent-focused individual therapy for adolescents with anorexia nervosa. Archives of General Psychiatry, 67(10), 1025–1032.

Lowinger, K., Griffiths, R.A., Beumont, P.J., Scicluna, H. & Touyz, S.W. (1999). Fluid restriction in anorexia nervosa: a neglected symptom or new phenomenon? International Journal of Eating Disorders, 26, 392–396.

Lübben, K. & Pfingsten, U. (1999). Soziales Kompetenztraining als Intervention für sozial unsichere Kinder. In J. Margraf & K. Rudolf (Hrsg.), Soziale Kompetenz, soziale Phobie (S. 145–169). Hohengehren: Schneider.

Magallon-Neri, E., Gonzalez, E., Canalda, G., Forns, M., De La Fuente, J.E., Martinez, E. et al. (2014). Prevalence and severity of categorical and dimensional personality disorders in adolescents with eating disorders. European Eating Disorders Review, 22(4), 176–184.

Marchi, M. & Cohen, P. (1990). Early Childhood Eating Behaviors and Adolescent Eating Disorders. Journal of the American Academy of Child & Adolescent Psychiatry, 29(1), 112–117.

Meehan, K.G., Loeb, K.L., Roberto, C.A. & Attia, E. (2006). Mood change during weight restoration in patients with anorexia nervosa. International Journal of Eating Disorders, 39, 587–589.

Mehanna, H.M., Moledina, J. & Travis, J. (2008). Re-feeding syndrome: what it is, and how to prevent and treat it. BMJ, 336, 1495–1498.

Mehler, P.S. & MacKenzie, T.D. (2009). Treatment of osteopenia and osteoporosis in anorexia nervosa: a systematic review of the literature. International Journal of Eating Disorders, 42, 195–201.

Mika, C., Holtkamp, K., Heer, M., Gunther, R.W. & Herpertz-Dahlmann, B. (2007). A 2-year prospective study of bone metabolism and bone mineral density in adolescents with anorexia nervosa. Journal of Neural Transmission, 114, 1611–1618.

Miller, A.L., Rathus, J.H. & Linehan, M.M. (2007). Dialectical Behavior Therapy with Suicidal Adolescents. New York: Guilford Press.

Minuchin, S., Rosman, B.L. & Baker, L. (1978). Psychosomatic Families. Cambridge: Harvard University Press.

Misra, M., McGrane, J., Miller, K.K., Goldstein, M.A., Ebrahimi, S., Weigel, T. & Klibanski, A. (2009). Effects of rhIGF-1 administration on surrogate markers of bone turnover in adolescents with anorexia nervosa. Bone, 45, 493–498.

Mitchell, J.E. (1992). Subtyping of bulimia nervosa. International Journal of Eating Disorders, 11, 327–332.

Morris, J.S. & Dolan, R.J. (2001). Involvement of human amygdala and orbitofrontal cortex in hunger-enhanced memory for food stimuli. Journal of Neuroscience, 21, 5304–5310.

Nazar, B.P., Gregor, L.K., Albano, G., Marchica, A., Coco, G. L., Cardi, V. & Treasure, J. (2017). Early response to treatment in eating disorders: a systematic review and a diagnostic test accuracy meta-analysis. European Eating Disorders Review, 25, 67–79.

Neale, J., Pais, S.M.A., Nicholls, D., Chapman, S. & Hudson, L.D. (2020). What Are the Effects of Restrictive Eating Disorders on Growth and Puberty and Are Effects Permanent? A Systematic Review and Meta-Analysis. Journal of Adolescent Health, 66(2), 144–156.

Neumark-Sztainer, D. & Hannan, P.J. (2000). Weight-related behaviours among adolescent girls and boys: results from a national survey. Archives of Pediatrics & Adolescence Medicine, 154, 569–577.

O'Brien, K.M. & Vincent, N.K. (2003). Psychiatric comorbidity in anorexia and bulimia nervosa: nature, prevalence, and causal relationships. Clinical Psychology Review, 23, 57–74.

Oflaz, S., Yucel, B., Oz, F., Sahin, D., Ozturk, N., Yaci, O., et al. (2013). Assessment of myocardial damage by cardiac MRI in patients with anorexia nervosa. International Journal of Eating Disorders, 46, 862–866.

Paul, T. & Thiel, A. (2005). Eating Disorder Inventory-2. Deutsche Version. Göttingen: Hogrefe.

Patton, G.C., Johnson-Sabine, E., Wood, K., Mann, A.H. & Wakeling, A. (1990). Abnormal eating attitudes in London schoolgirls – a prospective epidemiological study: outcome at twelve months follow-up. Psychological Medicine, 20, 383–394.

Paxton, S.J., Schutz, H.K., Wertheim, E.H. & Muir, S.L. (1999). Friendship clique and peer influence on body image concerns, dietary restraint, extreme weight-loss behaviors, and binge eating in adolescent girls. Journal of Abnormal Psychology, 108, 255–266.

Pearlstein, T. (2002). Eating disorders and comorbidity. Archives of Women's Mental Health, 4, 67–78.

Pietrowsky, R., Krug, R., Fehm, H.L. & Born, J. (2002). Food deprivation fails to affect preoccupation with thoughts of food in anorectic patients. British Journal of Clinical Psychology, 41, 321–326.

Pike, K.M., Hilbert, A., Wilfey, D.E., Fairburn, C.G., Dohm, F.-A., Walsh, B.T. & Striegel-Moore, R. (2008). Toward an understanding of risk factors for anorexia nervosa: a case-control study. Psychological Medicine, 38, 1443–1453.

Potreck-Rose, F. & Jacob, G. (2019). Selbstzuwendung, Selbstakzeptanz und Selbstvertrauen. Psychotherapeutische Interventionen zum Aufbau von Selbstwertgefühl. Stuttgart: Pfeiffer bei Klett-Cotta.

Powers, P.S. & Bruty, H. (2009). Pharmacotherapy for eating disorders and obesity. Child and Adolescent Psychiatric Clinics of North America, 18, 175–187.

Prochaska, J.O. & DiClemente, C.C. (1982). Trans-theoretical therapy: Toward a more integrative model of therapy. Psychology and Psychotherapy: Theory, Research and Practice, 19, 267–288.

Ramacciotti, C.E., Coli, E., Biadi, O. & Dell'Osso, L. (2003). Silent pericardial effusion in a sample of anorexic patients. Eating and Weight Disorders, 8, 68–71.

Råstam, M. (1992). Anorexia Nervosa in 51 Swedish Adolescents: Premorbid Problems and Comorbidity. Journal of the American Academy of Child & Adolescent Psychiatry, 31(5), 819–829.

Reich, G. (2003). Familientherapie der Essstörungen. Göttingen: Hogrefe.

Remschmidt, H., Schmidt, M.H. & Poustka, F. (2006). Multiaxiales Klassifikationsschema für psychische Störungen des Kindes- und Jugendalters nach ICD-10 der WHO. Bern: Hans Huber.

Ricca, V., Mannucci, E., Calabrò, A., Bernardo, M.D., Cabras, P.L. & Rotella, C.M. (2000). Anorexia nervosa and celiac disease: two case reports. Int J Eat Disord, 27(1), 119–122.

Rienecke, R.D., Accurso, E.C., Lock, J. & Le Grange, D. (2016). Expressed Emotion, Family Functioning, and Treatment Outcome for Adolescents with Anorexia Nervosa. European Eating Disorders Review, 24(1), 43–51.

Robin, A.L., Gilroy, M. & Dennis, A.B. (1998). Treatment of eating disorders in children and adolescents. Clinical Psychology Review, 18, 421–446.

Robinson, L., Aldridge, V., Clark, E.M., Misra, M. & Micali, N. (2017). Pharmacological treatment options for low Bone Mineral Density and secondary osteoporosis in Anorexia Nervosa: A systematic review of the literature. Journal of Psychosomatic Research, 98, 87–97.

Rosval, L., Steiger, H., Bruce, K., Israel, M., Richardson, J. & Aubut, M. (2006). Impulsivity in women with eating disorders: Problem of response inhibition, planning, or attention? International Journal of Eating Disorders, 39, 590–593.

Russell, G.F., Szmukler, G.I., Dare, C. & Eisler, I. (1987). An evaluation of family therapy in anorexia nervosa and bulimia nervosa. Archives of General Psychiatry, 44, 1047–1056.

Salbach, H., Bohnekamp, I., Lehmkuhl, U., Pfeiffer, E. & Korte, A. (2006). Familiy-oriented group therapy in the treatment of female patients with anorexia and bulimia nervosa – a pilot study. Zeitschrift für Kinder- und Jugendpsychiatrie und Psychotherapie, 34(4), 267–274.

Salbach-Andrae, H., Bohnekamp, I., Bierbaum, T., Schneider, N., Thurn, C., Stiglmayr, C., Lenz, K., Pfeiffer, E. et al. (2009a). Dialektisch Behaviorale Therapie (DBT) und Kognitiv Behaviorale Therapie (CBT) für Jugendliche mit Anorexia nervosa und Bulimia nervosa im Vergleich. Kindheit und Entwicklung, 18, 122–133.

Salbach-Andrae, H., Lenz, K., Simmendinger, N., Klinkowski, N., Lehmkuhl, U. & Pfeiffer, E. (2008). Psychiatric comorbidities among female adolescents with anorexia nervosa. Child Psychiatry and Human Developement, 39, 261–272.

Salbach-Andrae, H., Schneider, N., Bürger A., Pfeiffer, E., Lehmkuhl, U. & Holzhausen, M. (2010). Psychometrische Gütekriterien des Eating Disorder Inventory (EDI-2) bei Jugendli-

chen. Zeitschrift für Kinder- und Jugendpsychiatrie und Psychotherapie, 38, 219–228.
Salbach-Andrae, H., Schneider, N., Holzhausen, M., Frieler, K., Bohnekamp, I., Thiels, C., Bender, C. & Vandereycken, W. (2009b). The German version of the Anorectic Behavior Observation Scale (ABOS). European Child and Adolescent Psychiatry, 18, 321–325.
Sawyer, S.M., Whitelaw, M., Le Grange, D., Yeo, M. & Hughes, E.K. (2016). Physical and Psychological Morbidity in Adolescents With Atypical Anorexia Nervosa. Pediatrics, 137(4), e20154080. doi: 10.1542/peds.2015-4080.
Schulte-Rüther, M. & Konrad, K. (2008). Neuropsychologische Befunde bei Essstörungen. In S. Herpertz, M. de Zwaan & S. Zipfel (Hrsg.), Handbuch Essstörungen und Adipositas (S. 130–136). Heidelberg: Springer.
Schmidt, U., Lee, S., Beecham, J., Perkins, S., Treasure, J., Yi, I. et al. (2007). A randomized controlled trial of family therapy and cognitive behavior therapy guided self-care for adolescents with bulimia nervosa and related disorders. American Journal of Psychiatry, 164(4), 591–598.
Schweiger, U. (2008). Psychische Komorbidität und Persönlichkeitsstörungen. In S. Herpertz, M. de Zwaan, & S. Zipfel (Hrsg.), Handbuch Essstörungen und Adipositas (S. 106–111). Heidelberg: Springer.
Seeman, E., Szmukler, G.I., Formica, C., Tsalamandris, C. & Mestrovic, R. (1992). Osteoporosis in anorexia nervosa: the influence of peak bone density, bone loss, oral contraceptive use, and exercise. Journal of Bone and Mineral Research, 7, 1467–1474.
Seitz, J., Konrad, K. & Herpertz-Dahlmann, B. (2018). Extend, Pathomechanism and Clinical Consequences of Brain Volume Changes in Anorexia Nervosa. Current Neuropharmacology, 16(8), 1164–1173.
Seitz, J., Trinh, S. & Herpertz-Dahlmann, B. (2019). The Microbiome and Eating Disorders. Psychiatric Clinics of North America, 42(1), 93–103.
Selvini Palazzoli, M. (1978). Self-Starvation – From individual to family therapy in the treatment of anorexia nervosa. New York: Jason Aronson.
Selvini Palazzoli, M. (1982). Magersucht: Von der Behandlung einzelner zur Familientherapie. Stuttgart: Klett-Cotta.
Serpell, L., Livingstone, A., Neiderman, M. & Lask, B. (2002). Anorexia nervosa: obsessive-compulsive disorder, obsessive-compulsive personality disorder, or neither? Clinical Psychology Review, 22(5), 647–669.
Shafran, R., Cooper, Z. & Fairburn, C.G. (2002). Clinical perfectionism: A cognitive-behavioural analysis. Behaviour Research and Therapy, 40, 773–791.
Shisslak, C.M., Crago, M., Mc Knight, K.M., Estes, L.S., Gray, N. & Parnaby, O.G. (1998). Potential risk factors associated with weight control behaviours in elementary and middle school girls. Journal of Psychosomatic Research, 44, 301–313.
Smink, F.R., van Hoeken, D., Donker, G.A., Susser, E.S., Oldehinkel, A.J. & Hoek, H.W. (2016). Three decades of eating disorders in Dutch primary care: decreasing incidence of bulimia nervosa, but not of anorexia nervosa. Psychological Medicine, 46, 189–1196.
Stavemann, H.H. (2010). Einführung in die KVT. Die Therapie emotionaler Turbulenzen. Weinheim: Beltz.
Stavemann, H.H. (2014). KVT-Praxis: Strategien und Leitfäden für die Kognitive Verhaltenstherapie. Weinheim: Beltz.
Stein, D., Lilenfeld, L.R., Wildmann, P.C. & Marcus, M.D. (2004). Attempted suicide and self-injury in patients diagnosed with eating disorders. Comprehensive Psychiatry, 45, 447–451.
Steinhausen, H.-C. (2002). The outcome of anorexia nervosa in the 20th century. The American Journal of Psychiatry, 159, 1284–1293.
Steinhausen, H.-C. (2005). Anorexia nervosa. Göttingen: Hogrefe.
Steinhausen, H.-C., Seidel, R. & Winkler-Metzke, C. (2000). Evaluation of treatment and intermediate and long-term outcome of adolescent eating disorders. Psychological Medicine, 30, 1089–1098.
Stice, E. (1994). A review of the evidence for a sociocultural model of bulimia nervosa and an exploration of the mechanism of action. Clinical Psychology Review, 14, 460–469.

Stice, E. (2002). Risk and maintenance factors for eating pathology: a meta-analytic review. Psychological Bulletin, 128, 825–848.
Strober, M., Freeman, R., Lampert, C., Diamond, J. & Kaye, W. (2000). Controlled family study of anorexia nervosa and bulimia nervosa: evidence of shared liability and transmission of partial syndromes. The American Journal of Psychiatry, 157, 393–401.
Strokosch, G.R., Friedman, A.J., Wu, S.C. & Kamin, M. (2006). Effects of an oral contraceptive (norgestimate/ethinyl estradiol) on bone mineral density in adolescent females with anorexia nervosa: a double-blind, placebo-controlled study. Journal of Adolescent Health, 39, 819–827.
Sundgot-Borgen, J. & Torstveit, M.K. (2004). Prevalence of eating disorders in elite athletes is higher than in the general population. Clinical Journal of Sport Medicine 14, 25–32.
Svaldi, J., Hartmann Firnkorn, A., Legenbauer, T., von Wietersheim, J., de Zwaan, M. & Tuschen-Caffier, T. (2019a). Bulimia nervosa. In S. Herpertz, M. Fichter, B. Herpertz-Dahlmann, A. Hilbert, B. Tuschen-Caffier, S. Vocks & A. Zeeck (Hrsg.), S3-Leitlinie Diagnostik und Behandlung der Essstörungen (S. 217–274). Berlin, Heidelberg: Springer.
Svaldi, J., Schmitz, F., Baur, J., Hartmann, A.S., Legenbauer, T., Thaler, C. et al. (2019b). Efficacy of psychotherapies and pharmacotherapies for Bulimia nervosa. Psychological Medicine, 49, 898–910.
Swanson, S.A., Crow, S.J., Le Grange, D., Swendsen, J. & Merikangas, K.R. (2011). Prevalence and correlates of eating disorders in adolescents results from the national comorbidity survey replication adolescent supplement. Archives of General Psychiatry, 68(7), 714–723.
Thiel, A. & Paul, T. (1988). Entwicklung einer deutschsprachigen Version des Eating-Disorder-Inventory (EDI). Zeitschrift für Differentielle und Diagnostische Psychologie, 9, 267–278.
TODAY Study Group (2007). Treatment options for type-2 diabetes in adolescents and youth: a study of the comparative efficacy of metformin alone or in combination with rosiglitazone or lifestyle intervention in adolescents with type-2 diabetes. Pediatric Diabetes, 8, 74–87.
Tuschen-Caffier, B. & Florin, I. (2012). Teufelskreis Bulimie. Ein Manual zur psychologischen Therapie. Göttingen: Hogrefe.
Vandereycken, W. & Meermann, R. (2003). Anorectic Behavior Observation Scale. In W. Vandereycken & R. Meermann (Hrsg.), Magersucht und Bulimie. Ein Ratgeber für Betroffene und ihre Angehörigen (S. 36–37). Bern: Huber.
Vitousek, K., Watson, S. & Wilson G.T. (1998). Enhancing motivation for change in treatment-resistant eating disorders. Clinical Psychology Review, 18, 391–420.
Vocks, S., Bauer, A. & Legenbauer, T. (2018). Körperbildtherapie bei Anorexia und Bulimia nervosa: Ein kognitiv-verhaltenstherapeutisches Behandlungsprogramm (Therapeutische Praxis). Göttingen: Hogrefe.
Wabitsch, M. & Kunze, D., federführend für die AGA (2015). Konsensbasierte (S2) Leitlinie zur Diagnostik, Therapie und Prävention von Übergewicht und Adipositas im Kindes- und Jugendalter. Version 15.10.2015; www.a-g-a.de.
Walter, D., Rademacher, C., Schürmann, S. & Döpfner, M. (2007). Grundlagen der Selbstmanagementtherapie bei Jugendlichen: SELBST-Therapieprogramm für Jugendliche mit Selbstwert-, Leistungs- und Beziehungsstörungen. Bd. 1. Göttingen: Hogrefe.
Watanabe, S., Terazawa, K., Asari, M., Matsubara, K., Shiono, H. & Shimizu, K. (2008). An autopsy case of sudden death due to acute gastric dilatation without rupture. Forensic Science International, 180(2–3), e6–e10.
Watson, H.J., Yilmaz, Z., Thornton, L.M., Hübel, C., Coleman, J.R.I., Gaspar, H.A. et al. (2019). Genome-wide association study identifies eight risk loci and implicates metabo-psychiatric origins for anorexia nervosa. Nature Genetics, 51,1207–1214.
Wertheim, E.H., Paxton, S.J. & Blaney, S. (2004). Risk factors for the development of body image disturbances. In J.K. Thompson (Ed.), Handbook of eating disorders and obesity. New York: Wiley.
Wilson, G.T. & Shafran, R. (2005). Eating disorders guidelines from NICE. Lancet, 365, 79–81.

Wisniewski, L. & Ben-Porath, D.D. (2005). Telephone skill-coaching with eating-disordered clients: clinical guidelines using a DBT-framework. European Eating Disorders Review, 13, 334–350.
Wonderlich, S.A., Bulik, C.M., Schmidt, U., Steiger, H. & Hoek, H.W. (2020). Severe and enduring anorexia nervosa: Update and observations about the current clinical reality. International Journal of Eating Disorders, 10.1002/eat.23283. doi:10.1002/eat.23283.
Woodside, B.D. & Staab, R. (2006). Management of psychiatric comorbidity in anorexia nervosa and bulimia nervosa. CNS Drugs, 20, 655–663.
Yilmaz, Z., Hardaway, J.A. & Bulik, C.M. (2015). Genetics and Epigenetics of Eating Disorders. Advances in Genomics and Genetics, 5, 131–150.
Zeeck, A. (2008). Stationäre und teilstationäre Psychotherapie der Essstörungen. In S. Herpertz, M. de Zwaan & S. Zipfel (Hrsg.), Handbuch Essstörungen und Adipositas (S. 211–218). Heidelberg: Springer.
Zeeck, A., Cuntz, U., Herpertz-Dahlmann, B., Ehrlich, S., Friedrich, H.-C., Resmark, G. et al. (2019). Anorexia nervosa. In S. Herpertz, M. Fichter, B. Herpertz-Dahlmann, A. Hilbert, B. Tuschen-Caffier, S. Vocks & A. Zeeck (Hrsg.), S3-Leitlinie Diagnostik und Behandlung der Essstörungen (S. 67–196). Berlin, Heidelberg: Springer.
Zeeck, A., Hartmann, A., Küchenhoff, J., Weiss, H., Sammet, I., Gaus, E. et al. (2009a). Differentielle Indikationsstellung stationärer und tagesklinischer Psychotherapie: die DINSTAP-Studie. Psychotherapie Psychosomatik Medizinische Psychologie, 59, 354–363.
Zeeck, A., Herzog, T., Kuhn, K., Hartmann, A., Scheidt, C. & Wirsching, W. (2002). Teilstationäre Psychotherapie: Settingbesonderheiten und Indikationsstellung am Beispiel der Freiburger Tagesklinik. Psychotherapie Psychosomatik Medizinische Psychotherapie, 52, 492–499.
Zeeck, A., von Wietersheim, J., Hartmann, A., Einsele, S., Weiss, H., Sammet, I. et al. (2009b). Inpatient or day clinic treatment? Results of a multi-site-study. GMS Psycho-Social-Medicine, 6, Doc03.
Zipfel, S., Giel, K. E., Bulik, C. M., Hay, P. & Schmidt, U. (2015). Anorexia nervosa: aetiology, assessment, and treatment. Lancet Psychiatry, 2(12), 1099–1111
Zipfel, S., Loewe, B., Reas, D.L., Deter, H.-C. & Herzog, W. (2000). Long-term prognosis in anorexia nervosa: lessons from a 21-year follow-up. Lancet, 355, 721–722.
Zipfel, S., Reas, D.L., Thornton, C., Olmsted, M.P., Williamson, D.A., Gerlinghoff, M. et al. (2002). Day hospitalization programs for eating disorders: a systematic review of the literature. International Journal of Eating Disorders, 31, 105–117.

Hinweise zum Online-Material

Die Online-Materialien unterstützen Sie in der praktischen Arbeit. Sie stehen Ihnen auf psychotherapie.tools zur Verfügung. Den Einlöse-Code und eine Anleitung, wie Sie sich die Materialien herunterladen können, finden Sie ganz vorne im Buch. Nachfolgend finden Sie eine Übersicht über alle Materialien:

Übersicht Arbeitsmaterial

INFO 1	Merkmale der Magersucht und Bulimie
INFO 2	BMI-Altersperzentilen (Mädchen)
INFO 3	BMI-Altersperzentilen (Jungen)
AB 1	Zwei Briefe an die Essstörung
AB 2	Folgeschäden
INFO 4	Folgeschäden von Magersucht und Bulimie
INFO 5	Regulation des Körpergewichts (Set-Point-Theorie)
AB 3	Therapievertrag Anorexia nervosa
AB 4	Therapievertrag Bulimia nervosa
INFO 6	Grundlage einer gesunden Ernährung (13-14 J.)
INFO 7	Grundlage einer gesunden Ernährung (15-18 J.)
AB 5	Individuelles Störungsmodell
AB 6	Familiäre Beziehungen
AB 7	Problem- und Zielliste
AB 8	Anamnestische Gewichtskurve
AB 9	Selbstbeobachtungsprotokoll
AB 10	Verhaltensanalyse
INFO 8	Regelmäßige Nahrungsaufnahme
AB 11	Verbotene Nahrungsmittel
AB 12	Nahrungsmittelkonfrontation bei Anorexia nervosa
AB 13	Nahrungsmittelkonfrontation bei Bulimia nervosa
AB 14	Protokoll automatischer Gedanken
AB 15	Tief verwurzelte Überzeugung
AB 16	Was ich an meinem Körper mag
AB 17	Bilanz ziehen
AB 18	Analyse von »kritischen« Situationen
INFO 9	Rückfallverhinderungsplan
AB 19	Analyse problematischer familiärer Interaktion

Sachwortverzeichnis

A

Abführmittel 28, 63, 154, 159
Akrozyanose 138
Alkoholmissbrauch 26
Amenorrhoe 27, 137
Anamnese 62
Angststörung 24
Anorectic Behavior Observation Scale (ABOS) 34
Antidepressiva 144
Appetitzügler 17, 27, 30
Ätiologie 36, 37, 39
Auslösebedingungen
- für Erbrechen 82
- für Essanfälle 82
- für Nahrungsrestriktion 82

B

Balletttänzerin 23
Behandlungssettings 171
Bilanzierung 54, 101, 149, 170, 171, 194, 203, 204
BMI-Altersperzentilen 66, 68

D

Depression 19, 21, 24
Diagnosekriterien
- Anorexia nervosa 27
- Bulimia nervosa 29
Diagnostik 32, 64
Diagnostische Instrumente
- Standardisierte Interviews 32
Differentialdiagnose 31
Differentialdiagnostik 140
Diuretikaeinnahme 159
Drogenmissbrauch 26
DSM-5 28, 29, 30
Dysfunktionale Kognitionen 92, 95

E

Eating Disorder Examination für Kinder (ChEDE) 32
Eating Disorder Examination-Questionnaire für Kinder (ChEDE-Q) 33
Eating Disorder Inventory-2 34
Einbeziehung der Eltern 54, 65
Einfache Aktivitäts- und Aufmerksamkeitsstörung (ADHS) 26
Elektrolytveränderungen 140
Eltern 65
Erbrechen 17, 20, 41, 48, 82, 90, 138, 159
Erklärungsansätze 36
Ernährung 68
Ernährungsplan 69, 83, 153, 173
Erosion 138
Essanfälle 17, 20, 21, 41, 48, 82, 90, 139, 162
Essverhalten 17, 19, 40

F

Faktoren
- aufrechterhaltende 36, 40, 71
- auslösende 36, 40, 71
- prädisponierende 36, 70
Familiäre Beziehungen 72
Familiäre Interaktionsmuster 37
Familie 103, 106
Familien-basierte Therapieansätze 45, 47
Familienessen 117, 156, 157
Familienstudien 39
Folgeschäden, medizinische 136

G

Gedanken, automatische 95, 96
Gegensteuernde Maßnahmen 33
Geschwister 104
Gewichtskontrolle 74, 76, 110, 150
Gewichtskurve 77, 150
goal-attainment-scaling 94

H

Hypokaliämie 139
Hyponatriämie 139

I

ICD-10 27, 28, 29, 30, 33, 179, 195
ICD-11 29, 30
Impulsivität 21, 44
Indikation 62
Individuelles Störungsmodell 108, 154
Informationsvermittlung 65, 105
Inobhutnahme 179
Inzidenz 22

K

Komorbiditäten
- psychische 24
Kompensatorische Maßnahmen 30, 40
Körperbildstörung 18, 20, 99
Körperliche Untersuchung 142
Krampfanfälle 140

L

Lanugo-Behaarung 138
Laxanzieneinnahme 159

M

Magensonde 142
Marker 42
Medizinische Maßnahmen 136
Mindestnormalgewicht 59, 65, 66, 67, 68, 75, 174
Morbus Crohn 140
Mortalität 23
Motivation, Phasenmodell 56

N

Nahrungsmittelkonfrontation 86, 89, 162
Neuroleptika 144
Nierenschäden 139
Normalisierung des Essverhaltens 110

O

Osteoporose 136
Östrogenmangel 138

P
Perfektionismus 19
Perikarderguss 139
Persönlichkeitsstörung 25
Pharmakotherapie 143
Posttraumatische Belastungsstörung 25
Probleme
- familiäre 92, 124, 163
- individuelle 92
- psychosoziale 18, 21
- sexuelle 18, 21
Prognose 48
Psychoedukation 105, 156

R
Refeeding-Syndrom 139, 143
Risikofaktoren 36, 42
Risikogruppen 23
Rückfallprophylaxe 101, 170
Rückfallsituation 102
Rückfall-Verhinderungsplan 169
Russell-Zeichen 138

S
S3-Behandlungsleitlinie 45, 46, 47, 48, 67, 153, 173
Selbstbeobachtungsprotokoll 77, 80, 154
Selbstwertprobleme 18, 20, 38
Serotonin 39
Serotoninmangel 39
Serotonin-Wiederaufnahmehemmer 144, 146
Set-Point-Theorie 65, 66, 67
Somatische Rehabilitation 136
Sondenernährung 142
Spiegelkonfrontation 99, 166
Störungen der Impulskontrolle 21, 25
Strukturiertes Inventar für Anorektische und Bulimische Essstörungen zur Expertenbeurteilung (SIAB-EX) 33
Suizidalität 26, 63, 172, 175, 176

T
Telefoncoaching 129, 153
Therapie
- ambulante 171
- medikamentöse 143
- stationäre 176
- teilstationäre 174
Therapiebausteine 53, 65
Therapieforschung 45
Therapievertrag 76, 110, 150, 152
Therapieziele 69, 106, 108, 154
Training sozialer Kompetenzen 94

V
Veränderung
- des Essverhaltens 83
- dysfunktionaler Kognitionen 92, 95, 167
- von Problembereichen 92, 163
Verhaltensanalyse 82
Verlauf 23
Verlaufskontrollen 136

Z
Zielerreichungsskalierung 94
Zielgewicht 67, 74, 110, 150
Zöliakie 140, 141
Zwangsbehandlung 178
Zwangsstörung 24
Zwillingsstudien 39

Zahlen
17-β-Östradiol 145

Der Weg durch das Modus- und Schema-Labyrinth

Therapie-Basics: Wissen auf den Punkt gebracht

- zentrale Begriffe, Techniken und Therapieverlauf anschaulich aufbereitet
- Arbeitsblätter zur Selbstreflexion und Wissensüberprüfung
- Fallbeispiele und Dos und Don´ts für die therapeutische Praxis

Die Reihe »Therapie-Basics« vermittelt psychotherapeutische Grundlagen kompakt und verständlich. Die modulare Struktur ermöglicht schnelles Auffinden und gezieltes Aneignen der Inhalte.

Schematherapie mit Kindern und Jugendlichen: Schritt für Schritt Kompetenzen aufbauen

Kritische Modi begrenzen, adaptive Modi fördern: Die Schematherapie mit Kindern und Jugendlichen basiert auf dem Schema- und Modusmodell und arbeitet vorrangig mit verschiedenen inneren Anteilen der jungen Patient:innen. Es kommen ressourcenorientierte, kognitive und emotionsaktivierende Techniken zum Einsatz, zudem liegt ein Schwerpunkt auf der Arbeit mit Eltern und Bezugspersonen.

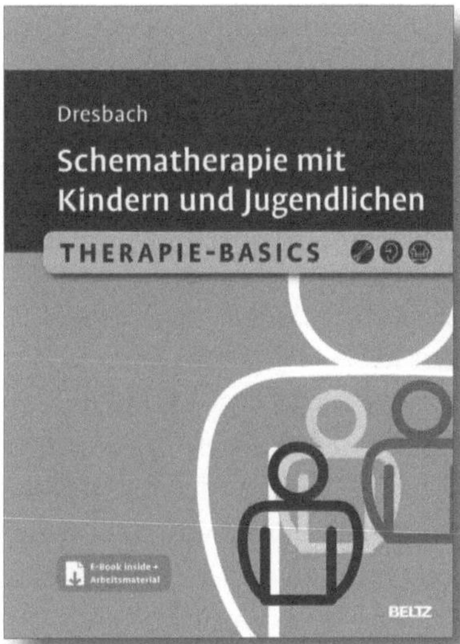

Eva Dresbach
Therapie-Basics Schematherapie mit Kindern und Jugendlichen
Mit E-Book inside und Arbeitsmaterial
2023. 173 Seiten. Broschiert.
ISBN 978-3-621-28923-8
ISBN 978-3-621-28924-5 (PDF)

Besser schlafen mithilfe von Laurin, dem kleinen Vampir

Mit dem kleinen Vampir Laurin in der Schlafakademie

- Schlaf als Neuland entdecken und in ein Traumland verwandeln
- Schlafmuster erkennen lernen und selbstwirksam entspannen
- Unter Schlafräubern Freunde finden

Schlafraubende Monster unter dem Bett zähmen, den Ärger des Tages hinter sich lassen und beruhigenden Gedanken auf die Spur kommen – und das alles in einer Schlafakademie bei einem echten, kleinen Vampir! Klingt zu schaurig-schön, um wahr zu sein? Im Kartenset Schloss Schlafhausen wird der Schlaf mit 70 Übungen als Abenteuer entdeckt. Dabei steht der kleine Vampir Laurin Kindern bei ihrer Selbstentdeckung zur Seite. Eine Meisterdisziplin, die für alle anderen Herausforderungen im Leben und die psychische Gesundheit eine wesentliche Ressource bietet.

Den Schlaf als Abenteuer entdecken

- 7 Module und 70 Übungen für einen passgenauen Einsatz in Therapie und Beratung
- Ab ca. 5 Jahren geeignet

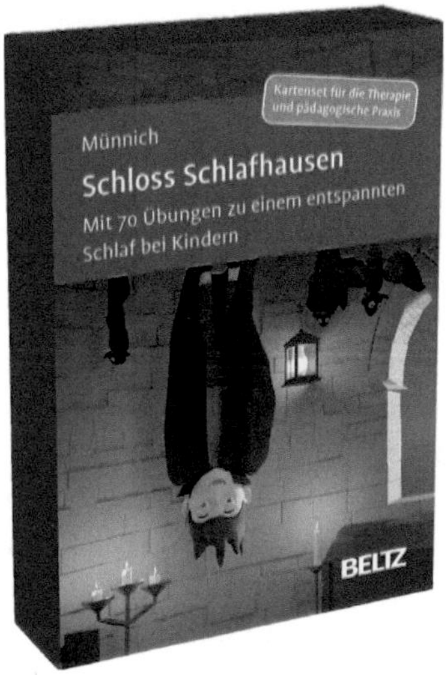

Münnich
Schloss Schlafhausen
Mit 70 Übungen zu einem entspannten Schlaf bei Kindern.
Kartenset für die Therapie und pädagogische Praxis.
24-seitiges Booklet in stabiler Box
2024. 70 Karten.
GTIN 4019172101367

www.beltz.de **BELTZ**